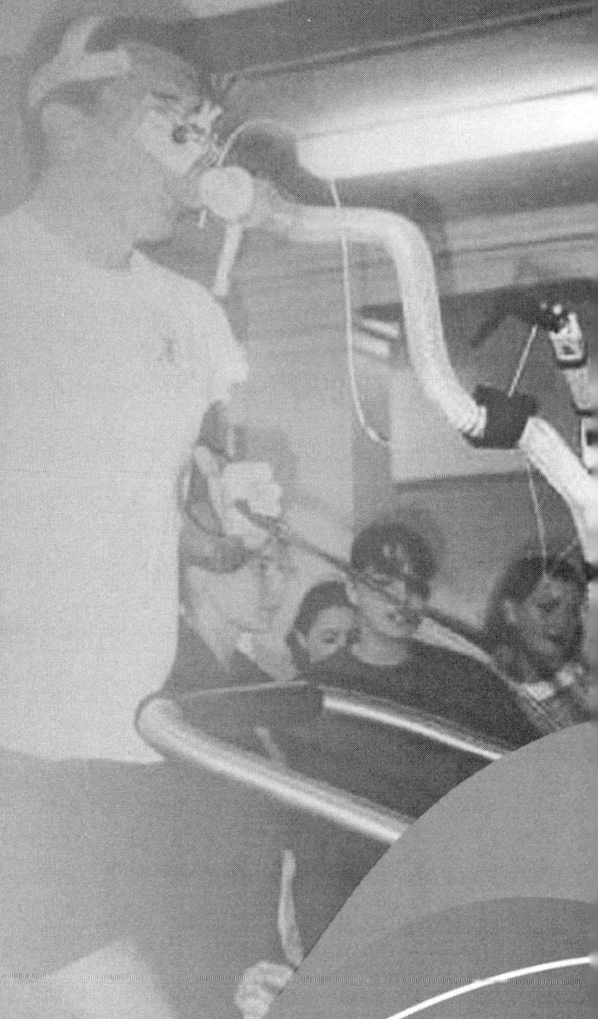

운동과 건강

김성수/이삼준/김영표/지용석/이재현/유재현/이철원/강선영/박준기

건강관리의 입문
생애주기별 운동
운동과 체형 · 자세 관리
저항운동
심폐지구력 향상 운동과 즐거운 달리기
운동과 영양
운동과 면역
운동과 질환
운동과 비만
스트레스, 피로 및 정신건강
여성과 운동
운동상해 및 응급처치
운동과 환경

도서출판
21세기교육사

머리말

예전에 어느 철학자가 '부분 합이 전체가 될 수 있는가?' 라고 자문(諮問)한 적이 있다. 정말 우매한 생각이기도 하지만 해답은 가능하다고 본다. 그래서 이런 부분의 합이 전체가 되려고 많은 저자들이 노력을 하였다.

그래서 보편적, 선택적, 목적성을 가지고 우리가 배운 것을 사회에 환원시키는 방법을 무엇인가를 고민하기 시작하여 책의 작은 일을 시작 하였다. 제주도에서 그리고 서울에서 서로의 열정으로 많은 시간과 노력 그리고 열정을 다하였지만 부족함이 많아 두려움이 책을 편찬하는 것에 큰 걸림돌이 되었다. 하지만 현대인들의 건강에 대한 관심의 폭증과 운동에 대한 관심에 조금이나마 다가서서 건강, 피트니스, 웰니스, 로하스 등으로 이어지는 '운동과 건강' 의 내용을 집약하여 책을 편찬하기로 결정하였다.

이천칠년 이월에 김성수 교수님 연구실에서 초석을 놓고서도 불안과 사색의 결핍으로 지지부진하여 난맥을 겪고 서로가 산고를 느끼는 듯 부담감은 책의 내용과 상반이 되어 '거울 속에 비친 역상' 처럼 나타나기 시작하였다. 그러나 김성수교수님, 박준기교수님의 따뜻한 질책과 김영표교수, 지용석교수의 칼날과 같은 원고, 강선영박사, 유재현박사, 이재현박사, 이철원박사의 차가운 예시로 부족한 책공장의 큰 수레가 돌아갈 수 있게 끔 하였다. 책공장 장으로서 부족함이 너무나 많아서 원성도 많았지만 넓은 아량으로 서로를 묶을 수 있게 되었다. 아무쪼록 이 책이 본래의 목적한 바 건강 유지 및 건강 증진에 조금이나마 도움이 될 수 있기를 간절히 바란다.

끝으로 이 책이 나오기 까지 수고한 21세기교육사 이경화 실장님께 심심한 감사의 마음을 전합니다.

2007년 8월

책공장 회장 이삼준 배상

차례

제01장 건강관리의 입문

단원목표

- 건강 개념의 변천, 전통적 건강개념과 서구의 건강개념 비교에 대하여 설명할 수 있다.
- 웰빙(well-being)의 개념과 목표, 그리고 심리적 웰빙에 대하여 설명할 수 있다.
- 생활양식과 건강에 대하여 설명할 수 있다.
- 로하스(LOHAS)의 개념에 대하여 설명할 수 있다.
- 체력의 개념과 요소에 대하여 설명할 수 있다.
- 체력과 건강에 대하여 설명할 수 있다.

1. 건강 개념의 변천

최근 우리사회에서는 건강에 대한 가치와 관심이 증폭되고 있다. 이는 우리사회가 최소한의 생존문제에 매달리던 단계를 넘어서 삶의 질에 눈을 돌릴 만큼 여유를 가지게 되었음을 말해주는 반면 역설적으로 이 사회에서 살아가는 것을 하나의 '문제'로 인식하게 되었다는 위기감의 반영이기도 하다. 지난 몇 년 사이에 우리 사회에서 일고 있는 '웰빙 열풍'에서 '로하스(LOHAS)'까지 건강에 대한 중요성을 강조하는 하나의 흐름이라고 할 수 있다. 의식주와 여가활동 등 생활 전 영역에 걸쳐 그 용어가 어떻게 사용되고 있든, 그 핵심에는 '건강을 최우선'으로 하여 '삶의 질을 추구'한다는 의미가 있기 때문이다. 그러나 건강이 무엇인지 정의하는 것은 생각만큼 단순하지 않다. 건강이란 어떻게 정의되어질 수 있는가?

고대의 건강개념에서부터 서구의 건강개념, 웰빙, 그리고 로하스에 대한 개념에 대하여 알아보도록 하자.

1) 고대의 건강개념

건강의 개념은 질병의 정의와 함께 시대의 변천에 따라 바뀌고 있다. 건강은 어느 집단에서나 인류의 기원과 함께 생활의 일부로 존재해 왔고 이에 대한 인식과 적응하는 방법도 문화가 발달되어온 과정과 시대에 따라 다르다. 또한 건강의 개념화란 해당사회와 문명이 일치하는 사상과 개념에 근거할 때 그 효력이 발생한다. 그러므로 우리는 건강관의 변천과정을 이해하기 위해서는 우리나라의 전통의서 및 이에 영향을 미친 동양서를 역사적으로 개관할 필요가 있다.

건강에 대해 전통의식 및 동양서에서는 양생(養生)이라는 개념으로 설명되고 있다. 우리나라 고대의 전통적 건강관은 자생적으로 생겨난 경험적인 민간의 무주습속(巫呪習俗)과 중국과의 밀접한 교류를 통해 형성된 도가적 일면은 물론 불의서(佛醫說)도입에 따른 불교적 측면을 다 함께 지니고 있다. 이러한 측면에 따라 고대에는 '초자연적 대상과의 원만한 관계나 조화', '지(地) · 수(水) · 화(火) · 풍(風)의 조화', '무병장수'의 개념이 도출되었다.

상고시대에는 인간사회에서 일어나는 모든 현상, 특히 질병은 성령, 악마의 행위이거나 혹은 그것이 한 때 체내에 침입하여 발생되는 것으로 믿고, 그것을 적당한 무주적 술법 같은 미신행위로 제거하면 질병은 곧 치료되는 것으로 믿었다. 따라서 병에 걸리거나 상처를 입

었거나, 신체적인 부조화가 생겨나고 초인간적인 힘에 영향을 받아 우리 몸의 생명력이 쇠약해진 경우에 건강을 되찾기 위한 방법으로 부적이나 기도, 푸닥거리나 주문은 물론 각종 그림이나 마술적인 방법을 다양하게 이용하였다.

지(地)·수(水)·화(火)·풍(風)의 조화는 인도를 중심으로 발전된 고대불교의 병인론에서 도출된 개념이다. 즉 모든 병고는 지(地)·수(水)·화(火)·풍(風)의 4원소의 부조화에 기인한다는 이른바 사대부조설(四大不調設)이 주장되어 왔다.

한국에서 양생개념은 중국에서 도가가 전래되기 이전에 이미 선가(仙家)의 형태로 존재하였다. 단군신화가 선가의 형태를 띠고 있고, 부족국가의 시조들이 선인의 모습을 띄고 있다는 것 등이 이러한 전통의 증거들이다. 이후 중국의 도가적 양생학이 전래되면서 더욱 발전된 형태로 독자적 흐름을 갖게 되었다. 여기서 도가란 양생법을 운용하여 무병장수 또는 불로장수를 추구하는 사상을 말한다.

2) 중세의 건강개념(고려시대)

고려시대에는 중국의학 외에도 인도의학, 아라비아의학이 전래되었다. 이 시기는 도교가 국각에 의해 장려되면서 양생학이 융성하게 되었지만, 대부분의 고려의서들은 치료의학으로서, 이론적인 면보다는 임상적인 면이 강조되어 건강과 관련된 개념을 찾아보기는 어렵다.

3) 근세의 건강개념(조선시대)

조선 전기는 '정기보전(正氣保全)', '자연에 순응'이란 건강개념이 도출되었다.

정기(正氣)란 질병에 대항하는 능력과 그 기능활동을 포괄하는 기운으로서 정기의 보전을 통하여 질병을 초래하는 사기(邪氣)의 침입에 적극적으로 대비하는 것이다. 의방유치(醫方類聚)라는 문헌에는 "어리석은 사람은 정기가 부족하게 되고, 지혜가 있는 사람은 정기를 영유있게 하여 귀와 눈이 밝고 몸도 가벼우며 건강하다"(김례몽, 1477)고 하여 정기를 보전하는 것이 질병을 예방하고 장수를 누릴 수 있는 것으로 보았다. 또한 "정기(正氣)를 충족하면 병사(病邪)가 침입할 수 없으며, 사기(邪氣)가 모이면 정기(正氣)가 필히 허(虛)하여 진다"(홍원식 역, 1993)고 하여 정기가 소모되거나 다하여지면 인체의 기능이 실조(失調)하여 질병이 생기게 되므로 인체의 정기를 충족시켜야 한다고 하였다.

또한 자연에 순응하는 것을 양생하는 것으로 보았는데 '의방유치'에서는 "대체로 사사음양은 만물의 근본이다... 그 음양의 원칙에 역행하면 그 근본을 치는 것이며 그 참된 것을 무너뜨리는 것이다. 그러므로 사철과 음양은 만물의 발생과 종말이며 죽고 사는 것의 근본이다. 이에 역행하면 재해가 생기고 순조롭게 따르면 못된 병이 생기지 않는데 이것은 도를 얻는 것이다. 때문에 천진론에 현명한 사람은... 사철을 분별하여 옛날 법을 좇고 도에 합치되게 하여 그것으로도 수명을 연장하여 한껏 살 수 있게 한다."라고 하여 자연에 순응하는 것을 양생하는 것으로 보았다. 이는 '향약집성방(鄕藥集成方)'이라는 문헌에서도 찾아 볼 수 있는데 "자연은 정기가 갈라져서 어두워지기도 밝아지기도 하며 또 바람이 불거나 비가 오게 되는 것이다. 사람은 자연의 화기(火氣)를 타고났으므로 차고 덥고 자고 깨는 데서 근심이 생길 수 있고 과로와 안일로부터 손익이 있는 것이다. 그러므로 사람들은 그들이 사는 지방의 자연과 조화되어 그 땅의 성질에 맞는 약과 병이 서로 맞음으로 치료가 가능하다"고 하여 소우주인 인간이 주어진 자연 조건에 순응하고 조화를 이루는 것을 건강이라고 보았다. 이러한 개념은 자연과 인간을 분리하지 않고 하나의 통합체로 보는 전일적(全一的), 합일적(合一的) 특성을 나타낸다고 볼 수 있다.

조선후기에는 동의보감(東醫寶鑑)을 비롯하여 의문보감(醫門寶鑑), 운기연론(運氣衍論), 광제비급(廣濟秘笈), 제중신편(濟衆新編), 방약합편(方藥合編), 이양편(二養編), 동의수세보원(東醫壽世保元)등 많은 의서들이 간행되어 양생 및 치료의학에 괄목할 만한 발전이 있었다.

4) 한국의 전통적 건강개념과 서구의 건강개념 비교

서구사회에서 건강개념이 사전적 의미로 나타난 것은 AD 1000년 이후이며 말은 구 영어 'hoelth'에서 나온 말인데, '안전한 상태나 전신의 정상상태'를 의미한다.

건강이란 어떻게 정의되어질 수 있는가? B.C 400년 경부터 건강에 대한 정의는 있었다.

서구의 건강개념을 역사적으로 고찰해 보면, 먼저 서양의학의 뿌리인 히포크라테스(B.C 400)로 거슬러 올라가게 된다. 그는 고대 그리스인의 관점에서 건강이란 '신체, 환경 및 생활양식간의 조화'이며, 인간의 건강은 환경적 요소들의 총체 즉 생활습관, 기후 그리고 공기, 물, 음식의 질에 의해 영향을 받는다고 하였다.

건강에 관한 이러한 총체적 관점은 17세기 데카르트 철학이 대두될 때까지 지속되다가 이후 신체와 정신의 작용을 분리해서 보는 이원론적 시각이 생겨나게 되었다. 건강은 곧 '질병의 부재'였으며 따라서 건강과 질병은 각각 단일 연속선상의 극단에 위치하였다. 이러한 개념은 건강을 사정하기 위해 '질병의 배제'를 낳았다.

19세기 중엽 이전에는 질병과 대립시켜 질병이 없으면 건강하다는 심신이원론적(心身二元論的) 건강관이 지배적이었다. 즉, 질병과 건강을 상대적인 것으로 보아 질병에 의해서 건강을 규정하려는 특징을 가지고 있기 때문에 이를 신체 개념(身體 槪念)의 건강관(健康觀)이라고 한다. 이 견해는 건강을 침해하는 것은 질병이기 때문에 질병이 있는 상태에서 질병만 제거시키면 건강하다는 의미로 해석되기도 한다. 지금은 현대의학이 발달하여 과거에 비해서 질병은 박멸되거나 현저히 감소하였다. 그러나 이 견해에 따르면 정신적인 면에서 문제가 있거나 사회적으로 적응을 하지 못하는 경우도 단지 질병만 없다면 건강하다고 해석되기 때문에 합리적이지 못한 점이 있다.

19세기 중엽부터 건강의 개념은 신체 개념의 건강관에서 심신 개념(心身槪念)의 건강관으로 바뀌게 되었다. 즉 '건전한 정신은 건전한 신체에 있다(A sound mind in a sound body)'는 뜻의 격언처럼 정신과 신체를 분리해서 생각할 수 없다는 심신일원론(心身一元論)의 건강관이 정착한 것은 이때부터이다.

질병의 부재로서의 건강의 개념은 20세기 초까지 지속되다가 1947년 WHO의 건강에 대한 정의를 계기로 다시 총체적 관점으로 돌아오게 되었다. 따라서 서구의 건강에 대한 연구는 20세기 중반부터 활발히 이루어지고 있다.

잘 알려진 **세계보건기구(World Health Organization)*** 는 건강의 개념을 심신 개념에서 전인적 개념(全人的 槪念)으로 바꾸어 놓았다. 즉, 1948년 세계보건기구 헌장에서의 정의는 "건강이란 단지 질병이 없거나 허약하지 않다는 것만을 말하는 것이 아니라 신체적, 정신적 및 사회적으로 완전한 상태(Health is a complete state of physical, mental and social well-being and not merely the absence of disease or infirmity)"라고 보았다. 이 정의에서 시사하는 것은 건강이 단순히 신체나 육체에 국한된 것이 아닌 정신, 정서, 감정, 사회성 등이 포괄적으로 작용한다는 것이다. 이와 같은 전인적 개념으로서의 건강관은 건강한 사람만이 사회생활을 정상적으로 영위해 나갈 수 있다고 보는 견해이다. 즉, 건강이란 신체적 질병이나 이상이 없다는 범위를 넘어 정신적인 측면과 인간과 사회의 관계까지도 포함시키고 있다는 점에서 건강을 보다 넓고 깊게 정의하고 있다.

1957년 건강에 대한 실용적인 정의로 '유전적이거나 환경적으로 주워진 조건 하에서 적절한 생체 기능을 나타내는 상태'라고 하였다. 그래서 건강을 점(질병이 없는 상태)에서 선(線)의 개념으로, 면(面)의 개념으로, 다시 원의 개념으로 발전하게 되었다. 원의 개념이란 인간이 가지고 있는 모든 요소들이 온전한 상태를 말하는

* **세계보건기구(World Health Organization)**는 건강의 개념을 심신 개념에서 전인적 개념(全人的 槪念)으로 바꾸어 놓았다. 즉, 1948년 세계보건기구 헌장에서의 정의는 "건강이란 단지 질병이 없거나 허약하지 않다는 것만을 말하는 것이 아니라 신체적, 정신적 및 사회적으로 완전한 상태(Health is a complete state of physical, mental and social well-being and not merely the absence of disease or infirmity)"를 의미한다.

것이다. 최근 건강을 'health'라는 말보다는 삶의 일면으로 'wellness', 'social well-being'으로 대치되고 있는 것도 그것을 대변해 주는 것이다. '잘 사는 삶' 자체가 건강인 것이다. 이러한 것은 건강에 있어 정신적이고 사회적인 차원까지 고려하는 보다 넓은 개념이며, 이에 의하면 건강은 질병의 부재라는 부정적 관점이 아닌 긍정적인 차원에서 파악되어야 하는 것이 된다.

1960년대에는 건강에 필요한 요소로서 신체적, 정신적, 사회적 요소뿐만 아니라 도덕적 요소를 포함시켰으며, 1970년대에는 지적요소가 포함되고 있는데 이는 건강한 생활을 하기 위하여 건강에 대한 정확한 지식을 가지게 되면 태도 변화와 실천에도 영향을 미치게 된다는 것이다. 1980년대에 영적 요소를 포함하는 넓은 의미에서의 건강을 다루고 있다.

2. 웰빙(well-being)*에 대하여

1) 웰빙이란?

산업화의 고도화는 인간에게 물질적 풍요를 가져다 준 반면, 정신적 여유와 안정을 앗아간 면도 적지 않다. 현대 산업사회는 구조적으로 사람들에게 물질적 부(富)를 강요하는 시스템을 가지고 있어서, 사람들은 대부분의 시간을 부를 축적하는데 소비한다. 따라서 물질적 부에 비해 정신 건강은 가볍게 여기는 경향이 있고, 심한 경우에는 정신적 공황으로 발전하기 까지 한다. 웰빙(well-being)은 이러한 현대 산업사회의 병폐를 인식하고 육체적, 정신적 건강 그리고 사회성의 조화를 통해 행복하고 아름다운 삶을 영위하려는 사람들이 늘어나면서 나타난 새로운 삶의 문화 또는 그러한 양식을 말한다.

웰빙은 사전적인 의미로는 '건강한', '건전한', '안락한', '고급스러운'의 'well'과 삶의 'being'을 합쳐 '안녕', '행복', '복지'로 규정하고 있다. 우리말로는 '참살이'라고도 하며, 쉽게 풀이 하자면 삶의 질을 강조하는 용어로서 육체와 정신의 조화를 통해 행복하고 안락한 삶의 질을 지향하는 삶의 유형 또는 문화를 일컬음으로서 여유롭고 조화로운 삶을 지향함을 의미한다. 2002년 후반기에 일간지를 비롯해 대중매체에 '웰빙'이라는 용어가 등장하기 시작해 이제는 세계적인 트렌드로 그 수요가 점점 늘어나고 있다.

최근 웰빙이 급속도로 소비자에게 어필되는 이유는 소비 욕구(needs)에 대한 본질적인 변화에서 찾을 수 있다. 소비 욕구의 변화에 큰 영향을 미치는 것은 바로 소비 환경의 변화로 그 내용을 살펴보면 다음과 같다.

첫째, 소비자들의 기본적인 욕구는 자신의 건강에 이로운지 해로운지에 대한 관심이다. 최근 건전하고 건강한 소비환경이 이러한 기본적인 니즈를 사극하고 있는 현상이나 이전에는 상상하지 못했던 최악의 황사현상이나 조류독감 등과 같은 글로벌 이질(global epdemics)로 인해 소비자들은 이전의 무분별하고 성취지향적인 삶에 대해 뒤돌아보게 되었다.

둘째, 대중매체의 주도적인 웰빙 정보 전달과 다양한 유동 채널 특히 인터넷의 확산을 들 수 있다. 이를 통해 소비자들의 지식수준은 높아졌다. 대중매체에서는 소비자들의 관심의 대상이 되는 웰빙 정보를 신속하고 깊이 있게 전하고 있으며 이에 만족하지 않고 소비자들은 인터넷을 통해 원하는 정보를 적극적으로 탐색하는 노력과 함께 그러한 지식을 축적하고 있는 것이다.

셋째, 많은 선진국과 함께 우리나라도 고령화 사회로의 진행이 두드러지고 있다. 즉 긴 시간동안 노년의 상태로 여생을 보내는 인구가 늘어나고 있다는 것이다.

* **웰빙**이란 용어의 근원은 1960~1970년대의 미국 히피문화와 관련이 있다. 히피는 자연의 의미에서 삶의 방법을 추구하였고 현실과 이념의 모순에 갈등하였으며, 체제 유지적인 가치와 물질만능의 소비사회를 부정하고 자연과 조화된 인간 본래의 가치를 추구하면서 자연주의에 입각한 정신적이고 소비적인 생활 패턴을 추구한 것이다. 또한 웰빙은 1970년대 중반에 미국에서 Travis란 의사가 웰니스(wellness) 서비스를 제공하기 위하여 웰니스 센터를 설립하고 웰니스운동을 전개하였던 것이 그 시발점이라고 할 수 있다. 그 당시 웰니스의 궁극적인 목표는 '행복감을 느끼며 살아가는 건강한 삶'을 추구하는 것이었다. Don Ardell은 그의 저서 High Level Wellness에서 "웰니스란 인간이 살아가는 동안 가능한 한 건강과 안녕을 최고 수준이 되도록 계획하는 생활양식"이라고 하였다.

이렇게 늘어난 노년 기간 동안 건강에 대한 문제는 가장 중요해 질 수 밖에 없는 것이고 따라서 건강관리에 대한 산업이 성장하게 되는 것은 당연한 것이다. 건강에 대한 관심은 의식주 생활태도에 영향을 미치게 되어 자연식품이나 친환경에 영향을 미치게 되었다. 특히 웰빙은 건강과 삶이라는 생명과 직결된 가치이므로 인간의 욕망에 따르면 웰빙 트렌드는 일회성이 아니라 생활의 일부로 지속될 수밖에 없는 것이다.

넷째, 그동안 산업화로 인한 환경오염은 생태계에 악영향을 미쳤고 그 결과 인간의 삶에도 큰 위협요소가 되었다. 오존층은 얇아지고 공기와 물은 오염되는 등의 환경오염에 대한 걱정이 날로 더해지고 있고 또한 광우병, 조류독감, 사스와 같은 각종 괴질로 인해 소비자들은 보다 안전하고 믿을 수 있는 것을 찾게 되었다. 이것이 바로 자연 그대로를 이용하거나 최소한의 가공과 정만을 거치는 자연주의를 선호하게 된 원인이 되었고 이러한 자연주의는 인공적이거나 형식적인 것이 아니고 자연과 함께 공존해 나가는 것을 추구하게 된다. 또한 심신이 조화로운 균형을 이루고 여유를 가지는 것까지 포함한다.

의, 식, 주 여가활동 등 다양한 문화 속에 웰빙이 자리잡고 있지만 웰빙에 대한 개념은 아직 통일되지 않은 실정이다.

웰빙은 그 개념이 넓어 상반된 모습도 공존할 수 있게 된다. 땀을 흘리며 웨이트 트레이닝에 열중하는 모습과 동시에 조용히 명상을 하며 여유롭게 쉬는 일 역시 웰빙이다. 또한 도시에서 고급 스파를 즐기며 값비싼 유기농 식품을 먹는 것과 동시에 전원생활을 하면서 직접 밭을 일궈 채소를 가꾸어 먹는 것도 웰빙이라 할 수 있다. 이렇듯 고급화 소비로 웰빙을 정의하기도 하고 명상, 음악, 요가 등 주로 정서적인 차원을 강조하기도 하며 혹은 돈을 지출하는 소비행위는 아니지만 지역사회 봉사에 힘쓰는 건전한 시민상을 웰빙의 형태에 포함시키기도 한다.

또 다른 웰빙의 정의로는 행복, 삶의 만족, 질병이 없는 상태를 모두 포괄하는 개념이다. '행복', '삶의 만족'은 육체적 정신적 건강과의 조화를 뜻하며 '질병이 없는 상태'는 건강 생활양식을 추구하는 형태이다. 행복은 철학적 개념으로서 육체적이고 정신적인 건강과 조화를 의미하며, 감정적 반응에 가까운 행복과는 달리 특정 기준에 의해 평가를 할 수 있는 인식적 개념의 삶의 만족이 웰빙이다. 또한 질병이 없는 상태가 건강생활양식을 추구하는 형태로 발전하여 라이프스타일에 영향을 미친다는 것이다.

국제보건기구(WHO)는 웰빙은 건강에 중심을 두고 이에 관련된 신체적, 정신적, 사회적 요소를 강조하고 웰빙은 단지 건강에 국한되는 것뿐만이 아니라 개인적으로는 행복, 창조성, 충만함, 그리고 즐거운 사회 환경과 같은 요소들을 모두 포함하며, 또한 이 같은 이상적인 특징들을 수용하고 독려할 수 있는 제도적 장치를 포함하는 개념이라 보고 있다. 그리하여 웰빙을 '개인, 집단, 국가가 풍요로운 생존력을 가질 수 있는 긍정적이고 지속적인 상태'라고 정의하며, 개인적 입장에서의 웰빙은 심리적, 신체적, 사회적으로 긍정적인 상태임을 의미한다.

한국의 웰빙 열풍은 도입과정에서 다른 나라와 큰 차이점이 있다. 미국과 유럽에서 사회대안운동으로 활발히 전개된 채식주의, 생태주의, 히피(hippie) 등의 영향이 1990년대 이후 자연스럽게 생활 속에 파고들었으나 한국에서는 2000년대 이후 대중매체를 통해 웰빙 개념이 유입되었고, 같은 시기에 불어 닥친 황사, 광우병 등의 환경재해에 대한 공포로 급속히 확산되었다.

선진국에서는 고령사, 여성, 장애인 등의 복지와 관련되 사회적 웰빙도 중요시되고 있으나 한국에서는 복지와는 무관하게 개인적 웰빙을 추구하기 위한 웰빙상품 마케팅에 집중하고 있는 차이가 있다.

우리나라에서 웰빙의 정의는 미국이나 일본보다 넓은 의미로 사용되고 있다. 미국에서는 웰빙이 웰니스(wellness)나 로하스(LOHAS : lifestyle of health and sustainability)라는 말로도 사용되었다. 주로 유기농식품이나 환경을 중시하는 상품을 선호하는 사람들의 생활방식으로 인식되고 있다. 일본의 경우도 웰빙이 건강을 중시하고 건강식품을 선호하는 사람들의 생활방식으로 여겨지고 있다. 미국이나 일본의 경우 웰빙은 건강한 생활을 추구하는 사상의 일종이며 주로 40~50대의 기성세대들이 주류를 이룬다. 반면에 우리나라의 웰빙은 주류

[표 1-1] 웰빙 개념의 확산에 있어서 선진국과 한국의 차이점

구분	구미	한국
본격적 등장시기	· 1990년대 이후	· 2000년대 이후
등장 배경	· 사회대안운동 확산과 함께 생활 속에서 웰빙 개념 체득	· 대중매체의 적극적 개입 · 대체요법의 소개 · 황사, 광우병 등 환경재해에 대한 공포
사회적 웰빙과의 관련성	· 여성건강 및 복지와 관련	· 복지와는 무관 · 개인적 웰빙추구에 집중
웰빙시장의 범위	· 요가관련 상품 · 유기농·자연식품	· 식품, 가전, 섬유, 건설 등 전 분야에 영향

자료: 전영옥(2005), 전게논문, p. 11를 재구성함(이지영, 2005).

가 20~30대로서 미국이나 일본의 경우보다 나이가 젊으며 또한 추구하는 컨셉도 건강한 몸뿐만 아니라 여유 있는 마음을 더 강조하고 있다.

2001년 이후 국내에 '웰빙족', '웰빙 라이프스타일'에 대한 대중매체의 집중적인 소개로 생활의 전 영역에 폭넓게 사용되고 있다. 웰빙 식품, 웰빙 주택, 웰빙 여행, 웰빙 화장품, 웰빙 가구 등 생활의 모든 영역에서 적용되고 있을 만큼 널리 이용되고 있다. 웰빙의 열풍은 가히 신드롬이라 불릴 정도로 급속히 확산되고 있다. 또한 웰빙 현상은 건강에 대한 대중적 관심을 반영하는 것으로서 우리사회가 생존의 문제가 아닌 삶의 질이 주 관심사가 될 정도로 발전하였음을 보여주는 것이기도 하다.

웰빙이라는 용어가 생활의 어떤 영역에 어떻게 적용되더라도 거기에는 '건강을 최우선'으로 하여 '삶의 질을 추구'한다는 의미가 주가 된다. 건강은 동서고금을 막론하고 모든 사람이 추구하는 보편적 가치이다. 즉 오늘날 회자되고 있는 웰빙의 핵심이 되는 개념은 건강(health)이다.

웰빙은 육체적 · 정신적 건강의 조화를 통해 행복하고 아름다운 삶을 추구하는 삶의 유형이나 문화를 통틀어 일컫는 개념으로 사용되는 용어이다. 사전적 의미의 웰빙은 복지, 행복, 안녕을 뜻하는 말로 웰빙을 추구하는 사람들은 육체적으로 질병이 없는 건강한 상태뿐 아니라 직장이나 공동체에서 느끼는 소속감이나 성취감의 정도, 여가생활이나 가족간의 유대, 심리적 안정 등 다양한 요소들을 웰빙의 척도로 삼는다. 웰빙은 의 · 식 · 주 및 여가활동을 포함하는 생활의 전 영역에 걸쳐 적용되는 것으로 이들을 총칭하여 웰빙 라이프스타일(well-being lifestyle)이라는 용어를 사용한다. 웰빙은 건강을 최우선으로 하고 삶의 질을 추구한다는 의미를 가지기 때문에 건강은 웰빙의 핵심 개념이라고 할 수 있다.

오늘날 실제로 건강의 통합적 개념을 인식하고 있는 연구들에서는 건강과 웰빙이 상호 교환적인 용어로 사용되고 있어 건강(health)과 웰빙(well-being)을 엄밀한 의미에서 동일한 개념으로 파악될 수도 있다. 그러나 건강(health)이 질병이나 신체적 상태를 중심으로 평가되어 오랫동안 전통적으로 고려되며, 좀 더 뚜렷한 통합적인 건강 상태를 의미하는 용어로서 웰빙이 사용되기도 한다.

웰빙이 추구하는 목표

- 체력을 발달시켜 신체적 건강(physical health)을 유지한다.
- 정서적으로 건강(emotional health)하여 감정을 효과적으로 표현한다.
- 사회적 건강(social health)으로 주위 사람들과 좋은 관계를 유지한다.
- 정신적 건강(mental health)으로 올바른 사고와 판단을 한다.
- 영적 건강(spiritual health)으로 우리들의 삶의 기본이 되는 윤리, 도덕, 가치 등을 최고 수준으로 유지한다.

이처럼, 앞서 언급한 세계보건기구의 이 같은 건강에

대한 새로운 정의로부터 개인의 건강을 더 이상 질환의 여부가 아닌, 보다 광범위한 차원에서 통합된 안녕(complete well-being)으로 보는 관점이 확산되게 되었다. 그리고 이 같은 포괄적 의미에서 건강이 오늘날의 웰빙이라는 개념을 만들어 낸 것이라 할 수 있다. 실제로 건강의 통합적 개념을 인식하고 있는 연구들에서 건강과 웰빙이 상호 교환적인 용어로 사용되고 있다. 그런데 한편으로는 건강이 질병이나 신체적 상태를 중심으로 평가되어 온 오랜 전통을 고려하여, 좀 더 뚜렷이 통합적인 건강 상태를 의미하는 용어로서 웰빙이 사용되고 있다.

2) 스포츠 활동과 심리적 웰빙

심리적 웰빙이란 한 개인의 심리적 건강상태를 측정해 주는 지표로서 다양한 집단에 대해서 다양한 방법으로 측정 되었던 생활만족도와 행복감 등의 개념 중 가장 중심적인 개념으로 여러 가지 다양한 용인들이 통합되어 나타나는 긍정적인 인지적, 정서적 상태이다.

심리적 웰빙은 신체활동에서의 사회적 상호작용과 관련 있으며, 인간의 웰빙은 사회적 접촉의 질과 양에 의존하고, 이러한 신체활동을 통한 사회적 상호작용은 다시 심리적 웰빙에 공헌할 수 있다. 심리적 웰빙은 인간

[표 1-2] 심리적 웰빙의 6가지 차원(Ryff, 1989)

차원	점수	정의
자아수용	높은점수	자신에 대해 긍정적인 태도를 갖고 있다. 자신에게 좋은 점들은 물론 나쁜 점들을 포함한 자신의 여러 측면들을 인지하고 수용한다. 자신의 과거의 삶에 대하여 긍정적으로 느낀다.
	낮은점수	자신에 대해 불만족 한다. 자신의 과거 삶에 대하여 실망한다. 자신이 갖고 있는 나쁜 점들에 대해 괴로워한다. 현재의 자신과는 다른 사람이 되기를 원한다.
긍정적인 대인관계	높은점수	타인과 따뜻하고 만족스럽고, 신뢰로운 관계를 갖고 있다. 타인의 행복에 관심이 있다. 강한 애정, 친밀감, 그리고 공감을 느낄 수 있다. 대인관계란 주고받는 것임을 이해한다.
	낮은점수	타인과 친밀하고 신뢰로운 관계를 거의 갖고 있지 않다. 타인에 대하여 따뜻하거나 개방적이지 않고 타인을 배려하기가 어렵다고 느낀다. 대인관계에서 고립되고 좌절감을 느낀다. 타인과의 중요한 관계를 유지시키기 위하여 타협하려 하지 않는다.
자율성	높은점수	결단력 있고 독립적이다. 특정한 방식으로 생각하고 행동하라는 사회적 압력에 저항할 수 있다. 자신의 행동을 내적 동기에 의해서 조절한다. 개인적 기준에 의해 자신을 평가 한다.
	낮은점수	타인의 평가나 기대에 대해서 걱정한다. 중요한 결정을 할 때 타인의 판단에 의존한다. 특정한 방식에 따라 행동하라는 사회적 압력에 동조한다.
환경에 대한 지배력	높은점수	자신의 환경을 잘 관리하는 능력이 있다고 느낀다. 복잡한 외적인 활동계획을 잘 조절한다. 주위에 있는 기회를 효과적으로 사용한다. 개인의 필요나 가치에 적합한 환경을 선택하거나 적합한 환경으로 선택할 수 있다.
	낮은점수	일상적인 일들을 다루는데 어려움을 느낀다. 주위 환경을 변화시키거나 향상시킬 수 없다고 느낀다. 주위에 있는 기회를 인식하지 못한다.
삶의 목적	높은점수	삶의 목표와 방향감각을 갖고 있다. 과거와 현재의 삶이 의미가 있다고 느낀다. 왜 사는지에 대한 해답을 제공하는 신념을 갖고 있다.
	낮은점수	삶의 의미가 부족하다고 느낀다. 삶의 의미나 방향감각이 거의 없다. 삶의 목적을 알지 못한다. 삶의 의미를 부여할 신념이나 태도를 갖고 있지 않다.
개인적 성장	높은점수	계속적으로 발전한다고 느낀다. 자신이 성장하고 발전되어 감을 느낀다. 새로운 경험에 대해 개방적이다. 자신의 잠재력을 실현시키려고 한다.
	낮은점수	개인적인 침체에 빠져있다고 느낀다. 시간에 따라 성장이나 발전되어 감을 느끼지 못한다. 삶이 지루하고 재미없다.

의 삶에 정신과 신체를 연결시키는 중요한 메커니즘의 역할을 한다. 즉, 자신의 신체에 대한 긍정적인 느낌은 신체적 건강의 지표가 됨과 동시에 행복감과 자긍심을 증진시키는데 영향을 미치기 때문이다.

생활 스포츠 활동과 관련하여 운동참여와 주관적 웰빙 및 심리적 웰빙에 관한 연구들은 활발히 이루어지고 있다. 일반인의 스포츠 참여는 외형적인 신체적 뿐만 아니라, 자아존중감 및 심리적 행복감(psychological well-being)을 개선시키는데 효과가 있다고 주장한바 있으며, 운동 참여의 효과란 첫째, 일시적인 신체 변화를 보여주는 것으로서 정신생리적인 측면으로 근육긴장의 방출을 통한 불안의 감소와 이완을 들고 있고, 둘째, 정신 생화학적 측면으로 운동시 내생적인 엔돌핀 또는 호르몬 방출을 통한 고양된 기분을, 셋째, 만성적인 정신적 변화를 보여주는 것으로서 심리학적 측면으로 자기 통제와 자신감, 그리고 신체상의 느낌을 통한 자아 존중감의 향상, 스트레스를 견딜 수 있는 능력의 향상을 들고 있다.

최근 운동 참가와 사회 · 심리적인 변인과의 관계를 밝힌 연구들에서 댄스스포츠 참가가 정신건강과 심리적 복지감, 주관적 행복감 등에 긍정적인 영향을 미친다는 연구결과를 보여주고 있다. 이는 운동참여와 삶의 질의 관계를 밝힌 연구들에서 생활체육의 신체활동이 스트레스를 감소시키고, 사회적 지지를 강화시켜 심리적 만족감과 삶의 질을 높인다는 같은 맥락에서 해석된다.

3. 생활양식과 건강

생활양식이란 인간의 행위 중 사람들이 살아가는 매일의 습관 및 행위양식을 말하며, 사회 경제적 환경에 따라 사람들이 이용 가능한 대안 중에서 선택된 일련의 특성이 있는 행위(WHO, 1999)로 정의된다. 이러한 생활양식은 건강상태와 수명에 영향을 미친다.

생활양식은 학자들에 따라 정의 및 하부 영역의 구분이 다양하다.

현대 산업사회에서 건강하게 살아가기 위해서는 웰빙 생활양식(well-being lifestyle)을 이해하고 실천하는 것이 무엇보다 중요하다. 생활양식이란 "자신의 습관과 행동을 스스로 판단하고 결정하는 방식"이라고 할 수 있는데, 올바른 생활양식을 갖는다는 것을 웰빙의 기초가 되기 때문에 매우 중요하다.

미국의 UCLA에서 연구한 바에 의하면, 일상생활의 좋은 습관은 개인의 건강수준 및 장수에 많은 영향을 미친다고 하였다. 이 연구결과에 의하면 의자에 앉아서 일하는 생활, 부적절한 영양관리, 흡연, 음주, 스트레스 등이 건강문제와 질병을 일으키는 원인의 약 80%를 차지한다고 하였다.

건강한 생활양식이란 협의적으로는 흡연, 과식과 같은 나쁜 건강습관의 단순한 회피이며, 광의적으로는 건강상태에 중요한 영향을 주는 것으로서, 인간이 통제를 하는 모든 행위이며, 의식의 강화, 행동의 변화, 바람직한 건강습관을 지지하는 환경조성의 결합을 통해 강화될 수 있다. 건강한 생활양식을 향상시키기 위해 개인적으로 또한 지역사회의 활동으로서 안녕(well-being)의 수준을 높이고 자아실현(self-actualization), 개인적 만족감을 유지하거나 높이기 위한 방법으로 취해지는 활동이며, 인간이 건강을 유지하기 위해 스스로 행하는 행동이며 자기 책임, 영양에 대한 인식, 운동, 스트레스 감소와 관리, 최적의 건강상태를 유지하는 원리에 기초를 두고 있다.

건강증진 생활양식은 1974년 "A new perspective on the health of canadian"이 발표된 이후부터 많은 관심을 받으면서 1980년대부터 다양한 계층을 대상으로 건강증진행위에 대한 연구를 시작하였다. 이러한 건강증진에 대한 관심의 증가는 의식의 변화에 따른 결과라고 볼 수 있다. 이는 경제적, 문화적, 물리적 그리고 사회적인 환경 내에서 만들어진 복합적이고 개인적인 생활양식을 요구하며, 건강의 사회적 책임과 개인의 선택이 결합된 인간과 환경사이의 중간적 입장으로 설명되고 있다. 건강증진의 개념이 건강증진 생활양식의 개념으로 확대되면서 건강의 결정요인으로 올바른 생활양식의 중요성을 강조하고 있다.

건강증진 생활양식은 적정 건강 수준 즉 신체적, 정신적, 사회적 안녕상태에 도달하기 위한 것으로 이는 건강한 생활양식을 확립하는 과정과 긴밀한 연관성이 있다. 따라서 건강증진 생활양식은 부정적인 건강 행위를 회피하는 것 이상을 의미하며 건강과 관련된 지식, 태도, 행동의 모든 것을 포함한다. 또한 개인, 집단의 건강과 관련된 생활양식은 그를 둘러싸고 있는 경제적, 문화적, 사회적 상황에 영향을 받는다.

이러한 생활양식과 건강과는 상호밀접하게 연관되어 있으며, 만성질병과도 관련된다는 것은 널리 알려진 사실이다. 최근 우리나라의 10대 사망원인을 살펴보면 악성 신생물(암)은 25.5%, 뇌혈관질환은 15.1%, 허혈성심장은 4.9%, 당뇨병은 4.9%, 만성폐질환은 4.4%, 간질환은 4.3%, 고혈압은 2.1% 등 만성질병으로 인한 사망이 많음을 볼 수 있고(보건복지부, 2002), 특히 사망과 관련된 주요 위험요인은 흡연, 혈압, 콜레스테롤, 음주, 영양, 비만, 운동, 등 상당 부분이 일상생활양식과 관련되어 있는 것을 볼 수 있다.

따라서 생활양식으로부터 야기된다는 것을 수용하면 환경을 개선하거나 생활양식을 변경하는 것이 질병의 발생률을 감소 또는 예방할 수 있을 것이다.

그러므로 건강증진 생활양식은 적정 건강 수준 즉 신체적, 정신적, 사회석 인녕상태에 도달하기 위한 것으로 생활양식을 확립하는 과정과 긴밀한 연관성이 있으며 부정적인 건강행위를 회피하는 것 이상을 의미하며 건강과 관련된 지식, 태도, 행동의 복잡한 망을 포함한다. 또한 개인, 집단의 건강과 관련된 생활양식은 그를 둘러싸고 있는 경제적, 문화적, 사회적 상황에 영향을 받는다고 볼 수 있다.

생활양식을 이해하기 위하여 유사한 지위와 사회 계층적 배경과 정치적 영향력을 가진 사람들의 집합체로서 지위집단은 생활습관을 공유함으로써 발생된다는 점에서 건강습관을 사회경제적 지위와 관련하여 볼 수 있다. 즉, 특정집단에 속한 사람들은 특수한 건강습관을 기대할 수 있다는 것이다. 생활양식이 개인의 정체성을 반영한다는 점을 인정하면서도 건강습관은 일차적으로 특정 집단의 규범과 가치를 반영하며 결국 개인적 현상이라기 보다는 집단적 현상으로 이해할 수 있다.

건강과 관련된 생활양식으로는 공통적으로 식이(영양섭취), 운동, 음주, 흡연 외에 사회적 상호작용, 스트레스 관리, 자아실현, 건강책임, 약물이용, 청결, 마음상태, 생활의 규칙성, 건강검진 등 다양한 항목들이 제시되고 있다.

건강관련 생활양식의 다양한 항목

- 식이(영양섭취)
- 운동
- 음주
- 흡연
- 사회적 상호작용
- 스트레스 관리
- 자아실현
- 건강책임
- 약물이용
- 청결
- 마음상태
- 생활의 규칙성
- 건강검진

생활양식의 표준적인 구성으로 흡연, 음주, 규칙적인

[표 1-3] 한국인의 건강관리 방법의 연도별 추이

(단위 : %)

년도	건강관리						
	운동	식사조절	금연, 절주	보약	목욕, 사우나	기타	아무것도 하지 않음
1986	11.9	10.9	5.0	7.3	-	0.6	64.3
1989	9.1	7.0	3.5	6.5	3.1	0.5	70.3
1992	14.3	11.8	2.8	7.8	6.9	0.5	55.8
1995	18.1	17.4	5.3	7.6	8.3	0.5	42.7
1999	21.6	15.4	4.5	4.5	7.6	0.4	46.0

자료 : 한국의 사회지표, 통계청(2000).

건강검진, 운동 등이 제안되었으며, 이러한 제안은 건강상태가 서로 관련되는 행태들로 다차원적으로 구조화되어 있다는 견해를 받아들이는 추세이다. 식생활의 질, 알코올소비, 흡연, 신체적 운동 등을 이용하여 미국인의 건강생활양식을 분류한 Patterson은 그러한 행위를 다음과 같은 기준에 의해서 선택하였다.

❶ 개인적 건강행위
❷ 의료시스템에 근접할 필요 없는 임의적 행위
❸ 일상적으로 행해지는 활동
❹ 건강에 유익한 영향을 미치는 행위
❺ 건강한 국민(Healthy People, 2000)에 포함되는 행위
❻ 여러 건강 증진/ 질병예방 프로그램의 목표가 되는 행위

우리나라 국민들의 건강관리 방법의 연도별 추이를 보면 [표 1-3]과 같다(통계청, 2000).

생활습관은 어린 시절부터 부모와 친구를 모방하고 또 대중매체로부터 얻은 정보와 생활의 변화를 통하여 성장 · 발달하는 동안 생활습관은 학습되고 형성된 것으로서 생활주기를 통해서 끊임없이 획득되고 많은 변화요소들을 가지고 있다.

우리들의 생활양식 가운데 건강을 해치는 요인을 건강위험요인(health risk factors)이라고 하며, 건강위험요인은 통제가 불가능한 요인(연령, 성, 유전 등)과 통제가 가능한 요인(흡연, 비만, 운동 등)으로 구분된다.

웰빙 생활양식은 적절한 영양관리, 규칙적인 운동, 효과적인 스트레스 관리를 잘 이행하고, 그리고 흡연, 나쁜 음주습관, 약물 오용 및 남용 등이 없는 생활양식을 의미한다.

일반적으로 건강상의 문제 발생이나 사망은 몇 가지 건강위험요인이 원인이 되어 나타나는데, 성 · 연령 · 인종 · 유전 등과 같이 통제할 수 없는 요인도 있으나 흡연 · 비만 · 다이어트 · 운동 · 전신지구력 · 스트레스 등과 같이 통제가 가능한 요인이 대부분이다. 중요한 사실은 통제가 가능한 요인들은 건전한 생활양식으로 얼마든지 통제를 할 수 있다는 점이다.

개인의 건강은 자신의 노력에 의해서 조절이 가능하기 때문에 건강수준을 향상시키려면 무엇보다도 개인의 노력이 필요하다. 그 이유는 음식을 먹거나, 운동을 하거나, 술을 마시고, 마약을 복용하고, 담배를 피우고 의사를 정기적으로 찾는 일 등과 같은 행동은 대부분 자신이 의사결정을 하기 때문이다.

따라서 최적의 건강수준을 유지하고, 삶의 질을 높이기 위해서는 무엇보다도 올바른 생활양식을 가지도록 스스로 노력하여야 한다.

- 금연
- 하루 3회의 규칙적인 식사습관
- 적절한 휴식
- 적절한 음주습관
- 표준체중의 유지
- 규칙적인 운동
- 적절한 스트레스 관리
- 약물복용
- 안전의식

4. 로하스(Lohas)에 대하여

1) 로하스의 개념

최근 미국에서 생겨난 새로운 용어인 로하스(LOHAS)는 "lifestyle of health and sustainability"의 머리글자를 조합한 조어로 건강, 환경, 사회정의, 자기 발전과 지속가능한 삶에 가치를 두는 소비 집단의 라이프스타일을 의미한다. 즉, 로하스는 말 그대로 지속가능성, 그리고 건강을 염두에 두고 살아가는 사람들을 의미한다. 이들은 자신의 정신 및 신체적 건강뿐 아니라 후대에 물려줄 소비 기반의 지속가능성까지 고려하는 것이 일반적이며, 기존의 웰빙(well-being)이 '개인의 가치'에 중요성을 둔 반면 로하스는 '개인의 가치를 넘어 이웃 또는 후손들까지의 가치'를 중요시 한다. 즉, 로하스를 구성하는 단어 가운데 'Health' 보다 'Sustainability'에 강조를 둔다고 말할 수 있다. 제품을 구입할 때 나 혼자만을 생각하는 것이 아니라 미래의 후손까지 생각하며, 일회용품을 자제하고 재생이 가능한 제품을 적극적

◎ 건강 생활양식 자기 테스트

❖ 흡연 만일 흡연을 전혀 하지 않는 경우 이 부분에서는 10점을 얻게 되며, 다음 항목인 음주와 약물복용으로 가시오			
	언제나	가끔씩	결코 아니다
나는 담배를 전혀 피우지 않는다.	10	-	-
나는 흡연을 싫어한다.	2	1	0
나는 타르와 니코틴 함량이 적은 담배만을 피운다	2	1	0
흡연 점수 (　　　)			
❖ 음주와 약물복용			
나는 술을 마시지 않는다. 부득이 마실 경우에도 한두잔 이상은 마시지 않는다.	4	1	0
나는 술 또는 약물(특히 불법 약물)을 나의 고민과 스트레스 해결 방법으로 이용하지 않는다.	2	1	0
나는 수면제, 진통제, 감기약, 알러지약 등을 함부로 먹지 않는다.	2	1	0
나는 의사의 처방이 없는 약을 먹을 경우에는 사용 설명서를 읽고 그 지시대로 따른다.	2	1	0
음주와 약물복용 점수(　　　)			
❖ 식사습관			
나는 매일 과일, 야채, 빵, 곡물, 지방을 제거한 고기, 씨앗, 견과류, 콩, 땅콩 등 다양한 종류의 식품을 먹는다.	4	1	0
나는 간 등 내장 살코기, 튀김 기름, 크림, 버터, 계란, 살코기 등을 먹을 때에는 콜레스테롤, 포화지방 및 지방의 양을 제한한다.	2	1	0
나는 요리할 때 매우 적은 양의 소금을 사용하고, 소금이 많이 들어 있는 간식이나 식탁 위의 소금도 먹지 않는다.	2	1	0
나는 설탕이 많이 들어 있는 음식을 먹지 않는다.	2	1	0
식습관의 점수 (　　　)			
❖ 운동과 체력			
나는 이상적인 체중을 유지하고 있다.	3	1	0
나는 수영, 달리기와 같은 운동을 15~30분씩, 일주일에 최소한 3회는 하고 있다.	3	1	0
나는 근육을 향상시키기 위해서 요가, 미용체조 등과 같은 운동을 일주일에 최소한 3회, 15~30분씩 규칙적으로 하고 있다.	2	1	0
나는 나의 체력수준을 향상시키기 위하여, 나의 여가시간을 이용하여 정원 가꾸기, 볼링, 골프, 야구, 팀 운동 및 개인운동에 참여한다.	2	1	0
운동과 체력의 점수 (　　　)			
❖ 스트레스 관리			
나는 직업을 가지고 있거나 또는 즐길 수 있는 일이 있다.	2	1	0
나는 나의 감정을 자유롭게 표현할 수 있고, 그리고 긴장을 쉽게 풀 수 있는 방법이 있다.	2	1	0
나는 나에게 스트레스를 줄 일이나 상황을 일찍 알아서 대처한다.	2	1	0
나는 내가 도움이 필요하거나 개인적인 문제가 발생하였을 때 도움을 청하거나 상담을 할 수 있는 가까운 친구나 친척, 그 밖에 다른 사람들도 있다.	2	1	0
나는 동호인 모임, 교회, 사회단체 등과 같은 집단에서 활동하고 있다.	2	1	0
스트레스 관리 점수(　　　)			
❖ 안전의식			
나는 자동차를 운전하거나 타고 있을 때는 안전벨트를 맨다.	2	1	0
나는 약물이나 술에 취해 있는 동안에는 운전을 절대로 하지 않는다.	2	1	0
나는 운전을 할 때에는 제한속도와 교통규칙을 꼭 지킨다.	2	1	0
나는 위험한 물건이나, 전기용품, 독약, 가정용 청소기 등과 같은 것들을 사용할 때는 조심스럽게 다룬다.	2	1	0
나는 잠자리에서는 담배를 피우지 않는다.	2	1	0
안전의식의 점수(　　　)			

♣ 자료 : Health Style: A Self-test. Office of Disease Prevention and Health Promotion. Department of Health of and Human Services, Wahsinton, D. C.(이동옥, 김원중, 이창진, 2005).

각 항목별 웰빙 생활의 평가 기준

- 9~10점 : 매우 우수하다.

☞당신은 건강에 대해 중요성을 잘 인식하고 있다고 할 수 있다. 더욱 중요한 것은 당신은 건강에 관련된 지식을 잘 활용하여 건강한 생활양식을 실천하고 있다고 판단된다. 그렇게 계속하는 동안은 절대로 심각한 건강위험에 빠질 염려는 하지 않아도 좋을 것이다. 당신은 당신의 가족과 친구들이 본받아야 할 본보기이다. 당신은 건강습관에 대한 평가에서 매우 높은 점수를 얻었기 때문에 매우 우수하지만, 평가 내용 가운데 좀더 개선할 필요성이 있는 영역이 있을 경우에는 관심을 가지고 보완한다면 보다 더 좋을 것이다.

- 6~8점 : 당신의 생활양식은 양호하지만 개선할 여지가 있다.

☞'가끔씩, 또는 결코 아니다'라고 응답한 항목들을 다시 검토해 보는 것이 좋다. 평가 점수를 변화시킬 수 있는 항목은 무엇인가 찾아보도록 한다. 조그마한 변화일지라도 당신이 보다 건강해지는데 도움이 될 것이다.

- 3~5점 : 당신의 건강은 위험한 징조가 보인다.

☞당신이 직면하고 있는 위험에 대해서, 그리고 당신의 건강 행동을 왜 변화시켜야만 하는가에 대한 정보가 필요하다. 당신의 건강습관을 성공적으로 변화시키기 위해서는 생활양식에 대한 지식과 정보를 제공해 줄 수 있는 사람의 도움이 필요하다.

- 0~2점 : 분명히 당신은 당신의 건강에 대해서 걱정하고 있다.

☞당신의 건강은 심각한 위험에 처해 있음을 알 수 있다. 아마도 당신은 그 위험에 대해서 이해를 못하고 있거나, 어떻게 해야 할지 모를 수도 있다. 그러나 당신이 원하기만 한다면 손쉽게 정보를 얻을 수 있으며, 건강을 향상시키는 데 필요한 도움도 얻을 수 있다. 그 다음은 당신에게 달려 있다.

으로 구매해 환경자원의 고갈과 생태계의 파괴를 막아 우리가 누렸던 자원을 후손에게 물려주어 지속 가능한 삶을 유지시키자는 개념인 것이다.

앞서 언급한 웰빙은 '행복, 만족, 복지'로 까지 확대하여 사회적 의미로 몸과 마음의 균형있는 건강을 추구하며, 자연과의 조화 속에서 평화로운 휴식과 생명에 대한 가치 존중 등을 지향하는 새로운 문화코드를 형성하고 있다. 하지만 이러한 웰빙은 '나 혼자만 잘 먹고 잘 살자' 라는 모토(motto)에 따라 개인주의 성향이 강하게 나타났으며, 특히 '한국 웰빙은 철저히 개인적'이라는 표현까지 사용하고 있다.

육체적, 정신적 건강에서 행복을 얻는 웰빙이 소비트렌드로 전략하면서 웰빙은 지나치게 개인화되고 상품화되었다. 이를 극복할 대안으로 사회와 환경까지 생각한 로하스(LOHAS)란 표현이 출현하게 된 것이다. 웰빙이 '잘 먹고 잘 살자'라는 뜻을 가지고 있다면 로하스는 '제대로 먹고 제대로 살자'는 것이다. 즉 지구와 환경을 해치지 않는 지속가능한 소비 생활로 나와 함께 너의 삶도 함께 우리의 삶을 생각하겠다는 뜻이다. 개인적 웰빙을 뛰어 넘어 사회가 함께 웰빙하자는 이른바 '사회적 웰빙'을 뜻하는 것이다. 예를 들어 자신의 건강을 위해 유기농 식품을 사는 것이 웰빙이라면, 로하스는 환경보호를 위해 유기농 재배법에 관심을 보이는 것이다. 로하스는 친환경적인 삶으로 건강과 환경을 해치지 않는 생활스타일을 말한다.

로하스는 2000년 미국의 내추럴마케팅연구소가 처음 사용한 것으로 미국 내 실제 가구들에 대한 표본 조사를 통해 미국의 웰빙 소비자 특성과 시장에 대한 방대한 보고서를 출간하였다. 로하스(LOHAS)는 '건강과 지속 성장성을 추구하는 라이프스타일(lifestyle of health and sustainability)'의 약자이다. 즉, 친환경적이고 합리적인 소비 패턴, 또는 이를 지향하는 사람들까지 포함된다. 로하스족은 말 그대로 지속가능성, 그리고 건강을 염두에 두고 살아가는 사람들을 의미한다. 건강, 환경, 사회정의, 자기발전과 지속 가능한 삶에 가치를 둔 집단을 자칭하는 것으로 자신의 정신 및 육체적 건강뿐만 아니라 후대에 물려줄 기반의 지속가능성을 중시하는 사람을 의미한다.

웰빙에 환경 개념을 더해서 개인에서 사회적 차원으로 확대한 로하스는 미국에서는 이미 80년대 이후 주요한 소비 트렌드로 자리 잡고 있으며, 현재 미국인의 30% 이상이 로하스적인 라이프 스타일을 보이고 있다고 알려져 있다. 미국에서의 로하스의 시작은 곧 웰빙의 시작 그 자체라 할 수 있지만, 우리나라의 경우에는 이미 소개된 웰빙 개념의 한계점을 극복하고자 하는 대안으로 로하스가 논의되었기 때문에 현재 우리나라 로하스족 대다수는 실질적으로 친환경론자와 거의 구분할 수 없음을 의미한다고 하겠다. 따라서 개인적, 가족적 차원의 행복 추구를 위한 소비 행위로의 웰빙이 아닌 친환경적 차원의 사회적 책임과 운동이 동반되는 웰빙적 소비가 바로 우리나라 로하스족의 특징인 것이다.

미국에서는 1990년대부터 그들의 웰빙인 로하스의 소비특성에 대해 비교적 자세하고 객관적인 시장 조사를 해오고 있다. 로하스소비자 여부를 판단하는데 이용어는 12개의 변수항목을 보면 로하스는 아주 새로운 가치관을 가진 사람들이기보다는 기존에 이미 오랫동안 존재해 왔던 친 환경론자와 별반 다를 바가 없는 사람들일 수도 있다. 다만 로하스의 개념은 사회참여운동으로서 도덕적 당위성을 강조하는 친환경주의와 달리 웰빙의 한 개념으로서 건강과 관련된 현재 시점의 개인적 소비 행위와 미래에도 지속 가능한 경제발전과 소비활동을 연결시키는 데 주안점을 둔다는 점에서 다소 그 철학적 배경이 차이가 난다고 할 수 있다.

로하스 소비 성향 조사를 위한 12개의 질문내용은 다음과 같다.

❶ 친환경적인 제품을 선택한다.
❷ 주변에 친환경 제품의 유익을 적극 홍보한다.
❸ 지속 가능한 제품에 20%의 추가 비용을 지불할 용의가 있다.
❹ 환경보호에 적극적이다.
❺ 지속 가능성 기법으로 제조된 제품을 말한다.
❻ 타성적 소비를 지양하고 기능성 원재료 제품을 선호한다.
❼ 재활용 제품을 적극 사용한다.
❽ 전체 사회의 관점의 의식있는 삶을 영위한다.
❾ 글로벌 차원의 영향력이 구매 시의 필수 고려 요인이다.
❿ 재활용 될 수 있는 원료를 사용한다.
⓫ 지속 가능한 농업 기반을 선호한다.
⓬ 로하스 소비자의 가치를 공유하는 기업의 제품을 선호한다.

자료 : www.lohasjournal.com

2) 로하스의 등장배경

로하스는 1990년대 말부터 웰빙 트렌드에서 발전된 라이프스타일중 하나로, 미국에서는 우리의 웰빙 소비자들처럼 로하스 소비자들이 자리 잡고 있다. 로하스 소비자 역시 뿌리가 웰빙 트렌드이기 때문에 자연오염문제, 고령화 사회 진입등은 국내의 웰빙 트렌드와 등장배경이 같지만 그 뿌리가 매우 깊기 때문에 딱히 어

[표 1-4] 로하스 산업을 5개의 섹터(sector)로 구분

주제	내용
지속적인 친환경 (Sustainable Economy)	· 자연친화적인 건물과 산업 자원들 · 재활용 가능한 에너지 · 재원을 효율적으로 이용하는 상품 · 사회적으로 책임 있는 투자 · 대인적 교통수단 · 환경적 제어
건강한 생활(Healthy Living)	· 자연적, 유기농, 영양을 고려한 제품 (natural, organic & nutritional) · 음식과 음료수 · 건강을 고려한 식약품 · 자연적 퍼스널케어 제품
건강, 의료 (Alternative Healthcare)	· 건강과 복지 시스템 · 침술, 동종요법, 자연요법, 대체요법 · 심리적 질환의 예방 · 보조의약품
자기계발 (Personal Development)	· 마음과 몸, 정신을 위한 제품 : CD, 음반, 도서, 세미나 등 · 요가, 피트니스, 체중조절 · 정신적 테라피를 위한 상품과 서비스
생태학적인 생활 (Ecological Lifestyles)	· 생태학을 고려한 집과 사무실 환경 · 유기농 및 재활용 섬유를 이용한 제품 · 환경친화적 가구, 가전제품 · 자연을 찾아 나서는 여행

자료 : Understanding the LOHAS Market Identifying LOHAS Consumer and Business & Branding Opportunities(2000).

떤 가치관 때문에 로하스가 급상했는지 구분하기는 쉽지 않다. 해외 웰빙 트렌드에 용해되어 있는 운동들을 살펴보면 채식주의, 생태주의, 친환경주의 등 기계화된 현대문명과 심각해진 환경오염에 대한 반성으로 발생된 사회대안운동이 있는 것을 알 수 있다.

로하스의 뿌리가 무엇이냐에 대한 의문은 그린마케팅이나 친환경단체들의 맥락과 같이 한다고 해도 무리가 없을 것이다. 1970년대에 접어들면서 세계는 환경문제, 자원부족, 폭발적 인구증가, 경제문제 등이 증가하면서 환경문제가 사회의 관심이 되었으며 이런 문제들은 세계기구나, 각 나라, 기업 그리고 소비자들에게 계속적으로 인식되어 왔다.

친환경 주의자와 로하스 소비자의 다른 점은 로하스 소비자들은 환경 친화적인 개념에 건강이라는 가치가 더해진 점이다. 따라서 윤리적, 도덕적인 면이 강했던 친환경주의자와는 다르게 자신의 건강을 유지하기 위해서 자발적으로 행하는 소비가 로하스 소비자라 할 수 있다. 우리나라에서도 점차 이러한 로하스적인 생활태도들은 이미 보편화 되어 있다고 할 수 있다.

미국은 로하스 산업이 우리보다 먼저 시작했기 때문에 산업의 분포가 다양하고 명확하게 구분되어져 있다. Natural Business Communications는 2000년 발표한 연구 보고서를 통해 로하스 산업을 5개의 섹터(sector)로 구분하여 소개 했는데 그 다섯 개의 카테고리는 [표 1-4]와 같다.

5. 체력에 대하여

1) 체력의 개념

체력이란 용어에 대한 설명은 학자에 따라 다양하게 표현되고 있다. 주로 physical fitness(신체적성, 소질, 자질, 능력)로 많이 쓰이고 있으며, 체력이란 '인간의 생활을 영위해 가는데 기초가 되는 신체적 능력'이라 할 수 있다. 체력은 능률적이고도 활동적으로 일을 처리할 수 있는 바탕이라고 할 수 있다.

2) 체력의 요소

체력이란 각각 독특한 득성을 가진 여러 가지 요소가 합쳐진 것.

체력이 우수하다 = 건강관련 체력요소(5개 요소) + 운동기술관련 체력요소(6개 요소)

※ 체력의 11개 요소는 각각 다른 요소들과 구분되며 독특한 특성을 갖고 있다.

(1) 건강과 관련된 체력의 요소

- 체력
  - 적응력 (방위체력)
    - 물리 · 화학적 스트레스에 견디어내는 능력 (기온, 기압, 습도, 가속도, 화학성분)
    - 생물적 스트레스에 견디어내는 능력 (세균, 바이러스, 기생충)
    - 생리적 스트레스에 견디어내는 능력 (공복, 불면, 갈증, 피로)
    - 정신적 스트레스에 견디어내는 능력 (불안, 긴장, 고민, 비애)
  - 활동력 (행동체력)
    - 힘을 일으키며 낼 수 있는 능력 : 운동의 발현능력 (근력, 순발력)
    - 힘을 오래도록 낼 수 있는 능력 : 운동의 지속능력 (근지구력, 전신지구력)
    - 힘을 조절해서 낼 수 있는 능력 : 운동의 조절능력 (평형성, 민첩성, 교치성, 유연성)

신체구성(body composition), 심폐지구력(cardio-vascular endurance), 유연성(flexibility), 근지구력(muscular endurance), 그리고 근력(strength) 등 5개 요소가 있다.

① 신체구성 : 신체구성이란 크게 나누어 보면 지방 조직과 비지방 조직의 상대적 구성비를 말한다. 즉, 체중의 대부분을 차지하는 비지방 조직에는 뼈, 근육, 피부, 결체 조직이 있으며 신체를 구성하고 이들 조직과 지방의 상대적인 비율(%)을 의미한다. 바람직한 신체구성을 갖춘 사람은 체지방의 비율이 비교적 낮은 편이다. 일반적으로 지방 조직은 전체 체중의 10~30%를 차지하며 인체구성은 체지방 비율(%)이나 체지방량(kg), 또는 근육량(kg) 등으로 나타낸다.

② 심폐지구력 : 심폐지구력은 장시간동안 운동을 할 수 있는 능력을 의미하며, 이것은 근육에 산소를 공급하는 심장, 폐, 혈관의 건강상태와 관련되어 있다. 심폐지구력은 장거리 달리기 능력 테스트로 쉽게 측정할 수 있다.

④ 근지구력 : 근지구력은 작업 수행 피로를 저항시키는 근력, 장기간의 활동에 견디어 낼 수 있는 근력, 사용되고 있는 근육 혹은 근육 군에 부하가 주어진 상황에서 계속적으로 동작을 수행할 수 있는 근력으로 정의되고 있다. 즉, 근육운동을 지속적으로 반복하거나 유지할 수 있는 능력으로 근지구력이 우수한 사람은 과도한 피로를 느끼지 않고 오랫동안 근육운동을 반복 또는 지속할 수 있다. 근지구력의 측정방법은 각종 에르고미터(ergometer)나 오래 매달리기, 팔굽혀펴기, 턱걸이, 딥핑(deeping), 윗몸일으키기(sit-up) 등이 있다.

⑤ 근력 : 근력이란 근 수축에 의하여 발생하는 물리적인 운동에너지를 말한다. 인간의 모든 신체 운동을 포함하여 매일의 작업은 이와 같은 근력의 발생 때문에 이루어진다. 큰 외력을 발휘하거나, 무거운 중량을 들어 올릴 수 있는 능력으로 근력이 우수한 사람은 중량들기와 자신의 신체를 통제하는 것과 같은 힘을 발휘하는 일이나 운동을 잘 할 수 있다. 근력의 측정평가로는 악력, 배근력, 각력, 완력 등이 있다.

> **심폐지구력을 향상시킬 수 있는 에어로빅활동**
> 걷기, 조깅, 수영, 사이클링, 줄넘기, 에어로빅, 라켓볼, 스케이팅, 크로스컨트리, 스키 등

③ 유연성 : 관절에서 행해질 수 있는 최대의 운동범위(range of motion)로 근육의 길이, 관절의 구조, 그리고 그 밖의 다른 요소(인대, 건 등)에 의해 영향을 받는다. 측정평가에는 체전굴, 체후굴, 어깨 돌리기, 발목 굽히기, 발목 펴기, 브리지 테스트, 앉아 윗몸 앞으로 굽히기와 서서 윗몸 앞으로 굽히기 등이 있다.

(2) 운동기술과 관련된 체력의 요소

민첩성(agility), 평형성(balance), 협응력(coordination), 순발력(power), 반응시간(reaction-time), 스피드(speed) 등 6개 요소가 있다.

> **근지구력의 측정방법**
> 정적 근지구력 : 정적 작업의 경우인 근지구력으로 시간으로 나타낸다.
> 동적 근지구력 : 동적 작업의 경우인 근지구력으로 반복 횟수로 나타낸다.
>
> **중량결정방법**
> 절대적 근지구력 : 모두 똑같은 무게를 가하는 방법.
> 상대적 근지구력 : 각 피험자의 최대근력의 2분의 1이라든가, 3분의 1정도에서 개별적으로 중량을 정하여 주는 방법.

① 민첩성 : 민첩성이란 몸의 위치와 방향을 빠르고, 정확하게 전환시킬 수 있는 신체적 능력으로 재빠르게 운동의 방향을 바꿀 수 있는 능력을 말한다. 민첩성의 측정평가에는 왕복달리기, 사이드 스텝, 지그재그 달리기, 버피 테스트 등이 있으며 왕복 달리기가 주로 사용되고 있다. 어린이들의 경우 쫓기, 도망치기 놀이 등과 같은 운동에 참여함으로써 강화될 수 있다.

② 평형성 : 정지하거나 움직이는 동안 균형을 유지하는 것으로 사람의 시력, 청력, 소뇌, 근육에서의 자기 수용기, 관절, 건, 골격근에 의해 영향을 받는다. 평형성은 중력에 대하여 균형을 유지하는 능력이며, 몸이 다양한 위치에 있을 때 자신의 신체 위치를 조금씩 변화시킬 수 있는 능력이다. 평형성은 정적 평형성과 동적 평형성으로 세분할 수 있다. 평형성은 모든 운동의 기본이 되므로 어린이 시절에 평형 능력을 개발시키기 시작하는 것이 중요하다.

평형성
- 정적 평형성 : 한 발로 서거나 또는 평균대 위에 섰을 때와 같이 고정된 자세에서 평형을 유지하는 능력.
- 동적 평형성 : 평균대위를 걷거나 트램폴린에서 균형을 유지하는 능력.

③ 협응력 : 협응력은 변화하는 감각 형태에 분리된 운동 체계를 효과적인 운동으로 통합하는 능력이다. 즉, 운동과제를 부드럽고 정확하게 수행하기 위하여 신체 여러 부분의 감각을 잘 사용할 수 있는 능력이라고 할 수 있다. 신체의 다양한 부분, 움직이는 공을 발로 차거나 타자가 타석에서 날라오는 공을 바라보고 배트로 정확이 맞추어야 하는 것 등이 협응성에 포함될 수 있다.

④ 순발력 : 짧은 시간에 폭발적인 힘을 발휘하는 것. 높이 뛰거나, 멀리 뛴다든가, 재빠르게 동작하거나, 멀리 물체를 던지는 등의 활발한 운동에서 한정된 시간 내에 많은 양의 일을 할 수 있는 능력을 파워(power) 혹은 순발력이라고 한다.

운동선수는 물론이고 인간생활에 더 없이 필요한 체력 요인 중의 하나이다. 순발력은 단위시간 내에 이루어지는 작업(작업률)이며, 힘과 속도(speed)로 다음과 같이 나타낼 수 있다.

$$P(\text{파워}) = F(\text{힘}) \times V(\text{속도}) = \frac{S(\text{거리})}{T(\text{시간})} = \frac{F \times S}{T} = \frac{\text{작업량}}{\text{시간}} = \text{작업률}$$

⑤ 반응시간 : 어떠한 자극에 반응하기 시작하는 시점까지 걸리는 시간

⑥ 스피드 : 짧은 시간 내에 움직임을 수행할 수 있는 능력으로 한 지점에서 다른 지점으로 가능한 한 가장 짧은 시간에 이동하는 능력이다. 그것은 반응시간과 운동시간에 영향을 받는다. 어린이들의 운동 속도는 달리기, 오르기 등과 같은 놀이 활동에서 향상 될 수 있으며, 풍부한 연습 기회와 달리고 놀 수 있는 넓은 공간을 제공해 줌으로써 향상시킬 수 있다.

3) 체력과 건강

최적의 건강이란? 앞서 건강의 개념에 관하여 언급하였으나, 세계보건기구(WHO)에 의한 정의에 의하면 “건강이란 단지 질병이 없거나 허약한 상태가 아니다는 것을 넘어, 신체적, 정신적, 사회적으로 완전한 상태”라고 하였다.

좋은 체력은 다음과 같은 일을 가능케 한다.

- 건강관련 체력요소의 육성은 운동부족병(hypokinetic disease)*의 위험을 막아준다.

* **운동부족병** : 운동의 부족이 발병의 유인 또는 기초적 조건이 되어 일어나는 질병(일반적으로 관상동맥성 심질환, 비만, 고혈압증, 당뇨병, 동맥경화증 등).

[표 1-5] 신체활동의 신체적 건강측면에서의 효과

주된 효과	수반되는 효과
심폐기능의 증대	· 심근의 강화 · 심박수의 감소 · 혈압의 감소 · 혈중지질 LDL 감소, 방위적인 HDL 증가 · 말초순환기능의 개선 · 혈액의 산소 공급능력 증대
제지방 체중의 증대와 체지방량의 감소	· 작업능률의 증대 · 외모의 개선 · 질병에 대한 감수성 감소 · 비만과 관련된 자아의식 문제의 개선
근력 및 근지구력의 증대	· 작업능률의 증대 · 근육상해(요통발생, 관절상해)의 위험 감소 · 운동수행력의 증대
유연성의 증대	· 작업능률의 증대 · 근육상해(요통발생, 관절상해)의 위험 감소 · 운동수행력의 증대
기타 효과	· 산소섭취 효율의 증대 · 피로회복 속도의 증가 · 성인성 당뇨병의 발병률 감소

자료 : 박기주, 김창국(2003)

- 좋은 체력은 여가 시간을 즐길 수 있는 것을 가능케 한다.
- 좋은 체력은 자신의 일을 보다 효과적이고 효율적으로 수행할 수 있게 한다.
- 좋은 체력은 효과적인 삶을 살아가는데 필수적인 것이다.
- 좋은 체력은 신체를 안전하게 움직이게 하며, 급작스런 위험에 직면해서도 이를 적절히 대치할 수 있도록 만든다.
- 체력은 역동적이고 창조적인 활동에 기본이 되는 것이다.
- 강한 체력의 양성은 오직 규칙적인 운동을 통해서만 획득되어 진다.

[표 1-6] 신체활동의 정신건강 측면에서의 효과

주된 효과	수반되는 효과
정신적 긴장감의 감소	· 조울증의 치료 · 수면습관의 개선 · 스트레스 증상의 완화 · 여가를 즐길 수 있는 능력 배양 · 작업 능력의 개선
사회활동의 기회 획득	· 삶의 질 개선
피로에 대한 저항력 증대	· 여가를 즐길 수 있는 능력 배양 · 삶의 질 개선 · 스트레스를 발생시키는 요인에 대한 퇴치능력 발달
성공에 대한 경험	· 자아의식의 개선 · 개인의 한계성에 대한 인식과 수용 기회 획득
기타 효과	· 행복감의 증대 · 자아의식의 개선 · 외모의 개선

자료 : 박기주, 김창국(2003)

참고문헌

김남일(1997). 한국 양생의학의 역사. 제19회 전국한의학 학술대회 발표논문집. 대한 한의사협회.

김례몽, 전순의, 최 윤 등(1987). 의방유취 15. 서울 : 여강출판사(최초 발행. 1477).

김선규(2005). 웰빙(well-being) 문화와 관련된 신 개념 김치냉장고 디자인에 관한 연구. 중앙대학교 대학원, 미간행 석사학위논문.

김정근(1989). WHO의 건강정의. 한국학교보건학회지, 2권, 2호.

박옥미(2005). 로하스현상이 반영된 현대섬유소재의 특성. 한국디자인문화학회, 제11권, 3호, 49-55.

박정은(2005). 헬스클럽(Fitness Center) 이용의 선행변수와 결과 변수에 대한 연구. 중앙대학교 대학원. 석사학위 논문.

양진향(2000). 한국의 전통적 건강개념에 관한 고찰. 대한간호학회지, 제30권 제1호.

엄경희, 정인희(2006). 로하스가 패션액세서리 제품에 미치는 영향에 관한 연구-인터넷 쇼핑몰에 나타난 패션액세서리 제품을 중심으로-. 디지털디자인학연구, 제11권, 0호, 243-253.

염계화(2005). 댄스스포츠 참여자의 성역할 정체감에 따른 생성감과 심리적 웰빙. 중앙대학교 대학원, 박사학위논문.

이동옥, 김원중, 이창진(2005). 웰빙을 위한 생활건강. 건국대학교 출판부.

이성범, 김용정 역(1998). Capra. F(저). 현대물리학과 동양사상. 서울 : 범양사

이순영, 김선우, 박주원(1997). 한국인의 건강행태 유형에 관한 연구. 예방의학회지, 30(1), 181-193.

이지영(2005). 한국인의 웰빙행동에 관한 연구. 성신여자대학교 대학원, 박사학위논문.

이화선(2004). 웰빙 트렌드(well-being)의 소비자 라이프스타일 변화에 따른 유기농 식품 패키지의 발전 방향에 관한 연구. 이화여자대학교 디자인대학원. 석사학위 논문.

임승현(2005). 레저스포츠 참여 노인의 웰빙과 삶의 질. 대구대학교 대학원. 박사학위 논문.

전영옥(2005). "웰빙문화의 등장과 향후 전망", 삼성경제연구소 연구보고서.

정연강(1992). 학생의 건강행위, 신념, 가치 및 보건의료에 미치는 영향에 관한 연구. 서울대학교. 박사학위 논문.

최영해(2005). 동아경제. 5. 4일자 제26059호 B3면.

최인숙(2003). 건강상태와 생활양식(건강습관) 과의 관계. 경산대학교 대학원 박사학위논문.

최인숙(2003). 건강상태와 생활양식(건강습관)과의 관계. 경산대학교 대학원. 석사학위논문.

홍원식 역(1993). 환제내경 소문. 동양고전국 역총서 18. 전통문화연구회.

Abel T(1991). Measuring health Life styles in a comparative analysis : theoretical issues and empirical finding. Social Science and Medicine. 32:899-908.

Dolfman. M. L. (1973). the concept of health : an historic and analytic examination. Journal of School health, 43, 491-497.

Kneisl C.R.(1986). Adult health nursing. Wesley Publishing Co. 78-95.

Plante, T. G., & Rodin, J.(1990). Physical fitness and enhanced psychological health: In children's health council. Palo Alto, CA, US. Current Psychology Research Review, 9(1), 3-24.

Simmons. S. J. (1989). Health : a concept analysis, International Journal of Nursing Studies, 26(2), 155-161.

단원문제

1. 고대의 건강개념에 대하여 설명하시오.

2. 서구의 건강개념을 설명하시오.

3. 웰빙의 개념에 대하여 설명하시오.

4. 건강에 영향을 미치는 생활양식에 대하여 설명하시오.

5. 로하스(LOHAS)의 개념에 대하여 설명하시오.

6. 체력의 개념과 요소에 대하여 설명하시오.

7. 신체활동의 신체적, 정신적 측면에서의 효과에 대하여 설명하시오.

정답 **1.** 초자연적 대상과의 원만한 관계나 조화, 지(地), 수(水), (火), 풍(風)의 조화, 무병장수의 개념이 도출되었다. **2.** 19세기 중엽 이전에는 정신의 작용을 분리해서 보는 심신이원론적 시각이 생겨나게 되었으며, 건강은 곧 '질병의 부재' 였다. 19세기 중엽 이후 건강의 개념은 신체 개념의 건강관에서 심신 개념의 건강관으로 바뀌게 되었다. 1947년 WHO의 건강에 대한 정의(단지 질병이 없는 상태가 아니라 신체적, 정신적, 사회적으로 완전한 상태)가 이루어 졌으며, 1960년대에는 신체적, 정신적, 사회적 요소뿐만 아니라 도덕적 요소를 포함시켰다. 1970년대에는 지적 요소가 포함되었으며, 1980년대에 영적 요소를 포함하는 넓은 의미에서의 건강을 다루었다. **3.** 웰빙은 현대 산업사회의 병폐를 인식하고 육체적, 정신적 건강 그리고 사회성의 조화를 통해 행복하고 아름다운 삶을 영위하려는 사람들의 새로운 삶의 문화 또는 그러한 양식을 의미한다. **4.** 식이(영양섭취), 운동, 음주, 흡연 외에 사회적 상호작용, 스트레스 관리, 자아실현, 약물 이용, 청결, 마음상태, 생활의 규칙성, 건강검진 등 다양한 항목들이 있다. **5.** 건강, 환경, 사회정의, 자기 발전과 지속가능한 삶에 가치를 두는 소비 집단의 라이프스타일을 의미한다. 즉, 지속가능성과 건강을 염두에 두고 살아가는 사람들을 의미한다. **6.** '인간의 생활을 영위하는데 기초가 되는 신체적 능력' 을 의미하며, 체력은 다양하게 표현되고 있으며, 능률적이고도 활동적으로 일을 처리할 수 있는 바탕이다. 체력의 요소는 건강관련 체력요소(신체구성, 심폐지구력, 유연성, 근력, 근지구력)와 운동기술관련 체력요소(민첩성, 평형성, 협응력, 순발력, 반응시간, 스피드)로 이루어져 있다. **7.** 1) 신체적 건강측면에서의 효과 : 심폐기능의 증대, 체지방량의 감소, 근력 및 근지구력의 증대, 유연성의 증대 등. 2) 정신적 건강측면에서의 효과 : 정신적 긴장감의 감소, 사회활동의 기회획득, 피로에 대한 저항력 증대, 성공에 대한 경험, 기타 행복감의 증대, 자아의식 개선, 외모의 개선 등.

제02장 생애주기별 운동

단원목표

- 생애 주기별 인체의 변화 및 심리적 사회적 환경 변화를 알아본다.
- 생애 주기별 주요 건강 문제를 이해하고 건강 실천 사항을 숙지한다.
- 생애 주기별 특성에 따라 어떻게 운동 방법이 다르게 적용되어야 하는지 이해한다.

인간은 태아기, 영아기, 아동기를 거쳐 성장과 발달을 하면서 성인에 이르게 되며 이후 신체 기능이 서서히 저하되면서 노화 과정을 겪게 된다. 탄생에서 죽음에 이르기까지 이와 같은 일련의 정해진 변화과정들은 누구도 피해갈 수 없으며 누구에게나 공평하게 주어진다. 그러나 현대의학기술이 고도로 발달하고 건강 정보가 쉽게 공유되는 요즘 시대에는 스스로 건강관리를 어떻게 하느냐에 따라 60대 청춘을 살기도 하고 40대 노

	건강목표	실천사항
유아기	불의의 사고 및 전염병 예방, 심신의 조화로운 발달	- 예방접종 - 적극적인 놀이 활동 및 적절한 영양섭취
아동기	최적의 신체, 정서, 사회적 성장과 발달	- 올바른 신체활동 및 식습관 형성 - 적절한 구강관리 - 초경에 대한 교육
청소년기	원활한 학습활동, 원만한 정서상태 유지 및 자연스러운 이성교제	- 흡연 · 음주 · 성에 관한 올바른 인식 및 바른 습관 형성 - 충분한 칼슘과 철분 섭취 - 운동을 통한 건강한 신체와 정신 함양
청년기	사회생활 적응, 경제적 정신적 독립과 부모 역할 수행	- 효율적인 시간 관리 - 적절한 신체활동과 식습관 유지
장년기	만성질환 최소화, 갱년기 준비	- 정기적인 건강검진 - 운동 및 식생활 관리를 통한 비만 또는 대사증후군 예방
노년기	독립적으로 건강한 생활 영위	- 긍정적인 삶 - 사교 생활 유지 - 신체 활동 유지

[그림 2-1] 연령별 건강목표와 실천사항

인이 되기도 하는 것이다.

중년기 이후에 성인병이 발발한 후 병원 문턱과 스포츠 센터를 자주 드나들게 되는 모습이 과거의 일반적인 건강 행태였다면 이제는 생애 주기별로 신체적 정신적 사회적 변화가 어떻게 이루어지는지 이해하고 미리 장기적인 건강 계획을 세우고 실천해 나가는 방향으로 변화해야 할 때가 되었다. 실제로 성인병과 관련된 신체 변화가 이미 유아기부터 서서히 싹트고 있다는 보고들이 발표되면서 전문가들은 생애 주기별로 건강계획을 세우고 미리 미리 관리해 나가는 것이 무병장수의 길이라고 조언하고 있다.

생애 주기란 일생을 신체적 변화가 크게 이루어지는 시기로 구분하여 나눈 것으로 정신적, 사회적 변화의 특성 또한 고려된다. 이러한 구분은 나라마다 혹은 학자마다 조금씩 다르게 나타나는데 본 장에서는 초기 아동기(유아기, 2~6세), 중기 아동기(7~12세), 후기 아동기(청소년기, 13~18세), 청년기(19~39세), 장년기(40~64세), 노년기(65세 이후)로 구부하여 설명하였다. 각 시기에 주어지는 주요 건강 목표와 실천 사항은 [그림 2-1]과 같다. 이제 각 시기별로 주요 건강문제, 발달(노화)적 특성 및 운동 실천 방법을 알아보도록 하자.

1. 아동기

아동기에 건강을 잘 가꾸는 것은 평생건강의 기틀을 다지는 일이다. 이 시기에 올바른 건강관리 습관을 형성시키기 위해 국가적으로 적절한 보건서비스를 마련하고 개인적으로 올바른 건강생활을 실천해 나가는 것은 개인이나 가족의 안녕은 물론 사회와 국가의 인적자원 개발 및 국민보건의 향상을 위한 밑거름이 된다.

1) 유아기(2~6세) - 초기 아동기

이 시기의 아이들은 자발적으로 움직이고자 하는 특성을 가진다. 뛰고 달리고 구르고 미끄러지는 등 다양한 움직임들을 스스로 만들어내며 적극적으로 활동을 한다. 누가 시키지 않아도 아이들은 스스로의 기쁨에 이끌려 오르고 뛰어 내리기 등 새로운 경험을 시도한다. 이러한 가운데 자연스럽게 기본적인 운동 기술이 발달되며 지각 활동과 자신을 보호할 수 있는 능력이 개발되는 것이다. 아이들의 욕구들은 조용한 학습 분위기에서보다 재미있는 놀이 상황에서 보다 잘 표출될 수 있으며 이러한 가운데 심신이 조화롭게 발달될 수 있다. 놀이는 유아가 자신의 몸과 운동 능력에 대해 배우는 수단이면서 인지와 정서 발달을 촉진하는 중요한 방편인 것이다.

(1) 주요 건강 문제

이 시기에 발생하는 사망원인은 불의의 사고, 선천적 이상, 악성 신생물, 심장병, 폐렴 및 기관지염 등이다. 그러나 이 시기에는 질병에 의한 것보다 불의의 사고에 의한 사망이 많으므로 사고예방에 초점을 맞추는 것이 아주 중요하다.

또한 유아기는 어느 때보다도 보건의료 요구도가 높으며 이 때 적절한 서비스를 받지 못하면 평생을 통하여 돌이킬 수 없는 커다란 장애를 만들 수 있으므로 디프테리아/백일해/파상풍(DPT, 18개월과 4~6세), 홍역/

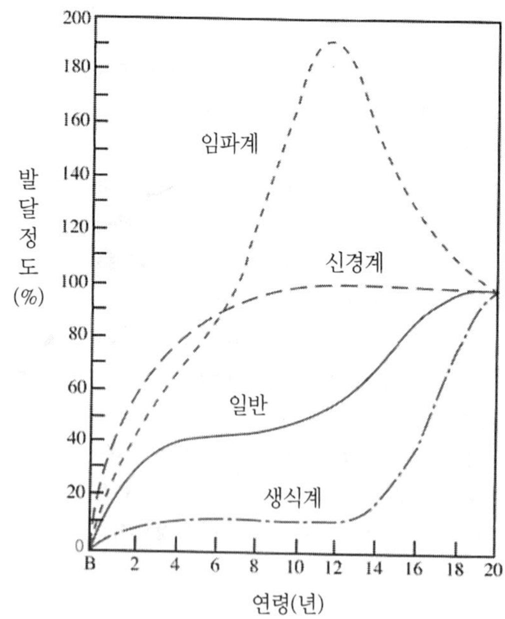

[그림 2-2] 인체 기관계의 발달 과정을 그린 'Scammon의 곡선'(Scammon R.E., 1930)

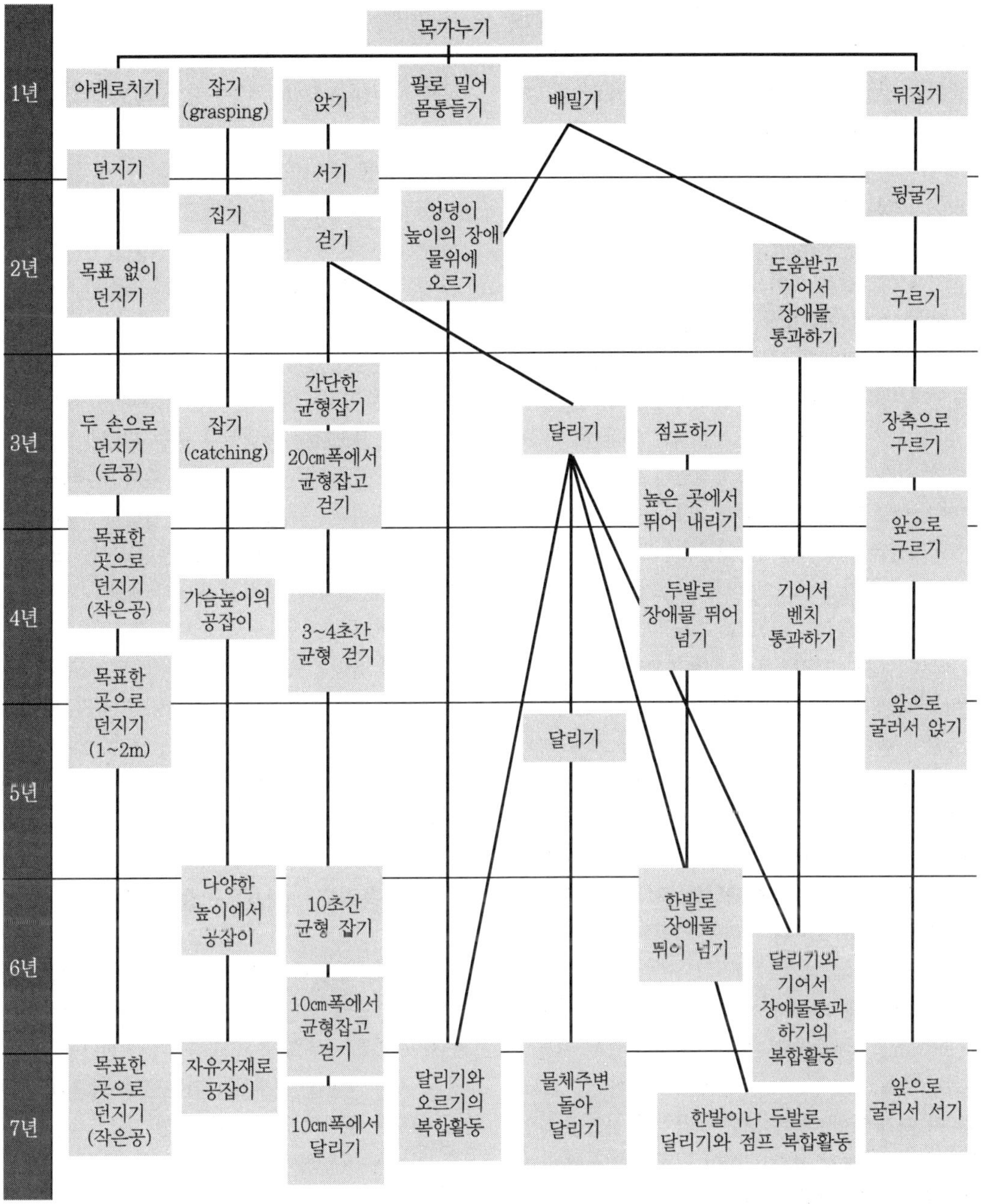

[그림 2-3] 운동기술의 발달(Roth, 1982)

볼거리/풍진(MMR, 4~6세), 소아마비 등과 관련된 예방 접종을 적기에 실시하는 것이 중요하다.

(2) 발달적 특성

출생 후 2년에서 6년 사이 아이들은 매년 6~8cm씩 총 28cm 정도 성장하며 체중은 매년 2~2.5kg씩 총 8~0.5kg 정도 증가한다. 남아와 여아의 체격은 매우 비슷하여 뒷모습은 눈에 띄는 구조적 차이가 거의 없으며 근육량과 뼈의 밀도에 있어서도 거의 비슷한 양상을 보인다.

2세 이후 연골은 더 빠르게 경골화 된다. 뼈가 단단해짐에 따라 외관도 튼튼해지고 내부 기관도 보호된다. 또한 골격의 발달은 운동발달과 몸의 균형에도 중요하게 작용한다. 연령이 증가하면서 바깥쪽으로 굽은 다리는 곧게 펴지고 무릎과 팔의 자세가 바르게 된다.

2~6세는 빠른 성장과 발달의 기간이며 특히 신경계에 이러한 변화가 뚜렷하다. [그림 2-2]에서 보는 바와 같이 신경계의 발달은 이미 6세에 성인기 수준의 90% 정도가 달성되는데 아이들이 이 기간 중에 근육과 관절을 얼마나 잘 조정하게 되는지 살펴보면 신경의 발달 수준을 알게 된다. 이때가 아이들에게 달리기, 점프, 던지기, 받기, 차기, 치기와 같은 기본적인 동작을 가르쳐 주어야 할 시기이다. 아이들은 움직임의 즐거움을 경험해야 하며, 다양한 신체적 동작을 접할 수 있어야 한다. 이러한 동작들은 아동기를 통해서 배우고 사춘기에 보다 정교해질 복잡한 스포츠 동작의 기초가 된다.

유아기 동안 아이들은 다양한 기술의 기본 움직임이 [그림 2-3]과 같이 단계적으로 발달하는데 일반적으로 섬세한 운동조질보나는 대근육을 움직이는 큰 움직임의 조절 능력이 빠르게 발달한다. 섬세한 운동 조절 능력은 감각과 운동을 협응시킬 수 있는 능력을 통해 가능해지는데 3세에는 작은 블록을 쌓고 구슬을 꿰는 일이 가능해지며, 4세에는 신발끈을 묶거나 큰 버튼을 누를 수 있게 되고 5~6세가 되면 세밀한 손가락 조절 능력이 가능해져 글씨를 쓰거나 그림을 그리는 능력이 향상된다.

유아기는 피아제가 정의 한 발달 단계 중 전조작기 (preoperational phase)로 자기만족 행동에서 기본적인 사회적 행동으로 전환하는 단계에 해당한다(Piaget, 1969). 이 시기에 아이들은 모든 사물이나 사건을 타인의 관점에서 인식하지 못하고 항상 자신의 입장에서 바라보기 때문에 종종 다른 사람과 어울리고 공유하는데 어려움을 나타낸다. 또한 새로운 상황에 대한 두려움, 부끄러움을 나타내고, 자의식이 강하며 친숙한 사람들 곁을 떠나려 하지 않는다. 따라서 가정에서의 적절한 환경 조성과 또래 집단과의 놀이를 통해 자연스럽게 사회성을 습득해 나갈 수 있도록 하는 것이 중요하다. 아이들을 지도할 때는 아이들의 이러한 발달 특성과 한계를 이해하고 있어야 하며 특히 자아개념이 급격하게 발달하는 시기이므로 성공적인 경험과 긍정적인 강화를 통해 자신감을 확립시켜주는 것이 필요하다.

(3) 운동 가이드

대부분의 전문가들은 아동기 전기가 운동 동작 발달의 가장 중요한 시기라고 믿고 있다. 이 기간 동안에 움직임을 경험하지 못하면 나중에 복잡한 동작을 습득하는데 어려움을 겪을 것이다. 어떤 아이들은 유아기에 이미 수영이나 달리기와 같은 특정 스포츠 훈련을 받기도 하지만 이 시기에 아이들을 강요하는 것은 바람직하지 않다. 그보다는 어린이가 아주 다양한 신체 동작을 경험하고 즐길 수 있게끔 많은 기회를 제공하는 것이 더욱 중요하다. 특히, 유아기의 발달특성을 고려할 때 정형화된 프로그램이나 엄격한 훈련보다는 놀이를 통하여 신체적, 정서적, 사회적 발달이 원만히 이루어지도록 하는 것이 좋다.

운동과 놀이를 구성할 때는 건기, 달리기, 홉핑, 스키핑, 점핑 등의 이동운동, 균형잡기, 피하기, 돌기, 비틀기, 매달리기 등의 비이동운동, 던지기, 잡기, 차기, 공굴리기 등의 조작적 운동을 고루 경험할 수 있도록 한다.

2) 아동기(7~12세) - 중기 아동기

초등학교에 들어가서 청소년이 될 때까지의 기간으로 아이들은 또래 집단과 학교라는 조직에서 생활해 나가면서 사회를 배우고 옳고 그름의 가치판단을 하면서 스스로 자기 생활을 통제해 나가는 것을 배운다. 이 시기에 성장은 완만하게 이루어지지만 내장 기관이나 조직의 기능은 계속해서 충실해지고 있으며 후반기에 들어서면 남녀의 구분이 점차 뚜렷해진다.

성장발육을 위한 양질의 단백질과 무기질, 비타민 공급이 충분히 이루어져야 하지만 과도한 열량과 단순당 섭취는 비만의 원인이 될 수 있으므로 식품의 선택에 유의해야 한다. 일일 2시간 이상의 TV시청과 컴퓨터 게임 또한 비만 유발에 일조를 하는데, 이 시기에 비만이 유발되면 조기에 성인병이 발병되고 성인기에 치료가 훨씬 어려워지게 되므로 올바른 생활습관 교육이 반드시 필요하다. 한편 영양공급이 충분하지 않고 운동이 부족하여 신체가 약해지거나 휴식이 부족할 경우 병균에 대한 저항력이 저하되어 질병에 걸리기 쉽다. 만약 질병에 걸리면 에너지와 단백질이 병원균을 막아내기 위해 사용되기 때문에 성장이 일시적으로 정지된다. 따라서 운동, 영양, 휴식의 균형 있는 관리가 건강한 성장의 기본 바탕이 된다.

(1) 주요 건강 문제

이 시기에 주로 일어나는 사고는 추락, 익사, 중독, 화상, 교통사고 등으로 적절한 감독과 보호 장구 착용, 안전 교육 등의 필요성이 강조된다. 길거리 음식이나 불규칙적인 식사, 직장생활을 하는 부모의 스케줄로 영양섭취가 불량해 질 수 있으며 잦은 TV시청과 비디오, 컴퓨터 게임 등으로 신체활동이 극도로 감소될 수 있으므로 이에 대한 교육이 필요하다. 그리고 이 시기는 유치가 빠지고 영구치를 얻게 되는 시기이므로 지속적인 구강간호가 매우 중요하다. 충치, 치주염, 부정교합, 치아 손상이 아이들에게 상은 치아 문제들이다. 이 밖에도 가장 손쉬운 질병 예방 차원에서 규칙적인 손 닦기가 생활화되어야 하며 성교육과 초경에 대한 교육도 이 시기에 이루어져야 한다.

(2) 발달적 특성

7년에서 12년 사이 학령기에는 일 년에 5~7cm 정도의 신장이 자라고 2.5~5kg의 체중이 증가하게 되는데 일반적으로 여아의 발육이 남아에 비해 빠른 편이다. 이 시기에 남아는 신장 27cm, 체중 18kg 정도가 증가하고, 여아는 신장 30cm, 체중은 마찬가지로 18kg 정도 증가한다. 일반적으로 여아는 이 기간에 최고 신장 속도(peak height velocity: PHV)를 보인다. 즉, 여아의 경우 11~12년 사이에는 일 년에 6.5~7cm 자라며 가장 빠르게 성장하는 시기를 보이며 15~16세가 되면 거의 성인 신장에 다다른다. 반면 남아의 경우에는 13~15세가 되어야 최고 신장 속도를 보이며 18년이 되면 거의 성인 신장에 이르는데 약 10% 내에서는 PHV 이후 약 10년 간 성장이 계속되기도 한다.

신체 성장이 남성보다 여성에게서 더 빨리 나타나듯이 뼈의 성장도 여성이 남성보다 빠르다. 따라서 여성이 남성보다 더 어린 시기에 다양한 골화 중심이 생성된다.

근력 및 근지구력과 같은 체력에서는 남아가 여아에 비해 소량이나마 일정하게 우위를 보인다. 특히, 제자리 멀리뛰기와 같은 순발력은 여아는 12세까지 남아는 13세까지 선형적으로 향상된 후 여아는 약간의 고원과 쇠퇴를 보이고 남아는 청소년기의 급격한 상승으로 이어진다. 그러나 이후의 차이와 비교하면 이 시기에는 남아와 여아의 체격이나 신체적 능력이 거의 동등하다고 할 수 있다.

이 기간의 초기에 신경섬유가 완전히 절연되며 그 결과 신경 전달 속도가 빨라진다. 또한 더 많은 신경연접(neural connections)이 이루어져서 움직임의 조절과 협응력이 향상된다. 12살이면 신경발달 수준이 성인 수준에 이르기 때문에 이 전에 다양한 운동기술을 접하고 체력을 골고루 발달시키는 것이 중요하다. 이 시기에 이러한 경험이 없으면 성인이 되어 운동기술 발휘가 서투르고 기술 습득이 느리게 진행된다.

이 기간의 중반 즉 10살을 전후로 하여 아이들은 정서의 표현에 있어서 절제를 할 줄 알게 되며 어른스러운 모습을 보이게 되는 한편 소위 갱에이지(gang age)에 접어들게 되어 여러 명의 친구들과 몰려다니며 항상 행동을 같이 하고 서로 감싸주며 은어를 쓰기도 한다. 지적 발달에 있어서도 객관적인 견해가 생겨 심각한 비판을 하게 되므로 권위나 억압으로 다루기보다는 스스로 합리적으로 사고하고 판단할 수 있도록 지도하는 것이 좋다.

(3) 운동 가이드

이 기간 동안에는 어린이들에게 새로운 동작을 가르치고 스포츠 활동을 재미있도록 만드는데 중점을 둔다. 대부분의 스포츠 종목에 있어서 이러한 연령의 어린이들에게 완전한 전문화를 시도하기에는 아직 이르다. 다양한 경험을 갖도록 하는 것이 어린이들이 더욱 안전하게 성장하고 발달하는 데 도움이 될 것이다. 체조나 피겨스케이팅 등에서 챔피언 나이가 현저히 감소되어 조기 전문화가 중요하다 생각할 수 있지만 실제로 이 시기에 과도한 운동은 건강과 성장에 해로울 수 있다. 특정 종목의 선수라 하더라도 본격적인 전문 트레이닝은 [그림 2-4]에서 보는 바와 같이 청소년기(후기 아동기) 이후에 시작하는 것이 좋고 그 전에는 다양한 운동 경험을 갖는 것이 장기적으로 볼 때 바람직하다. 이 시기에는 성장호르몬의 분비를 촉진하는 유산소운동과 성장점을 자극하는 근육 수축이 자연스럽게 이루어지며 무엇보다 재미가 있는 다양한 놀이 및 레저스포츠를 즐겨하는 것이 좋다. 특히 키의 성장과 관련해서 무거운 중량을 드는 역도나 성장에 필요한 에너지마저 소진시키는 마라톤, 적은 체중과 작은 키가 유리하게 작용하는 기계 체조 등은 권장되지 않는다.

과거에는 성장판 손상의 위험과 성호르몬이 분비되기 이전의 근력 트레이닝은 효과가 없다는 이유로 아동기에 근력 트레이닝이 권장되지 않았다. 그러나 그동안 적절한 감독 하에 이루어지는 근력 운동시 성장판 손상 사례가 거의 보고되지 않았고, 여성이나 노인과 같이 남성호르몬이 충분히 분비되지 않는 조건에서도 근력 증가가 이루어지지 않는 것은 아니라는 반박이 이루어져 왔다. 따라서 근래에 들어서는 근육과 뼈를 튼튼하게 자라게 하고 자세를 바르게 형성하며 비만 관리에도 도움이 된다는 이유로 근력 운동이 권장되고 있다. 단, 윗몸일으키기 또는 팔굽혀펴기와 같이 자기 체중을 이용하는 근력 운동을 실시하거나, 웨이트트레이닝 장비를 이용할 경우 유압식 장비를 이용하여 15회 정도 반복할 수 있는 가벼운 저항을 이용하도록 권장 한다.

지구력, 민첩성, 스피드와 같은 체력은 신체의 움직임이 강조되는 재미있는 놀이나 팀 게임을 통해 가장 잘 발달된다. 동작의 반복적인 연습은 아이들에게 동작숙달의 성취감을 키워주고 자신의 신체적 능력에 대한 자신감을 고취시켜줄 것이다.

3) 청소년기(13~18세) - 후기 아동기

청소년기는 아동에서 성인으로 전이해 가는 단계이다. 청소년기는 2차 성징의 발현에 의한 사춘기(puberty)의 특성이 지배하는 시기로 생리적, 심리적, 정서적 변화가 급격하게 일어난다. 청소년 후기에는 골격의 성장이 완성되고 생식 기능이 완전히 확립된다.

이 시기의 급격한 변화는 스트레스의 원인이 된다. 자신의 외모, 성적 발달, 학교 교육 및 경쟁에 의한 압박, 가족 관계, 자아발견 등에 관한 문제로 스트레스를 받기 쉬우므로 친구, 부모, 교사 등 대화와 상담을 통해 풀어나갈 수 있는 존재가 필요하다. 이러한 스트레스가 잘못 표출되면 성적 모험, 음주 및 담배, 약물 사용뿐만 아니라 위험한 신체활동을 시도할 수 있다.

특히 입시에 따른 스트레스와 신체 활동 부족으로 건강을 해칠 수 있으므로 이에 대한 관리가 요구된다. 청소년기에 건강을 유지하기 위해서는 규칙적인 생활을 하면서 운동을 틈틈이 실시하는 것이 좋다. 운동은 건강증진에만 도움을 주는 것이 아니라 학업과 일상생활 사이에서 오는 스트레스를 해소시켜 주며 강한 자신감과 긍정적이고 진취적인 사고를 형성하는데도 도움이 된다.

또한 급속한 발달과 성적 성숙에는 충분한 에너지와 단백질이 요구되므로 자칫 너무 마른 외모를 동경하여 영양섭취가 불량해지는 일이 없도록 해야 한다. 뼈의 성장을 위한 칼슘, 빈혈 예방을 위한 철분, 성장을 돕고 면역력을 높이는 아연은 성장기에 필수적으로 요구되는 영양소들이다.

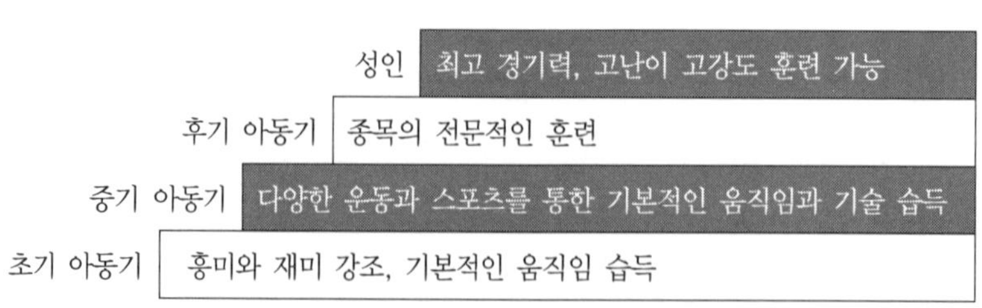

[그림 2-4] 연령에 따른 운동 기술 발달 모형

(1) 주요 건강 문제

청소년기의 질병과 사망의 중요한 원인은 건강을 해치는 행동에 의해 자주 발생한다. 이 시기에는 폭력에 의한 외상, 입시에 의한 스트레스, 흡연·음주·부적절한 성행위 등과 같은 건강생활을 위협하는 생활습관이 주요 문제가 된다. 따라서 청소년기 건강증진을 위해서는 위험을 내포한 활동과 건강 손상 행동을 피해야 하며 규칙적인 운동을 통해 스트레스를 감소시켜 주는 것이 좋다.

또한 신체 내에서 대사과정이 활발히 일어나는 시기이므로 비타민의 필요량이 증가하고, 골격의 성장과 함께 체내 대사를 돕는 칼슘과 철분을 충분히 섭취하여야 한다. 최근 식품 및 영양소의 섭취가 개선되었다고는 하나 우리나라에서는 비만과 결식 및 빈혈이 공존하고 있으며, 신경성 소화불량 등이 자주 발생한다. 수험생들에서 나타나는 소화불량은 영양소의 대사에 이상을 초래하고, 음식 섭취량 감소와 거부반응을 나타내게 되어 성장과 발달에 영향을 줄 수 있다.

특히, 감수성이 예민한 이 시기에 부모의 이혼이나 사별, 별거, 우울증, 알코올이나 약물중독, 입시낙방이나 학교성적 저하 등의 문제가 자살로까지 이어질 수 있으므로 적절한 고민 상담 창구가 필요하다.

(2) 발달적 특성

남아의 경우는 이 시기에 최고 신장 속도를 보이는데 13~14년 사이가 그 기간에 해당한다. 이 시기에는 일년에 8~10cm의 신장이 자라고 이 시기가 지나면 점점 신장의 증가 속도가 줄어들어 13~18년 사이 총 16~17cm가 자란다. 같은 시기, 체중의 변화는 약 16~17kg이다. 한편, 여아는 13~14년에는 3~4cm 자라고 이후에 성장이 급격히 둔화되어 13~18년 사이에 총 5~6cm가 자란다. 체중은 7~8kg 정도 증가한다. 소녀들의 청소년기 성장 기간은 남자보다 약 2년 정도 짧다. 이러한 추가적인 2년간의 성장은 일반적으로 남자들이 여자보다 키가 크고 강해진다는 것을 의미한다.

사춘기에 일어나는 변화는 주로 여성호르몬이라고 알려져 있는 에스트로겐(estrogen)과 남성호르몬이라고 알려져 있는 테스토스테론(testosterone)에 의해 일어난다. 에스트로겐은 여성의 난소 안에 있는 여포와 황체에서 주로 분비되고, 태반에서도 분비되기 때문에 여성호르몬으로 매우 잘 알려져 있다. 하지만 부신피질이나 남성의 정소에서도 약간 분비되기 때문에 여성에게

[표 2-1] 아동기 발달 특성 및 운동가이드

시기	발달적 특성	운동가이드
초기 아동기 (2~6세)	· 달리기, 구르기, 잡기, 점핑과 같은 기본 움직임의 습득 기간 · 신장이 일년에 6~8cm 씩 총 25~30cm 정도 성장 · 신경계의 발달이 아동기 중 가장 왕성 · 남녀 성차 보이지 않음	· 이후 복잡한 동작을 습득하는데 바탕이 되는 기본 동작을 반드시 경험하도록 함 · 놀이를 통한 다양한 신체 동작의 경험과 재미 추구 · 이동운동, 비이동운동, 조작적 운동을 고르게 경험
중기 아동기 (7~12세)	· 신장이 일년에 5~7cm 씩 총 25~30cm 정도 성장 · 영아 11~12년 사이 최고 신장 속도를 보임 · 이 시기 체격의 발육은 여아가 남아보다 빠르나 체력은 남아가 다소 우위를 보인다. (이후의 차이와 비교하면 거의 동등)	· 다양한 운동을 접하고 놀이를 통해 운동의 재미를 느끼게 함 · 팀게임을 통해 체력 향상, 성취감 획득, 사회성 발달 도모 · 근력 운동은 체중이나 탄력 밴드와 같은 소도구를 이용하거나 안전을 고려한 유압식 웨이트트레이닝 장비 사용
후기 아동기 (13~18세)	· 2차 성징의 발현으로 외모, 생리적 기능에서 뚜렷한 남녀 구별 · 생리적, 심리적, 정서적으로 급격한 변화 · 남아 13~14년 사이 최고 신장 속도 보임	· 트레이닝에 의한 현격한 운동 효과 · 본격적인 근력 트레이닝 가능(사춘기 전기에는 반복횟수 10회 이상, 후기에는 10회 이하도 가능) · 피로저항, 활력 증강, 스트레스 감소를 위한 유산소성 운동 · 요통 및 자세 변형 예방을 위한 반복적인 스트레칭 권장

만 존재하는 호르몬은 아니다. 여성의 난소에서 분비되는 에스트로겐 생산은 월경 시작 후 약 3년이 될 때까지 현저한 증가를 보이고 이에 따라 유방발육, 월경 등 여성의 2차 성징 발현이 이루어진다. 남성을 남성답게 만드는 테스토스테론은 사춘기 동안에 이전에 비해 20배가량 더 많은 양이 분비되는데 이 호르몬은 사춘기 소년에게 변성, 발모, 골격과 근육의 발달을 가져와 신체적으로 남성다운 모습을 갖추게 한다. 또한 이 호르몬은 음경, 부고환, 전립선, 정낭을 빠르게 발육시켜 생식능력을 갖추게 하며 공격성 및 정복욕 등의 남성 특유의 성격을 형성하는데도 관여한다.

이러한 성장과 성적 성숙에는 유전적 요인과 환경적 요인이 복합적으로 작용하여 개인차가 상당히 다양하게 나타나기 때문에 같은 나이의 아이들일지라도 생리적인 성숙 정도가 많게는 5년까지 차이를 보일 수 있다. 꾸준히 유병률이 높아지고 있는 아동 비만도 이러한 성숙 과정에 영향을 미치는데 잉여에너지가 지방으로 과도하게 축적되는 비만은 소녀에서는 사춘기 시작과 초경을 앞당기고, 소년에게는 사춘기의 예측을 어렵게 하거나 지연시키기도 한다.

이러한 성장 성숙 과정을 통해 남녀 간의 운동 능력 차이도 뚜렷해지는데 청소년기의 소년들은 소녀들에 비해 신체의 크기와 근력이 성공의 중요한 요인이 되는 스포츠 종목에서 유리한 입장을 차지한다.

(3) 운동 가이드

청소년기 동안의 트레이닝은 그 이후의 연령과는 상대적으로 비교할 수 없을 정도의 근력과 심폐지구력 발달을 가져온다. 유산소 운동은 산소 섭취 능력을 8~10% 정도 증가시키며 잘 계획된 근력 운동 프로그램은 근육과 파워의 이상적인 발달에 요구되는 자극을 적절하게 제공한다. 따라서 조직적인 운동을 본격적으로 시작할 수 있게 된다.

근육과 뼈가 빠르게 성장하는 동안 평형성에 약간의 어려움이 나타날 수 있다. 이것은 근력의 증가가 근육 발달보다 느리고 또 근육의 발달이 골격 발달보다 느리기 때문이다. 그러나 운동, 휴식, 그리고 적절한 영양 섭취를 통해 이러한 일시적인 상황 및 피로에 대한 불평을 해소할 수 있을 것이다.

남자는 테스토스테론 분비 때문에 근력 훈련으로 여자보다 더 큰 근력과 근육을 키울 수 있다. 하지만 이러한 차이에도 불구하고 여자들의 근력 운동 또한 신경의 활성화를 통해 효과를 분명히 거둘 수 있음을 명심하자.

앞에서 언급한 바와 같이 청소년기의 운동은 어느 때보다 효과가 크며 감수성이 예민한 시기에 입시 공부를 하며 겪을 수 있는 우울과 불안, 스트레스를 해소하는데도 도움이 된다. 짜투리 시간을 이용하거나 새벽 또는 저녁에 시간을 정해 놓고 하루 30분~1시간을 운동에 투자함으로써 신체 발달의 잠재성을 살리고 정서적인 안정을 유지하는 것이 지혜롭게 청소년기를 보내는 방법 중의 하나이다.

2. 청년기 (19~39세)

이 시기는 급격한 성장시기인 청소년기를 지나 성장이 멈추고 가장 왕성한 신체 기능을 가지고 생활을 하게 되는 기간이다. 즉, 인생의 꽃이라 할 수 있다. 특별히 운동이나 영양 관리를 하지 않아도 컨디션 유지가 수월하기 때문에 자칫 건강관리에 소홀하기 쉽다. 그러나 가장 건강한 이 시기에 건강관리를 제대로 하지 않아 잘못된 생활습관이 자리 잡고 건강의 균형이 깨지게 되면 바로 성인병으로 이어질 수 있다. 이 시기에는 결혼, 직장생활, 임신, 출산 등 스스로 독립해서 가정을 꾸려야 할 뿐만 아니라 여성의 경우 중요한 신체적 변화를 겪는 시기이므로 적절한 운동으로 체력을 유지하고 균형 잡힌 영양관리로 건강을 유지해 나가야 한다.

(1) 주요 건강 문제

이 시기에 건강 문제는 전적으로 스스로의 책임이라고 알고 있어야 한다. 이 시기 동안에 조기사망을 유발하는 대부분의 원인은 잘못된 건강 행동에 의한 것으로 예방 가능한 것이다. 식생활과 운동 관리를 꼭 시행하고, 술과 담배를 비롯한 약물 오남용, 성 생활습관, 불의의 사고 방지 및 예방에 초점을 두고 건강관리를 하도록 한다.

정기적인 건강 검진 또한 중요한데 검진 항목으로는 전염성 질환 및 성병과 위암, 유방암, 고환암, 피부암 등 각종 암의 조기 발견을 위한 임상 검사와 40세 이후에 흔한 관상동맥심장질환을 분별하는 검사가 필요하다. 스스로 할 수 있으면서도 건강관리에 중요한 의미를 가지는 검사는 정기적으로 표준체중을 유지하고 있는지 알아보고 허리둘레를 재어 복부비만 여부를 점검해 나가는 것이다. 바쁜 직장 및 가정생활로 건강관리를 하기가 쉽지 않을 수 있다. 그러나 이 시기의 생활습관에 따라 중년기와 노년기의 건강이 좌우됨을 알아야 한다.

(2) 발달적 특성

청년기는 신체적, 정신적 성장발육이 끝나는 시기부터 신체 기능적으로 가장 활발한 전성기를 누리는 20~30대를 일컫는다. 이 시기는 영유아기나 아동기, 청소년기 및 노인기에 비해 거의 변화가 없는 시기로 이 시기의 신체적 특징은 '안정성'이라고 할 수 있다.

대부분의 신체기능은 20대 중반까지 발달하게 되며, 이 시기에 신장과 체력 등이 최대가 된다. 20대에서 30대로 가면서 신체기능은 약간 저하되기 시작하나 그 변화의 정도는 개인마다 다르다. 신장은 10대 후반에서 20대 초반에 최고에 달하며, 이로부터 약 5년 후에는 근력이 최대가 된다. 그러나 그 이후부터 근력은 점진적이지만 꾸준히 감소하기 시작하여 60세가 되면 20대에 비해 약 10% 정도 손실되며, 근육량도 성인기 이후 10년에 2~3%씩 감소하여 기초대사율도 감소된다. 그러나 20대 또는 30대까지도 골격량(bone mass)은 계속 증가하여 30대 초중반에 골밀도가 최고치에 도달하게 되므로 계속적으로 칼슘과 인 및 비타민 D를 충분히 섭취하고 웨이트트레이닝, 조깅, 줄넘기 등으로 뼈에 계속적으로 자극을 주는 것이 좋다.

(3) 운동 가이드

일반적으로 심폐지구력과 피로에 대한 저항성을 증진시키기 위하여 유산소성 운동을 실시하고, 자세를 바르게 유지하고 힘과 활력을 증강시키기 위해 근력 운동을 실시하며, 요통과 각종 근육통증을 예방하고 심신을 이완시키기 위해 스트레칭을 실시하도록 한다. 신체 기능이 왕성한 이 시기에는 운동 종목을 선택하고 신체 활동을 하는데 있어서 제약이 거의 없는 편이다.

그러나 이 시기에 운동을 통해 건강을 증진시키기 위해서는 좋은 운동프로그램 이외에 생활을 규칙적으로 하면서 시간 관리를 지혜롭게 하는 것이 중요하다. 가장 바쁘고 왕성한 사회활동을 하면서 자칫 건강에 소홀하면서 운동을 꾸준히 하겠다고 처음에 먹은 마음이 쉽게 무너질 수 있기 때문이다. 바쁜 스케줄에 영향을 받지 않고 지속적으로 운동을 할 수 있는 시간을 정하여 규칙적으로 즐겁게 운동을 실시하는 것이 이 시기에 건강을 증진시키는 첩경이다.

3. 장년기 (40~64세)

이 시기는 경제적으로 안정을 이루고 가족 생활주기로 보아 자녀가 출가하고 부모끼리만 남는 시기에 해당한다. 가족수 및 가족역할의 변화로 일종의 상실감을 경험하고 부부만 남기나 혼자만 남게 됨으로써 부부 사이에 변화가 생기고 신체 기능이 현저히 저하되면서 건강상의 문제들이 생기기 시작한다. 그러나 현대 사회에서는 중년기에 들어섰다고 해서 우울해 할 필요만은 없다. 예전에 수명이 50~60대였을 때는 그야말로 4, 50대는 황혼기이며 노인이 되었음을 의미하는 것이었으나 이제 수명이 80여 살로 늘어난 시점에서 40대는 이제 막 반평생을 살고 또 다른 반평생을 준비해야 하는 시기에 지나지 않는다. 실제로 40대에 첫 아이를 갖는 여성이 있고, 50대에 울트라 마라톤을 완주하는 사람도 있다.

성장기나 청년기에는 건강관리를 열심히 하는 사람이나 특별히 관심을 기울이지 않는 사람이나 실제 건강상태나 체력에 큰 차이가 나지 않았지만 이제는 꾸준히 누적되어 온 건강관리의 결과가 현저히 밖으로 드러나 보이게 되어 같은 50대라도 40대로 보이는 사람이 있는가 하면 60세가 넘어 보이는 사람도 있다.

누구나 알다시피 적당한 운동, 올바른 식습관, 금연, 지역사회 봉사를 실천하는 것은 이 시기에 건강을 유지하는데 도움을 준다. 이러한 내용을 실천하는 것은 이제 라이프스타일의 문제일 뿐만 아니라 얼마나 오래 사느냐, 즉 생명과 관련된 문제인 것이다.

(1) 주요 건강 문제

이 시기의 주요 사망 원인은 심장질환, 암, 뇌졸중, 만성폐질환 등이다. 50세 이상, 관상동맥질환, 당뇨병, 고혈압, 고콜레스테롤혈증이 있는 경우는 건강 위험군에 속하므로 조기에 관리를 철저히 하여 체력을 유지하고 상태를 개선시키거나 악화되지 않도록 하는 것이 중요하다. 특히 중심성 비만, 당대사 이상, 이상지혈증, 고혈압 등 대사질환의 중복 상태는 X 중후군, 인슐린저항성 증후군이라는 이름으로 불리고 있는데, Kaplan이라는 학자는 이를 '죽음의 사중주'라고 명칭하기도 하였다. 혈청 콜레스테롤 농도가 265mg/dl 이상인 사람들은 220mg/dl 이하인 사람들보다 심장발작률이 5배나 높다는 사실이 시사하는 바처럼 생활 습관을 관리해 나가면서 이들 요인들을 개선해 나가는 것이 이 시기의 건강관리의 핵심이라고 하겠다.

여성들은 50세를 전후로 하여 폐경을 맞게 되면서 어느 순간 열감과 구역질과 현기증을 느낄 수 있다. 일반적으로 전신 열감, 안면 홍조, 초조·불안·우울과 같은 정서장애, 불면증, 성기능 장애 등이 폐경기에 나타나는 증상들이다. 이 시기에는 활동적인 생활을 유지하고 카페인이 들어간 음식을 멀리하며 햇빛을 매일 쐬면서 멜라토닌 호르몬을 생성시켜 생체 주기가 자연스럽게 유지되도록 하는 것이 도움이 된다. 특히, 폐경 이후에는 골밀도 소실이 급속하게 진행되며 심장질환 유병율이 높아지는데 이를 예방하기 위해서는 일찍부터 칼슘과 비타민 D를 충분히 섭취하고 운동을 꾸준히 실시해주는 것이 좋다.

남성들 또한 비슷한 시기에 갱년기를 맞게 되는데 남성의 경우는 변화가 훨씬 더 점진적으로 일어난다. 즉, 테스토스테론 수준은 이르면 30세부터 줄어들기 시작하여 매년 아주 조금씩 줄어들기 때문에 여성들과 같이 갱년기 증상을 특정 시기에 감지하지 못하는 경우도 많다. 일반적으로 테스토스테론 수준이 극도로 떨어진 상태에서 나타나는 현상은 근육량 감소, 뼈의 강도 약화, 체지방 증가, 활력 감퇴, 성욕 감퇴, 발기 부전, 짜증, 우울증 등이다. 그러나 남성 호르몬 분비 기능이 정상인데도 이러한 증상이 나타나는 경우도 많기 때문에 남성 갱년기 증상을 40세 이상 남성에게 나타나는 노화의 자연스러운 현상으로 보는 추세로 가고 있다. 남성의 갱년기에 대해서도 여성과 마찬가지로 호르몬 요법이 쓰이기도 하지만 한국의 성인 남성의 경우 잦은 과음과 흡연, 스트레스, 활동 부족 등의 생활습관 개선이 가장 시급한 과제이다.

(2) 생애주기적 특성

성인기의 하반기에 해당하는 장년기의 외관상 특징으로는 머리가 희어지고, 가늘어지며, 주름이 늘어난다. 이 밖에도 신체 기능상의 여러 가지 노화 반응이 나타나게 되는데 뼈의 칼슘 함량이 줄어들고 골격의 밀도가 감소하여 골다공증이 발생하기 쉬우며, 척추가 압박을 받아 요통이 자주 발생하게 된다. 그러나 노화 이외에도 신체 활동 수준, 칼슘 섭취, 영양 상태와 같은 라이프스타일 또한 골밀도 수준에 크게 영향을 미친다. 뼈 손실율은 부위별로 특이적으로 나타나는데 예를 들어 발꿈치뼈(종골)는 다른 뼈에 비해서 더 일찍 유의하게 뼈가 손실된다. 여성은 30~35세 사이에 골량의 손실이 년 0.75~1.0% 정도 되고 폐경기 이후에 손실율이 급격하게 증가하며, 남성의 골손실은 일반적으로 50~55세 사이에 시작하는데 초기의 골손실율은 년 0.4% 정도로 알려져 있다. 초기에는 여성의 골손실율이 더 크지만 80세 가까이 되면 경향은 다소 달라져서 남성은 최고 골미네랄양의 55%가 감소되어 있고 여성은 40%만 감소되어 있다. 이와 같은 골밀도의 감소는 50대 이후 30년간 신장이 1.5cm 감소하는 현상에도 부분적으로 영향을 미치는 것으로 보인다. 현저한 골량의 손실은 골절 발생율을 높이고 이환율과 사망률을 높인다. 그러므로 임상적으로 골다공증은 뼈의 건강이 깨져 장애가 발생하기 쉽다는 경고라고 할 수 있다.

한편 노화로 인해 유연성이 점진적으로 감소하는데 질병, 관절 구조의 퇴화, 콜라겐 섬유의 변성 등이 그 원인으로 작용한다. 사실상 유연성의 감소는 초기 성인기 이후로 계속되는 과정으로 중년기부터는 이로 인해 무릎과 허리 문제가 자주 발생하게 되며 나이가 들어갈수록 더 심해지게 된다. 관절의 퇴화 특히 척추의 퇴행은 노화에 따른 증상으로 자주 볼 수 있는 증상이다. 과도한 체중부하는 이러한 증상이 발생하는 시기를 더욱 앞당길 수 있다. 특히 근력과 유연성의 감소는 낙상과 다른 부상의 위험성을 증가시킬 수 있으므로 각별한 주의를 요한다.

안정시 심박수는 성인기를 거쳐 상대적으로 큰 변화가 없다. 그러나 최대 심박수는 연령에 따라 점진적으로 감소한다. 카테콜라민에 대한 심장 근육의 민감도가 감소하고 심실 이완기에 혈액이 충만되는 시간이 길어짐에 따라 최대 심박수가 감소되는 것이다. 트레이닝 수준과 상관없이 힘든 운동을 할 때 나타나는 심박수 반응은 십년마다 5~10bpm 씩 감소된다. 그러나 트레이닝을 꾸준히 하면 이완기말 심실에 차이는 혈액량이 증가를 하여 운동시 심박수가 감소되는 것을 보상할 수 있다.

(3) 운동 가이드

우리나라 40내의 사망률이 세계적으로 매우 높은 순위를 차지하는 현상이 곧잘 보도되곤 하는데 이러한 현상은 운동부족, 과도한 스트레스, 불건전한 생활습관, 지방질 음식의 과다섭취가 주원인으로서 운동을 통해서 직간접적으로 해결할 수 있다. 이외에도 운동은 생활의 압박감에서 벗어나 긴장감을 완화시켜주고 여유를 갖도록 해주며 여러 사람이 함께 운동을 함으로써 인간관계의 문제를 해결하는데도 도움을 준다.

운동을 처음으로 시작하는 사람은 안전을 위해 건강검진과 기초체력검사 및 운동부하검사를 받은 후 전문가의 처방에 따라 운동을 하는 것이 바람직하다. 일반적으로 심폐지구력 운동은 옆 사람과 대화가 가능한 정도의 힘들기로 30분 내지 1시간 정도 하는 것이 좋으며 주 2~3회에서 4~5회로 늘려가도록 한다. 근력 향상을 위한 운동은 윗몸일으키기, 팔굽혀 펴기, 앉았다 일어서기 등 체중을 이용하는 방법이나 웨이트 트레이닝 방법을 이용할 수 있는데 전문가의 지도를 받는 것이 안전하다. 이와 함께 유연성 운동도 매일 실시하는 것이 좋다.

4. 노년기 (65세 이상)

노인은 일반적으로 65세 이상의 연령층을 가리키며, 최근 경제발전에 따른 영양, 의료, 위생 및 주거환경의 향상에 따라 노인인구가 증가하고 있다. 이에 따라 노년기의 신체 기능에 대해 더 많은 관심이 쏟아지고 있다. 성장과 발달, 성숙, 노화의 단계들은 인간이 피할 수 없는 생물학적인 과정이다. 그러나 연대상의 연령은 정해져 있지만 신체 활동 수준, 생활환경, 질환 여부에 따라 개개인별로 신체기능에 큰 차이가 날 수 있음을 반드시 유념할 필요가 있다.

사회적으로는 각종 사회생활로부터 은퇴하고 가족과 떨어져 생활하게 되거나 배우자의 상실을 겪게 되는 시기이다. 따라서 이에 대한 대책을 미리 마련하여 신체적, 정신적 건강을 유지하며 안락한 일상을 영위해 나갈 수 있도록 해야 한다. 즉, 가족 및 이웃과의 관계를 계속 유지하면서 퇴행성 변화와 질환에 대해서는 지속적인 의료혜택을 받으며 건강관리 방안을 세워 나가야 한다.

(1) 주요 건강 문제

노년기에는 한가지의 장기에 국한되는 것이 아니라 [그림 2-5]에서 보는 바와 같이 여러 가지 장기의 노화 및 손실에 의한 기능 저하와 이에 따른 증상이 나타나게 된다. 백내장 · 녹내장과 같은 안질환, 손복터널증후군, 퇴행성관절염, 당뇨병, 심장질환 등이 노화와 함께 일반적으로 겪게 되는 증상 및 질환들인데 특히, 치매나 낙상에 의한 골절이 발생하는 경우 삶의 질이 급격히 떨어지게 된다. 노년기에 인지력을 감소시키는 위험요소들은 뇌로 공급되는 혈액량을 감소시키는 고혈압 · 당뇨병 · 심장질환, 흡연과 음주, 신경독으로 알려진 납에 노출될 경우, 낮은 교육 수준, 신체 활동 부족, 사회적 교류 부족, 스트레스 등이다. 이에 대한 대처 방법으로는 일 · 자원봉사 · 독서 등 지적 활동을 꾸준히 하고 운동을 통해 혈액순환을 원활한 상태로 유지하며, 사회교류를 활발히 하여 우울증을 예방하는 것이다. 특히, 많은 사람들이 치매 예방을 위해서는 운동보다 바둑이나 화투, 암기 같은 것이 좋다고 생각하여 지적활동에만 전념하는 경우가 있는데 이는 잘못된 상식에서

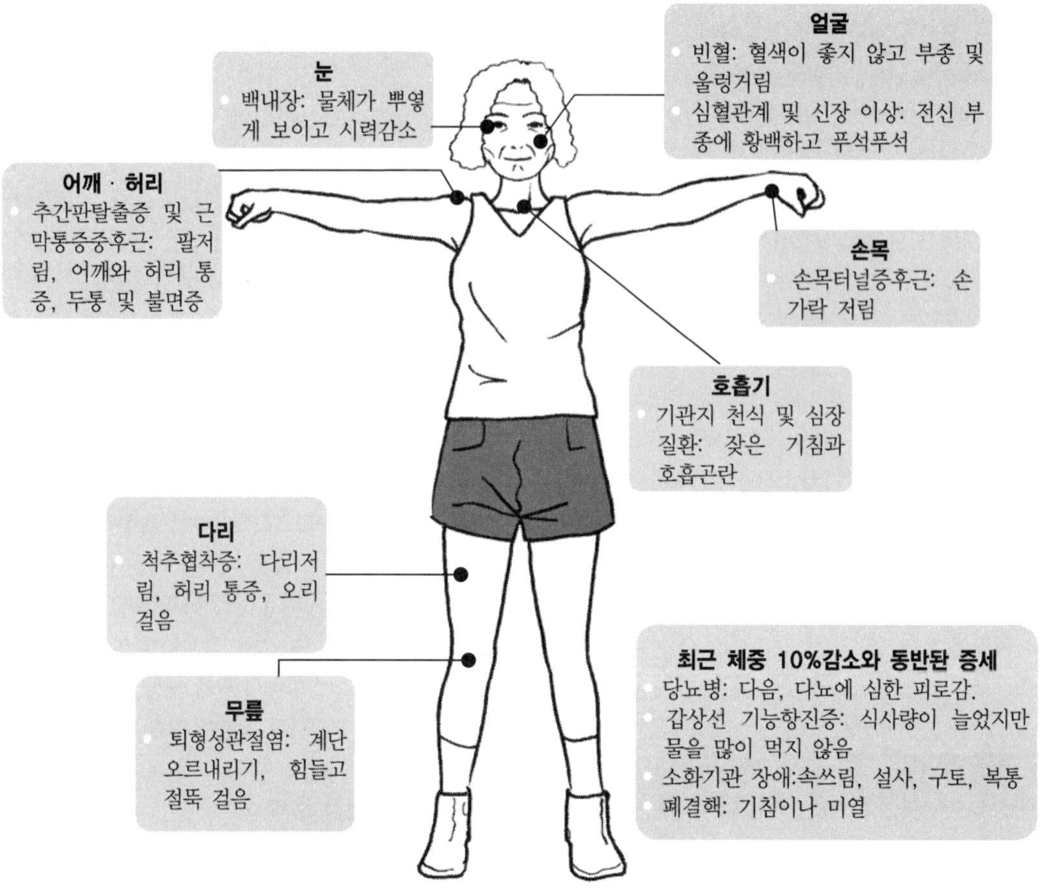

[그림 2-5] 노년기에 나타나는 일반적인 증상

비롯된 것이다. 오히려 규칙적인 운동이 치매예방에 보다 효과적이다. 뇌세포의 비정상적인 파괴를 방지하는 가정 좋은 방법은 뇌의 신진대사를 활발하게 해주고 혈액을 원활히 공급해 주는 것인데 운동은 이를 충족시켜 줌으로써 뇌세포의 사망 속도를 늦추고 인지기능을 개선시킨다는 것이다.

한편, 노년기에는 기초대사율, 조직내 전체 단백질 및 수분의 함량이 감소하는 반면 지방함량이 증가한다. 혈관의 엘라스틴 성분이 닳고 콜라겐 성질이 변하여 혈관이 경직되는데 이로 인해 혈관 저항이 증가하고 수축기 혈압이 증가한다. 또한 노인들은 소화기관과 감각기관의 기능이 저하되어 시력, 청력 뿐 아니라 냄새나 맛에 대한 민감성이 매우 둔해지고 식사 등의 생리적 자극에 대한 반응도 저하된다. 주요 사망원인에는 악성신생물, 뇌혈관질환, 불의의 사고, 만성간질환 및 경화증, 심장병 등이 있다.

(3) 생애주기적 특성

노년기에는 근육 크기의 감소나 근육세포의 대사능력 감소 근섬유수의 감소에 따라 근기능이 저하된다. 근섬유 중에서도 무산소성 대사를 주로 하면 빠른 시간 내에 큰 힘을 낼 수 있는 속근섬유(fast twitch fiber)의 감소가 두드러지는데 이에 대비되는 서근섬유(slow twitch fiber)는 70대까지도 위축에 대한 저항이 크다고 알려져 있다. 단위 면적당 발생시킬 수 있는 힘(force)으로 본 근육의 기능을 보면 65세까지 25%가 감소하고 일생 동안 40%까지 감소한다. 이와 같이 노화에 따른 근육량과 근력의 감소를 근육감소증(sarcopenia)이라고 부른다. 이러한 근육 감소증과 함께 신경자극, 모세혈관밀도, 단백질 합성의 감소가 동반된다. 이 시기 근력 감소가 주로 근육량 감소에서 기인하지만 신경성 요인들 또한 부가적인 기능의 퇴화를 가져온다. 일반적으로 노년기에는 중추신경계퇴화가 일어나고 말초신경인 감각신경과 운동신경의 기능이 감소하여 신경의 전달속도가 느려진다. 이러한 이유로 척수에서 근육세포에 도달하는 신경의 자극이 감소한다. 근육감소증은 이와 같이 근육과 신경의 변화 모두로 특징지워지며 걸음과 일상생활 활동의 기능마저 제한하며 열조절 대사, 글루코스 민감도를 손상시킬 수 있다. 그러나 이러한 근육 감소증에는 노화와 더불어 좌업생활에 따른 적절한 근수축 자극의 부재가 작용하고 있다.

한편 성인기에는 25세에서 75세까지 최대산소섭취량이 매년 1%씩 감소하는데 매 십년마다 5ml/kg/min의 감소이다. 그러나 이러한 감소율은 일상의 신체활동량과 그 강도에 크게 영향을 받는다. 근섬유 조직의 해체 및 미토콘드리아 구조와 분포의 변화 등이 산소이용능력을 감소시키는 것으로 보인다. 부가적으로 좌업생활, 협응력의 저하, 운동기술 부족, 관절염과 비만과 같은 질환 등이 최대산소섭취량을 감소시키는 요인으로 작용한다.

(4) 운동가이드

신체 활동의 증가는 이제 장수와 직결되는 문제이다. 규칙적인 신체 활동은 노년기 삶의 질을 향상시키고, 일과 레크리에이션에서 그들의 역량을 증가시키며 신체적 기능이 저하되는 속도를 지연시킨다. 노년기에는 만성 질환을 가지고 있는 경우가 많지만 이 시기에도 규칙적으로 운동을 하면 젊은 성인에서 보여지는 것처럼 건강상의 이득을 얻을 수 있다. 즉, 최대산소섭취량이 증가하고 심박수와 혈압이 낮아지며 운동시 피로물질인 젖산의 축적량이 감소한다. 그러나 노인층의 운동은 본인들의 질병유무 상태, 근력, 유연성, 평행감각 등의 신체능력을 파악하여 이를 토대로 적절한 운동방법을 처방받는 것이 중요하다. 특히 노인은 근력과 평행감이 부족하여 일상생활이나 운동 중에 낙상의 위험성이 크다는 것을 유념해야 한다. 특히 관상동맥질환은 노인기에 발생하는 가장 유병율이 높은 질환 중에 하나로 운동시 주의를 요하며 반드시 운동부하검사를 통해 운동의 안전성을 검증받아야 한다. 호흡계의 기능은 노화에 의해 감소하지만 만성의 심각한 질환이 아니라면 운동을 제한하지는 않는다. 이와 같이 노년기에 운동 형태는 그들이 가지고 있는 질환을 고려해서 이루어져야 한다. 예를 들어 퇴행성 관절 질환을 가진 사람들은 자전거타기, 수중 걷기 운동과 같은 비체중부하 운동을 하는 것이 적당하며 무릎과 고관절의 가동범위가 제한되어 있는 경우에는 초기에 운동이 금기될 수도 있다. 대부분의 노인들은 걷기 활동이 가능하다. 노인의 보행특성을 살펴보면 자세안정을 위하여 보폭을 넓게 하면서 느리게 움직이는 경향이 있다. 이처럼 운동을 할 때 보행속도가 자세안정과 관련이 많으므로 반드시 고려되어야 한다. 운동 종목을 택할 때는 운동참가자의 운동선호도를 고려하여 다양하게 접근할 필요가 있음을 간과하지 않도록 해야 한다. 그밖에 노년기에 자주 나타나는 증상 및 질환과 그에 따른 운동 방법은 〈표 2-2〉를 참고하도록 하자.

한편 노년기에 운동 빈도는 증가시키는 것이 좋다(주 5~7회). 노년기에는 안전성을 고려하여 한 번에 많은 운동량을 소화하지 못하기 때문에 빈도를 증가시켜 지구성 능력을 유지시키고 근력 및 유연성을 향상시키는데 충분한 운동량을 제공하기 위함이다. 즉, 이 시기에는 운동을 일상의 반복적인 활동으로 인식하는 것이 좋다.

건강한 노인들에게는 20분에서 40분간 유지되는 지구성 운동이 적당하다. 그러나 신체 기능이 저하되어 있거나 질환이나 건강상의 문제를 가지고 있다면 10분에서 15분씩 2~3회 반복하는 것이 좋다.

운동 강도를 정할 때는 운동부하검사의 진단 결과를 바탕으로 해야 한다. 이 시기에는 체력과 운동능력에 있어서 그 동안의 건강관리 상태에 따라 큰 차이가 나서 어떤 사람은 최고 유산소성 대사 능력이 안정시의 7배 이상까지도 가능하지만 어떤 사람은 4배 이하인 경우로 제한되어야 하는 경우도 있기 때문이다. 운동 강도는 서서히 늘려가도록 하는데 일반적으로 4~6주 단위로 늘려 가면 무난하다.

[표 2-2] 노화 관련 증상에 따른 운동 방법

조건	운동 방법
퇴행성 관절질환	고정식 자전거, 수중 운동, 의자에서 실시하는 운동과 같이 체중 부하를 받지 않는 운동 / 중간에 휴식을 가지며 인터벌로 실시 / 낮은 저항 고반복횟수로 근력 운동 실시
관상동맥질환	의사의 감독하에 실시 / 증상이 나타나면 곧바로 운동중단 / 중저강도의 지구성 운동 권장(걷기, 느리게 자전거타기) / 낮은 저항과 고반복횟수로 근력 운동 실시
당뇨병	매일 중저강도의 지구성 활동 / 낮은 저항, 고반복횟수로 근력 운동 / 유연성 운동 / 증상과 열량 섭취를 모니터링 / 비만이 동반되어 있는 경우 비체중부하운동 실시
현기증, 운동실조	의자에서 실시하는 운동 권장 / 낮은 저항, 고반복 횟수 근력 운동 / 눕거나 엎드려서 하는 동작에서부터 서서 하는 동작까지 전신 유연성 운동
요통	중저강도의 지구성 운동(걷기, 싸이클링, 의자운동), 증상을 고려하여 변형된 유연성 운동, 낮은 반복횟수의 근력 운동; 변형된 복근훈련; 수중 활동
골다공증	간헐적 체중부하운동. 낮은 저항 낮은 반복횟수의 근력 운동, 유연성 운동
만성 폐쇄성 폐질환	인터벌 또는 간헐적 형식의 중저강도 지구성 운동 / 낮은 저항, 낮은 반복의 근력 운동 / 변형된 유연성 운동
기립성 저혈압	서있는 자세에서 눕거나 누운 자세에서 서는 동작을 최소화 / 지속적 중저강도 지구성 운동을 하면서 간헐적으로 휴식을 취해준다.
고혈압	대근육을 이용한 동적인 지구성 활동 / 등척성 운동은 삼가고 낮은 저항 낮은 반복횟수의 등장성 근력 운동을 실시

참고문헌

American College of Sports Medicine(2006). ACSM's resource manaul for guidelines for exercise testing and prescription. Lippincott Williams & Wilkins

Baquet G, van Praagh E, Berthoin S(2003). Endurance training and aerobic fitness in young people. Sports Med, 33(15), 1127-43.

Haywood KM, Getchell N.(2001). Life span motor development. Human kinetics, Champagne, IL, 3rd ed.

Krassas GE, Tzotzas T, Tsametie C, Konstantinidis T(2001). Determinants of body mass index in Greek children and adolescents. J pediatr Endocrinol Metab 14(suppl. 5), 1327-1333

Malina RM, Bouchard C. Bar-Or O(2004). Growth, maturation, and physical activity. Human Kinetics, Champagne, IL. 2nd. ed.

Scammon RE(1930). The measurement of the body in childhood, In The measurement of man, edited by J.A. Harris et al.(Minneapolis, MN: University of Minnesota Press), 193.

✤건강 나이 점검표

(괄호안의 +는 더하기 점수, –는 빼기 점수임)

문 항	점 수
흡연습관	안 피운다(-2), 10년전부터 금연(0), 10년 이내에 금연(+2), 하루 10개비 이하(+6), 20개비 이하(+12), 40개비 이하(+16), 40개비 이상(+20)
생활만족도	만족한다(-4), 보통이다(+3), 불만족이다(+5)
고기섭취	하루 1회 이상(+6), 1주에 4~5회(+4), 1주에 4회 이하 또는 생선섭취(-3)
과일, 채소 섭취	하루 2회(-4), 1회(-3), 한가지 1회(-1), 1주 5회 이하(+1), 1주 1회 이하(+3)
수면	항상 부족(+3), 종종 부족(+2), 항상 숙면(-2)
음주	1일 맥주 1병 소주 반병 이상(+5), 1주 맥주 5병 소주 2병반(+3), 1주 맥주 2병반 이하(-1)
혈압	45세 이하에서 고혈압(+4), 45세 이상에서 고혈압(=3), 60세 이상에서 고혈압(+2), 정상(0)
당뇨병	있다(+5), 없다(0)
운동	1주 3회 30분(-10), 1주 2회(-5), 가볍게 매일(-4), 1주 1회 이하(+2), 거의 안함(+10)
감기	지난 1년 동안 세 번 이상(+3), 1~3번(+1), 앓지 않았음(-3)
화	줄서거나 시간 낭비할 때 화가남(+5), 내색하지 않음(+2), 속을 태우지 않음(0), 금방 수그러짐(-3)
긴장	나름대로 긴장 해소 방법 사용(-5), 저연히 풀리기를 기다림(+5)

각 문항에서 자신에게 해당하는 것을 골라 모든 점수를 계산한다. 최종 점수를 6으로 나누어 자신의 나이에 더하면 자신의 건강 나이가 나오게 된다. 최종 점수가 +로 나와 나이가 늘어난 것은 실제 나이보다 더 늙은 것이 되고, -가 나와 나이가 줄면 그만큼 건강관리를 잘해 왔다는 결과다.

단원문제

1. 생애주기적 건강관리의 의의는 무엇이라고 생각하는가?

2. Scammon의 발달 곡선에서 보여주는 신경계의 발달의 특징은 무엇인가?

3. 유아기의 발달 특성과 운동에 관한 설명으로 적절한 것은?
   1) 큰 힘을 발휘하는 대근육보다는 섬세한 운동조절이 가능한 소근육이 빠르게 발달한다.
   2) 신경 발달이 빠르게 이루어지는 시기이므로 특정 스포츠 종목의 전문화 교육이 시작되어야 한다.
   3) 기초 동작 발달에 있어서 매우 중요한 시기로 다양한 신체 동작을 경험할 수 있게 해주어야 한다.
   4) 최고 신장 속도를 보이는 시기이므로 원활한 성장을 위해 성장판 자극이 이루어질 수 있는 운동이 필요하다.

4. 일반적으로 최고 신장 속도를 보이는 나이는?

5. 원활한 키의 성장을 도모하기 위해 피해야 하는 운동들은 무엇인가?

6. 남성의 정소에서도 약간 분비되지만 주로 난소 안에 있는 여포와 황체에서 주로 분비되면서 여성의 사춘기에 일어나는 변화를 주도하는 호르몬은?

7. 장년기 주요 사망 원인은 무엇인가?

8. 노년기 치매 예방에 운동이 주는 효과를 설명하시오.

정답 **1.** 자신의 생각을 쓰시오. **2.** 신경계의 발달은 다른 체격의 발달이나 생식계통의 발달과 달리 탄생 이후 4세까지 급속하게 증가하여 6세 정도가 되면 이미 성인기 수준의 90% 정도가 달성된다. 운동기능 발달을 자극할 수 있는 다양한 움직임의 경험이 필요한 때이다. **3.** 3)번. **4.** 여아 11~12세, 남아 13~14세 **5.** 너무 많은 에너지를 소모시키는 마라톤과 그 훈련, 무거운 중량을 드는 역도, 성장판 손상의 위험이 크고 무리한 다이어트가 요구되는 기계체조나 그에 따른 고강도 훈련 등. **6.** 에스트로겐 **7.** 심장질환, 암, 뇌졸중, 만성폐질환 **8.** 뇌세포의 비정상적 파괴를 방지하는 가장 좋은 방법 즉, 치매를 예방하는 가장 좋은 방법은 뇌의 신진대사를 활발하게 해주고 혈액을 원활히 공급해 주는 것인데 운동은 이를 충족시켜줌으로써 뇌세포의 사망 속도를 늦추고 인지기능을 개선시키는데 일조한다.

제03장 운동과 체형 · 자세 관리

단원목표

- 체형의 분류와 스포츠 유형에 따른 체형을 설명할 수 있다.
- 올바른 자세와 잘못된 자세의 유형에 대하여 설명할 수 있다.
- 생활습관과 자세에 대하여 설명할 수 있다.
- 척추만곡에 대하여 설명할 수 있다.
- 운동과 자세교정에 대하여 설명할 수 있다.

1. 체형(somatotype)

1) 체형이란

체형이란 신체각부의 비율에 기초를 둔 소위 몸매를 의미한다. 즉 비교적 다리가 길다든다, 머리가 크다든가 혹은 뚱뚱하다든가, 여위었다든가 하는 것과 같이 외적으로 신체를 본 형을 말한다. 여기에 대해 체형(somatotype)이란 신체의 외적인 모습을 형(type)으로 분류했을 때 일반적으로 체형이라 부르고 있다.

체형은 건강, 병에 대한 저항력, 운동수행, 성격특성과 관계가 있다는 생각이 고대로부터 형성되어 왔다. 체형은 개인특성(유전적 소인, 체질, 영양, 질병 등)이 환경과의 상호작용에 의해 형성된 신체의 형태학적 유형이다. 체형의 분류는 전체적인 인간 생명의 실현 과정을 추구하여 체격, 체질이나 성격, 행동, 항병성, 민족, 종족의 차, 문화의 차이 등의 다양성을 유형화시키려는 것이 그 목적이다. 또한 체형은 신체의 외관적인 모습을 나타내는 것으로 연령, 성별, 영양상태, 트레이닝, 생활환경 및 유전적인 요인에 의해 변한다. 체형은 형태(shape: 크기에 무관)를 근거로 인간의 체격(physique)을 분류하는 일반적 용어로써 훈련을 통해 일시적인 체격변화를 확인하기 위한 방법과 혼용해서는 안된다.

2) 체형의 역사

체형에 관한 역사는 상당히 오래 되었으며, 신체의 형태학적 분류와 체격평가는 오랫동안 많은 학자들에게 관심이 되었다. 터커와 레사는 인간형태 분류의 역사에 관한 문헌 연구에서 체격은 생물학적 형성 혹은 환경에 의해 어느 정도 영향을 받지만 대체로 유전에 의해 결정된 한 개인의 형태학적, 생리적, 심리적 특징의 총합으로서 정의하였다. 형태분류와 질병과의 관계에 대한 연구가 많은 임상의학자들에 의해 이루어졌으며 B.C 400년경 히포크라테스(Hippocrates)는 체격을 결핵 체형(habius phthisicus, 길고 마른 형)과 졸중 체형(habitus apopleticus, 작고 뚱뚱한 형)으로 분류하였고, 결핵 체형은 결핵에 걸릴 위험성이 높고, 졸중 체형은 혈관 질환이나 뇌졸중에 걸릴 위험이 높다고 하였다. 그 이후 기질과 질병의 관계에 대한 보다 많은 관심이 집중되었다.

17세기에는 인체측정학의 발달과 함께 측정방법을 처음 고안하여 인체측정학이 형태분류 연구에서 사용되었다. 또한 벨지움의 수학자이자 천문학자인 퀘트렛(Quetelet)이 인체측정을 통계학적으로 연구하기 시작하였다.

19세기에 이르러 자연과학의 중흥과 같이 하여 철학적 체형론에서부터 실제 관찰에 따른 체형론이 중시되게 되었다. 베네케의 무력형 및 과긴장형과 같이 두 가지 형으로 나눈 학자도 있으나 많은 학자들은 대략 세 가지형이나 두가지형 이상으로 분류하여 생각하였다. 특히 시가드(Siguard)의 분류, 크레치머(Kretschimer)의 분류는 유명하며 이들은 각기 체형과 관련하여 신체의 기능, 성격, 체질과의 관계에 중점을 두고 연구 분류하였다. 또한 큐레톤(Curetion)은 셀돈(Sheldon)의 방법을 바탕으로 하여 피하지방, 근육 및 뼈의 발달에 따른 측정과 삼각도형의 평가는 매우 훌륭한 연구로서 널리 받아들여지고 있다.

큐레톤은 1944년 셀돈의 체형판정표를 참고하여 대학생과 운동선수들의 피하지방, 근육, 골격의 정노상태를 시진(視診)과 촉진(觸診)을 통하여 발육상태를 다음과 같이 7단계로 나누어 그 숫자를 지방, 근육, 뼈의 순으로 나열하여 나타내었다.

19세기 후반 이태리 디 지오반니(Giovanni)는 파두아 대학 임상인류학과에서 인체측정학 연구를 시작하였다. 마르부르그 대학의 비올라(Viola)는 신체유형을 크고 무거운 몸통과 짧은 사지, 보통 크기의 몸통과 사지, 작은 몸통과 긴사지 등으로 분류하였다. 그 이후 독일 정신과의사인 운트 카락터(Und Charakter)에서 임상실험결과, 신체 형태가 심리적인 특징과 관련이 있다고 하였으며, 체형을 비만형, 투사형, 세장형, 불완전형 등 4가지로 분류하였다. 그 외에도 신체 크기를 측정하여 얻은 각 변인들의 비율도 체격을 분류하는데 흔히 사용되었으며, 이러한 체격 비율이 중요한 정보를 제공하였으나 체격 분류를 위한 척도로서 부정확하였다. 따라서 간단한 방법과 연속척도를 이용하여 체격을 분류하기 위한 필요성이 끊임없이 제기되었다.

이 같은 큐레톤의 체형 분류를 그 제자인 헤스(Heath)와 카터(Carter)에 의해 가장 간소화한 삼각형식 체형판정법(heath-carter somato type rating method)을 발표했는데, 이것은 국제체력표준위원회의 인정을 받아 오늘날 널리 활용되고 있다.

앞서 언급한 바와 같이 히포크라테스(B.C 400)는 체형을 졸중성체질과 폐체질의 두 가지 극단적인 형으로 분류하였고, 할(Hall, 1797)은 내장형, 근육형, 신경형, 골격형의 네 가지로 분류하였으며, 시가드는 비만형, 투사형, 세장형의 세 가지 체형으로 분류하였고, 셀돈은

[표 3-1] 큐레톤의 배엽인자 발육상태의 7단계(박철호 외3, 2000)

인자	피하지방의 정도를 판정하는 척도(내배엽인자에 의한 판정기준)						
단계	1	2	3	4	5	6	7
판정 기준	피하지방의 발육이 극히 불량하고, 하체의 둘레가 비교적 작음		피하지방과 하체의 발육이 보통인 경우			피하지방이 현저하며, 특히 복부가 다른 부위에 비하여 매우 두껍다.	
인자	근육의 정도상태를 판정하는 척도(중배엽인자에 의한 판정기준)						
단계	1	2	3	4	5	6	7
판정 기준	수축상태에 있는 상완, 복근, 대퇴근, 비복근, 등의 발육이 극히 불량하고, 빈약한 상태		각 골격근의 발육상태가 보통인 경우			수축상태에 있는 골격근이 잘 발달되어, 강하고 딱딱한 상태.	
인자	골격의 정도상태를 판정하는 척도(외배엽인자에 의한 판정기준)						
단계	1	2	3	4	5	6	7
판정 기준	각 골격이 크고, 짧으면서도 굵게 만져지는 경우. 발, 무릎, 주관절의 둘레가 비교적 큰 경우		골격과 관절의 둘레와 길이가 보통인 경우			골격이 연약해 보이고, 발, 무릎, 주관절의 둘레가 비교적 작은 경우	

내배엽, 중배엽, 외배엽형 등으로 구분하였다.

큐레톤(1944)은 셀돈의 방법에 의해서 체형을 10가지 유형으로 분류하였고, 헤쓰(1963)는 셀돈의 방법을 약간 개정하여 사용하다가 그 후 카터와 더불어 1967년에 새로운 개정판을 발표했다. 헤쓰와 카터는 체격측정에 의해서 체형요소를 평가하는 파넬(Parnell)의 방법을 수정해서 독자적인 체형평가법을 제안하였다. 헤쓰와 카터는 인체 측정학적 체형분류법(anthropometric somatotype method)과 검영(사진)법적 체형분류법(photoscopic somatotype method)의 두 가지 분류법을 확립하였으며, 인체측정학적 체형분류법이 그 객관성이나 타당성이 높다는 사실을 국제체력표준화위원회(international committee for standardization of physical fitness test)에서 인정받게 되었다. 그 후 많은 연구자에 의해 이 방법은 남녀노소의 체형을 분류하는데 널리 활용되고 있다.

3) 체형의 분류

(1) 시가드(Siguard)의 분류

시가드(1904)는 외형적 관찰을 통하여 다음과 같은 네 가지 형으로 분류하고 있다.

❶ 호흡기형(respiratory type) : 흉곽, 목, 얼굴, 등 호흡기능관 관계있는 부분이 유난히 발달한데 비하여 복부의 발달은 빈약하다. 얼굴의 중앙부가 발달되어 코가 크고 길며, 관골이 높고, 전신이 세장하면서 다리도 긴 형이다.

❷ 소화기형(digestive type) : 하악부가 유난히 발달하여 돌출해 있으며, 목과 흉곽부가 짧고, 복부가 현저하게 발달하여 피하지방의 침착이 심한 형이다.

❸ 근육형(muscular type) : 얼굴의 상, 중, 하부가 균형이 잡형 있고, 전신의 근육이 고루 발달되어 있으며, 견폭이 넓으면서도 동체의 균형이 잡혀 있는 형이다.

❹ 두뇌형(cerebral type) : 체간부가 비교적 가늘고 연약해 보이는 반면, 머리 부분이 큰 데 비하여 얼굴은 작고, 눈과 귀가 크고, 상 · 하지는 가늘고 발이 유난히 작은 형이다.

(2) 크레치머(Kretschimer)의 분류

크레치머(1921)는 외형적 관찰과 측정을 통하여 다음과 같은 세 가지 형으로 분류하고 있다.

❶ 비만형(pyknischer type) : 영양상태가 좋아서 혈색이 좋고, 피하지방이 많아서 두부가 부드럽고, 전체적으로 비만한 형을 말한다. 즉 중간정도의 신장에 두부가 발달되어 얼굴은 넓고 굵은 편이고, 흉곽은 넓고 크며, 복부가 발달되어 있으며 사지가 짧은 편이다.

❷ 세장형(leptosomer type) : 장육은 양호하나 폭육이 불완전한 형을 말한다. 즉 머리는 작으나 코는 길고 예리하게 생겼으며, 흉곽은 세장편평하여 요위보다 작고, 목과 사지가 세장하고, 골 · 근의 발달이 빈약하여 피하지방이 엷으며 안색이 창백한 형이다.

❸ 투사형(athletischer type) : 남자에게서 많이 볼 수 있는 형으로서, 신장은 평균 이상이며, 골 · 근의 발달이 현저한 형을 말한다. 즉 목은 길고, 크며, 견폭이 넓고 사지가 굵으며, 피부색도 양호하여 전반적으로 골격이 길고 크며 균형 있게 발달된 형이다.

크레치머는 이 밖에도 발육불완전 형(dysplastichor type)을 들고 있으며, 체격 유형과 성격(기질)과의 관계를 통계적으로 논하였다는 점에서 주목을 끌고 있다.

(3) 셀돈(Sheldon)의 체형분류

셀돈과 그의 동료들은 신체유형을 판정하기 위하여 4,000명을 대상으로 정면, 측면, 후면의 전신사진을 촬영한 후, ① 머리, 얼굴, 손 ② 가슴 ③ 어깨, 팔, 손 ④ 배 ⑤ 다리, 발 등 5개 부위로 나누어서 각 부위마다 17개 항목을 측정하였다. 대상자의 체격, 자세, 근육과 지방의 발달, 피부, 발모상태 등 신체 각 부위의 여러 가지 특징에 따라 배열방법을 고찰하였으며, 체격의 기본인자로서 발생학적 인자를 분석해서 세 가지 유형으로 분류하였다.

❶ 내배엽형(endomorphy) : 내배엽형(지방형)은 비

만체형을 말하는 것으로, 내배엽인자가 우세하며, 태생기의 내배엽에서 발생되는 소화기관의 발달이 양호하여 비만한 반면 근육의 발달은 불충분한 형으로 소화기관과 신체를 통한 외형의 완만함 및 원형에 의해 특징 지워진다.

❷ 중배엽형(mesomorhpy) : 중배엽형(근육형)은 중배엽인자형으로서 근육형을 말한다. 즉, 중배엽인자가 우세하여 중배엽성 조직인 근육의 발육이 현저하여 전신이 균형 있게 발달하여 강장해 보이는 형으로 근육, 골격, 연결조직의 지배적 면으로 특징 지워진다.

❸ 외배엽형(ectomorphy) : 외배엽(마른형)인자가 우세하여 외배엽성인 피부조직과 신경계통의 발달이 현저한 반면 사지의 근육이 세장, 빈약하고 체용적에 비해서 표면적이 큰 형으로 근육 발달이 빈약한 신체의 선형적이고 허약한 체격에 의해 특징 지워진다.

셀돈은 이 세 가지 신체유형을 인자별 7점 척도로 평가한 다음 그 결과를 세 자리수로 조합하였다. 이론적으로는 343개의 신체 유형이 있을 수 있고, 7-1-1인 경우를 극도의 지방형, 1-1-7인 경우를 극도의 마른형, 1-7-1인 경우를 극도의 근육형이라고 평가 하였다. 위의 세 자리수 조합에서 첫째 숫자는 지방 요소, 둘째 숫자는 근육 요소, 셋째 숫자는 마른요소를 나타내고 있다. 만일 세 요소 중 한 가지가 월등히 우세할 경우 개인의 신체유형은 바로 그 구성요소에 의해 결정된다. 비록 셀돈의 방법이 간단하게 설명되었지만 그의 신체유형평가 방법을 숙달하기 위해서는 전문가에 의한 훈련과 연습이 필요하다. 또한 셀돈의 방법은 개인의 신체유형이 연령, 영양상태, 신체적 훈련상태에 따라 변하지 않는다는 것이었고, 신체유형을 평가하기 위한 기초자료가 성인남자를 근거로 이루어졌기 때문에 어린이들과 여성들의 신체유형을 평가하는데 어려움이 있다.

(4) 헤쓰-카터(Heath-Carter)의 체형측정법

셀돈의 체형분류법은 그 후에 여러 가지로 개정되었는데, 이는 체육교사들이 실용적으로 이용하기 위한 것과 사진촬영에서 오는 비용절감을 위해서 행해졌다.

헤쓰는 변령의 보다 넓은 범위를 수용하기 위해 신체유형 3요소의 평가 척도를 7점으로 제한하지 않았고, 키/몸무게 비의 선형과 관계를 확립시킴으로써 셀돈의 방법을 조정하였다.

헤쓰(1963)는 셀돈의 방법을 약간 개정하여 사용했고, 그 후 카터와 더불어 1967년에 새로운 개정판을 발표했다. 헤쓰와 카터는 체격측정에 의해서 체형요소를 평가하는 파넬의 방법을 수정해서 그들 독자적인 체형평가법을 구체화시켰으며 “현재의 형태학적 구조”로서 신체유형을 평가하기 위한 사진 촬영법과 인체 측정방법의 절차를 결합하였다. 그러나 실제로 헤쓰-카터 방법은 객관적으로 신체유형을 평가하기 어렵고 사진촬영법이 비용이 많이 들기 때문에 인체측정법을 주로 사용하였다. 헤쓰-카터는 신체 유형 3요소를 정의하는데 신체구성 개념을 각각의 정의에 포함시켰고, 신체크기를 각기 살찐 신체구성, 살찌지 않은 신체구성, 야윈 신체구성으로 각각 분류하였다. 셀돈의 신체 유형 개념은 오직 신체 형태만을 언급하였고 신체구성은 언급하지 않았다. 그러나 두 가지 방법 모두 동일한 신체 유형 용어를 사용하지만 서로 다른 의미를 가지고 있으며 다음과 같이 산출된다. 제1요소인 지방요소는 3부 피하지방(윗팔 뒷면 부위, 어깨 뼈 아랫부분, 허리 뼈 윗부분)의 합으로 산출되고 이때 대상자의 키가 170.18cm에서 크게 벗어날 때는 피하지방의 합을 수정하여 계산하였다.

이것을 헤쓰-카터의 체형비율법(heath-carter somatotype rating method)라고 한다.

4) 스포츠 유형에 따른 체형

인간 개개인의 작업능력과 신체적성을 평가하는데 있어서 체격과 신체구성의 평가는 유전적, 환경적 요인과 더불어 매우 중요하며, 스포츠 종목에서 우수선수 조기선발과 경기력을 예측하는데 큰 영향을 미친다. 또한 스포츠와 관련된 연구결과에서 여러 학자들은 운동경기를 수행하는 경우에 운동에 알맞은 체격, 체형은 경기종목에 따라서 서로 다르고, 규칙적인 운동은 체력, 체형에 영향을 미친다고 보고하고 있다. 즉, 운동경기 내용 중 신체적 접촉이 많은 운동경기에서 신체가 큰 것이 유리하고, 육상장거리 달리기 종목과 같이 전신지구력을 요하는 경기는 체지방율이 적고 신장에 대한 체중이 오히려 가벼운 편이 유리한 것이다.

스포츠 선수의 체형은 종목에 따라 신체적, 기능적 성장과 관련이 높기 때문에 경기력 수준을 결정하는 중요한 요인으로 강조되고 있으며, 또한 최고의 기능을 가진 우수 선수들은 해당 종목마다 요구되는 적합한 체형과 체격을 보유하고 있다. 체형에 따른 신체적 특성은 각각 다르게 나타나는데, 내배엽 체형의 경우 골격이 크기 때문에 비교적 무거운 중량을 들어 올릴 수 있지만 반면에 신진대사가 느려 지방 연소는 훨씬 더 어려워 힘들게 만들어 놓은 근육이 잘 드러나지 않는다. 이와 관련하여 내배엽 체형이 피하지방 합, 체지방량, 체지방률, 신체질량지수와 높은 상관을 보인다. 내배엽이 많이 나타나는 종목을 살펴보면 유도의 경우 종목의 특성상 근력, 골격, 지방이 중요한 요소이기 때문에 높게 나타나며, 골프는 안정된 자세에서 정확한 샷이 나오기 때문에 비교적 높게 나타난다. 또한 럭비에서도 중배엽에는 미치지 못하지만 내배엽에서 높게 나타나는데 이와 같은 이유는 종목의 특성상 스크럼을 짜기 위해 큰 체형이 요구되기 때문이며, 종합해 보면 내배엽 체형의 경우 근력을 위주로 사용하는 종목에서 적합하다는 것을 알 수 있다.

중배엽 체형은 운동종목 중 여러 대다수의 종목에서 나타나는데, 이와 같은 이유는 다른 체형과 비교해서 똑같은 자극(예: 훈련량과 과부하)을 줘도 근 매스가 훨씬 더 많이 발달 할 수 있으며 적은 운동으로도 많은 효과를 거둘 수 있기 때문이다. 특히 일반적으로 스포츠 선수들의 피하지방 수준은 낮을수록 경기력에 도움을 주는 것으로 나타나기 때문에 중배엽의 특성상 피하지방이 적게 나타나 유리한 것이다.

중배엽이 나타나는 종목 중 레슬링은 종목의 특성상 근력, 근육, 골격이 중요한 요소이고 피하지방이 낮기 때문에 중배엽에서 높게 나타나며, 수영 종목 중 평영과 접영 또한 순발력과 근력을 요하기 때문에 높게 나타난다. 이외의 종목에서 축구선수, 농구선수, 야구선수, 아이스하키선수 등의 종목에서도 중배엽이 높게 나타나 중배엽 체형이 운동선수로 적합함을 알 수 있다.

외배협 체형은 신진대사율이 매우 높아서 근육과 근력을 형성하기가 매우 어려우며, 체중 감소가 다른 체형에 비해 수월하다.

따라서 외배엽 체형은 긴 사지와 체중조절이 중요한 종목에서 많이 나타나는데 관련된 종목을 살펴보면 태권도와 복싱은 신장, 사지의 길이가 중요한 요소이기 때문에 외배엽형에서 높은 값을 보인다. 또한 무용에서도 외배엽이 많은데 특성상 마른 체형과 큰 신장이 유리하기 때문인 것으로 보여지며, 단체종목의 경우 배구의 센터에서 높게 나타나는데 이와 같은 이유는 큰 신장이 요구되기 때문인 것이다. 종합해 보면 체형은 각기 종목에 맞는 특성을 갖고 있다는 것을 시사해 준다.

2. 자세(posture)

자세는 인체부분의 상대적 정렬로서 자주 정의되곤 한다. 올바른 자세는 손상이나 점진적인 결함에 맞서 신체를 지지할 수 있는 구조물을 보호하는 근육과 골격 균형의 상태를 말하는 것이다. 그리고 올바른 자세는 이러한 구조물이 작동하고 쉬는 자세(서고, 눕고, 앉고,

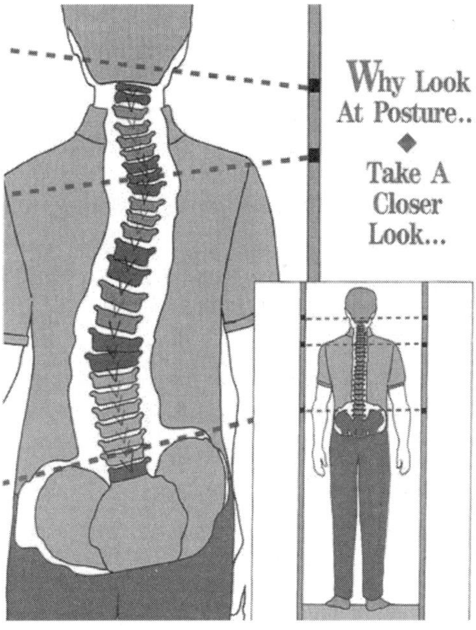

구부리는 자세)와는 관계가 없는 것이다. 이러한 상황 아래에서 근육은 가장 효율적인 기능을 할 것이고 가슴과 복부장기에 적절한 위치를 제공한다. 잘못된 자세는 신체의 다양한 부위에 대한 불완전한 관계로 이는 지지 구조물에서 긴장을 증가시키고 지지 기반 위에서 신체의 비효율적 균형을 발생시킨다.

자세는 어떠한 주어진 순간 신체의 모든 관절의 위치로부터 구성된다. 그리고 정적 자세 정렬은 다양한 관절과 신체 분절의 위치 용어를 가장 잘 기술하고 있다.

1) 올바른 자세란?

올바른 자세는 좋은 습관에서 나오고, 개인 건강 상태의 원인이 된다. 몸의 구조와 기능은 올바른 자세를 갖게 하고 유지하려는 잠재력을 제공한다. 역설적으로 잘못된 자세는 나쁜 습관으로 인한 것이라고 말할 수 있다. 자세 결함들은 몸에서 제공되는 수용력의 잘못된 사용에 의해서 기인한 것이고 정상적인 몸의 구조와 기능은 아닐 것이다. 성인의 경우 자세 결함의 높은 발생률은 고도로 특수화되거나 반복적인 운동 방식으로 인한 경향들과 연관되어 있다. 자세 결함의 교정은 기초가 되는 작용들을 이해하고 긍정적이고 예방적인 교육 프로그램을 제공하는데 달려 있다. 신체의 기전을 이해하고 스트레스와 긴장에 반응하는 것은 이를 위해 필요하다.

2) 잘못된 자세 유형

잘못된 인체역학과 관련된 증세들이 너무도 많이 나

[표 3-2] 좋은 자세와 나쁜 자세

부문	좋은 자세	나쁜 자세
머리	• 양호한 균형을 이루고 머리를 똑바로 유지한다.	• 턱을 너무 치켜든다. • 머리가 앞으로 튀어나와 있다. • 머리가 한쪽으로 기울여 있거나 회전되어 있다.
팔과 어깨	• 손바닥은 신체를 마주 보면서 팔이 양옆으로 편안히 매달려 있다. 주관절이 약간 구부러져 있으며, 따라서 전박부가 약간 앞으로 나와 있다. • 어깨가 수평이며, 옆에서 볼 때 어느 쪽도 앞이나 뒤에 있지 않다. 성인에게서 평균 10cm(4인치) 정도 떨어져 있다.	• 팔이 앞뒤, 어느 자세로든 경직된 상태이다. 팔이 돌아가서 손바닥이 뒤를 향하고 있다. • 한쪽 어깨가 다른쪽보다 더 높다. 한쪽이나 양 어깨가 앞으로 떨어지거나 기울어져 있다. 어깨가 시계방향이나 반시계 방향으로 회전되어 있다. • 견갑골이 너무 심하게 뒤로 잡아당겨져 있다. 견갑골이 너무 떨어져 있다. 견갑골이 너무 튀어나와 있다.
흉부	• 흉부의 좋은 자세란 등이 좋은 정렬을 유지하면서 약간 위로, 앞으로 위치해 있다. • 흉부는 완전한 흡기시와 강한 호기 사이의 반 정도위치에서 나타난다.	• 내려 앉아 있거나 '움푹 팬 흉부' 자세 • 너무 높이 들려 있으며, 등의 아치를 초래한다. • 늑골이 다른쪽보다 더 튀어나와 있다. • 하부 늑골이 팽창되어 있거나 튀어나와 있다.
복부	• 10세 어린이까지는 복부가 정상적으로 다소 튀어나와 있다. 조금 큰 어린이와 성인의 경우는 편평하여야 한다.	• 복부 전체가 튀어나와 있다. • 하복부는 상부가 끌어당겨지는 반면에 튀어나와 있다.
척추와 골반(측면)	• 골반과 대퇴부 앞이 곧은선으로 이어져 있다. 둔부가 뒤에서 튀어나와 있지 않지만 대신에 약간 아래쪽으로 기울어져 있다. 척추는 네 개의 자연스러운 곡선을 가지고 있다. 목과 하부 허리는 앞으로 그리고 상부 등과 척추 하부는 뒤로 되어 있다. • 천골곡선은 고정적인 반면 나머지 세 개는 유연성이 있다.	• 하부 등의 곡선이 앞에 있다(전만증). • 골반이 너무 앞으로 기울어져 있다. • 허리의 정상적인 전방곡선이 바깥쪽으로 뻗어 있다. 골반이 뒤로 튀어나와 있고, 고관절 앞과 연관지어 볼 때 골반선까지 약간 뒤에 있다(편평한 허리). • 상부 등의 후방곡선이 증가된다(후만증이나 둥근등). • 목의 전방굴곡이 증진된다. 거의 항상 둥근 등을 수반하며, 머리가 앞에 있다. • 척추의 외측 곡선(측만증), 한쪽을 향해 C곡선, 양측을 향해 S곡선.

부문	좋은 자세	나쁜 자세
고관절, 골반과 척추 (후면)	· 이상적으로 체중이 양 발에 고르게 분포되며, 고관절이 수평이다. 한쪽이 앞뒤로 더 튀어나와 있지 않으며, 옆에서 볼 때 앞뒤로 튀어나오지 않는다. 척추는 좌우로 곡선을 이루지 않는다(우측 손을 많이 쓰는 사람은 우측으로 약간 기울어져 있고, 좌측 손을 쓰는 사람은 우측으로 약간 기울어져 있는 것을 비정상적으로 간주해서는 안된다). 또한 어깨가 약간 낮고 우측 골반이 조금 높은 것은 우측 손을 많이 쓰는 사람에게서 자주 나타나며, 좌측 손을 많이 쓰는 사람에게서는 그 반대로 나타나며, 그러한 기울어짐을 비정상으로 간주해서는 안된다.	· 한쪽 고관절이 다른쪽 보다 더 높다(외측 골반 경사). 가끔은 실제로 훨씬 더 높지만 신체가 옆으로 기울어지는 것이 더 두드러지기 때문에 그렇게 나타난다. · 고관절이 회전되어 한쪽보다 더 앞에 있다(시계 방향 또는 반시계 방향).
슬관절과 다리	· 다리는 위아래로 곧게 뻗어 있다. 슬개골은 발이 양호한 자세에 있을 때 앞에 똑바로 위치해 있다. 옆에서 무릎을 볼 때, 무릎이 곧게 뻗어 있다(앞뒤로 전혀 구부러짐이 없다).	· 무릎이 마주 닿고, 발이 벌어져 있다(외반슬). · 무릎이 벌어져 있고, 발이 닿아 있다(내반슬). · 무릎 곡선이 약간 뒤에 있다(과신전된 무릎). · 무릎이 약간 앞으로 구부러져 있으며, 곧게 펴지지 않는다. · 슬개골이 서로를 향해 약간 마주 본다(내측으로 회전된 대퇴골). · 슬개골이 약간 바깥쪽으로 마주 본다(외측으로 회전된 대퇴골).
발	· 입위에서 수직궁이 반아치를 이루고 있다. 맨발다닥이나 뒤꿈치가 없는 신발로 발가락이 바깥을 향한다. · 걸을 때, 발이 평평하며 발뒤꿈치 면의 바깥을 따라 체중이 전달된다. · 달릴 때 발이 평행하며 발가락이 약간 안으로 향해 있다. 체중은 발뒤꿈치가 바닥과 접촉하지 않기 때문에 발뒤꿈치와 발가락에 있다.	· 낮은 수직궁이거나 평족. · 낮은 종수지골궁은 발뒤꿈치 부분의 석회 침착을 나타낸다. · 발 안쪽의 체중 부하(회내). · 발바닥 겉쪽의 체중 부하(회외). · 걷거나 서 있는 동안 발가락이 바깥을 향함. · 걷거나 서 있는 동안 발가락이 안을 향함.
발가락	· 발가락은 곧게 뻗어 있어야 하며 아래나 위로 전혀 말려들어가지 않는다. 그것들은 발과의 연장선으로 이어져 있어야 하며, 겹쳐 있어서는 안된다.	· 발가락들이 처음 관절과 중간, 끝에서 구부러져 체중이 발가락 끝에 놓인다(망치발가락). 이러한 결점은 종종 너무 작은 신발을 신는 것으로 인한 것이다. · 엄지발가락이 발의 중심선을 향해 안쪽으로 기울어져 있다(모지 외반). 이러한 결점은 종종 너무 좁은 신발을 신는 것으로 인한 것이다.

* Modified from Kendall. F.P. and E.K. McCreary: Muscles : Testing and Function. Baltimore. Williams & Wikines, 1983.

타나기 때문에 대부분의 성인들은 이러한 문제에 관해 나름대로 경험이 있다. 그 가운데 요통의 발생률이 가장 높고, 목, 어깨, 팔의 통증을 호소하는 사람들의 수가 급격하게 증가하고 있으며, 현재 달리기에 대해 중요성을 감안할 때, 발과 무릎 통증 또한 자주 발생한다.

잘못된 자세로 인한 통증을 이해하기 위해서는 경미한 스트레스라도 지속적이고, 반복적으로 누적되면 심각한 스트레스를 받는 것과 같은 급성 장애를 일으킬 수 있다는 사실을 반드시 알고 있어야 한다.

자세로 인한 통증을 느끼는 경우에는 병이 발병되는 방법이나 증상의 심각성 면에서 상당한 차이를 보이고 있다. 급성 증상만을 보이는 경우도 있기는 하지만, 이

> **이런 자세로 자야 건강에 좋다**
> 옛말에 '서 있을 때는 소나무처럼 서 있고, 앉아 있을 때는 종처럼 앉아 있고, 잘 때는 활처럼 잔다'는 말이 있다. 이는 수면의 자세로는 오른쪽으로 모로 눕는 것이 좋음을 뜻한다.
> 가장 좋은 수면의 자세는 똑바로 눕거나 오른쪽 옆으로 눕는 것이다. 똑바로 엎드려 자는 자세는 가장 좋지 않은 자세인데, 이는 몸무게로 인하여 가슴이 압박을 받아 폐나 심장의 활동을 방해하기 때문이다. 또 왼쪽으로 누워 자는 자세는 심장이 압박을 받게 되어 좋지 않다. 오른쪽으로 누우면 심장이 비교적 높은 위치에 있게 되므로 혈액을 보내는데 유리하며, 반면 간장은 오른쪽 가장 낮은 위치에 놓이게 되므로 많은 혈액을 공급받아 신진대사를 촉진한다. 그러나 사람은 자면서 최소한 20번에서 많으면 40~50번까지 자세를 바꾼다. 모로 눕는 것이 좋지만 무리하게 긴장해서 자세를 유지하려고 노력할 필요는 없다.

경우에는 보통 비정상적인 스트레스나 상처로 인해 발생하게 된다. 다른 경우에는 갑작스러운 발병과 함께 만성 통증을 불러일으키기도 하며, 관련된 다른 만성 증상이 급성으로 발전하는 경우도 있다.

(1) 척추만곡증

성인의 정상적인 척추의 만곡은 경추부와 요추부에서 전만곡을 가지며, 흉추부에서는 후만곡을 보이게 된다. 그러나 자세가 바르지 못할 경우 근골격계에 점진적인 변화를 가져와 척추측만증(scoliosis), 척추전만증(lordosis), 척추후만증(kyhposis)과 같은 이상을 초래하여 무리한 하중이 척추관절 및 추간판에 가해져 신경의 압박, 근육의 수축, 추간판의 퇴행성 변화, 관절막의 염증 및 파열 등이 발생하게 된다.

척추변형은 서서히 진행되며 이차적으로 발생하는 합병증은 심폐 기관의 기능 저하, 통증, 신경학적인 합병증과 외모적인 문제 및 심리적 문제 등이 있으며, 수명의 단축까지 초래될 수 있다. 따라서 근골격계 이상에 대한 조기 발견과 이에 따른 치료가 불필요한 수술과 환자의 심리적 고통을 예방할 수 있다.

(2) 척추측만증의 정의

정상적인 척추는 전방-후방으로 굽어 있으며, 측면으로 굽은 것은 비정상으로 여긴다. 척추측만증은 척추가 측면으로 굽은 것이다. 척추는 회전 없이 측면 굴곡될 수 없기 때문에 척추측만증이란 측면 골곡과 회전이 동반된 것이다.

척추측만증의 원인으로 알려진 것은 많다. 선천적인 경우나 후천적인 경우가 있으며, 질병이나 사고에 의한 것일 수도 있다.

척추측만증(scoliosis)은 척추가 하나 혹은 둘 이상이 정중앙의 축으로부터 측방으로 편위되고 회전이 일어난 것으로서 근골격계의 성장이 빨리 진행되는 청소년기에 많이 나타나며, 남자보다 여자의 발생률이 7배 정도 높다고 보고되었다. 이는 외형상의 기형뿐만 아니라 심폐기능의 장애 및 요통 등의 합병증을 유발할 수 있으며, 주위의 장기를 전위시키거나 압박하여 기능장애를 초래하고 수명을 단축시킬 수도 있다.

척추측만증에는 구조적 척추측만증(structural scoliosis)과 비구조적 척추측만증(nonstructural scoliosis)으로 분류할 수 있다. 구조적 측만증은 형태적 이상이 있는 것으로 정형외과적 치료를 필요로 하며, 비구조적 측만증은 자세가 나쁜 경우에 발생하고 환자 자신이 자세를 바르게 하고자 하는 노력으로 교정된다.

비구조적 척추 측만증은 만곡이 가역적이며, 만곡 내의 추체 회전이나 비대칭변화가 동반되지 않아 치료가 불필요해 원인 치료만 하면 된다. 이에 반해 구조적 척추측만증은 형태학적 이상으로 발생되므로 조기진단과 치료가 이루어지지 않으면 수술적 방법까지도 고려되는 경우가 많아 조기진단과 치료의 중요성이 강조되고 있다. 이러한 구조적 척추측만증은 대다수의 환자에서 그 원인을 알 수 없으며 따라서 특발성 척추측만증으로 분류된다. 특발성 척추측만증은 측만증이 가장 흔한 형태로 전체 측만증의 85%를 차지하며, 특히 사춘기에 발생하는 특발성 척추측만증은 주로 10세를 전후하여 발생하고 원인은 아직까지 밝혀지지 않았다.

척추의 변형은 유전적인 요소 외에 생활습관, 나쁜 자세, 신체에 부적합한 책 · 걸상, 건강교육 부재 등의 환경적인 요인에 기인하며 특히 청소년들에게 있어 학교와 가정에서의 올바른 자세 교육의 부재는 이러한 질병률을 가속화 시키고 있다.

척추의 변형이 조기에 발견되면 심각한 상태로의 진행을 막고 교정률도 높일 수 있게 되지만 척추측만증 환자를 치료하지 않고 방치할 경우 잦은 피로감으로 인한 노동력의 감소뿐만 아니라, 20대에 요통으로 결혼생활과 일상생활에서의 적응도가 낮아지며 평생보조기로 살아야 하는 장애자로 남게 되어 신체적, 심리적으로도 문제가 된다.

척추이상에 대한 척추측만증의 발생 빈도 및 조기 발견에 대한 연구는 1947년 미국의 Minesota 주에서 최초로 학교 집단 검진을 통하여 이루어졌다. 미국에서는 척추이상을 발견하기 위한 학교 정기 검진 제도가 널리 보급되어 있으며, 21개 주에서는 의무적으로 시행하고 있다.

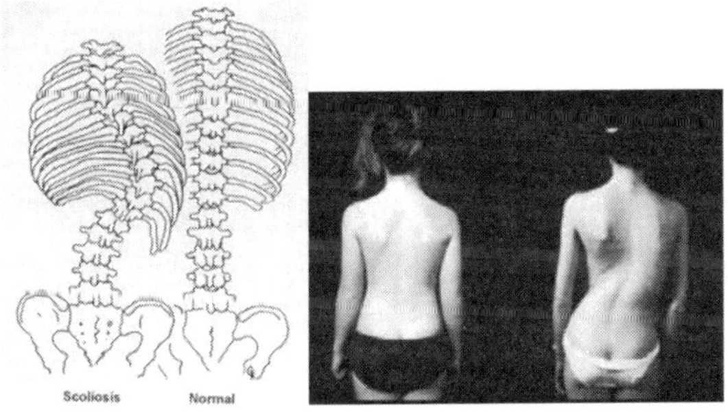

[그림 3-1] 척추의 변형

(3) 척추후만증

척추후만증은 흉추부위의 굴곡이 후방으로 심하게 굽은 상태를 말한다. 이 증상은 대개 사춘기에 흔히 발생하며, 흉추부의 중간 혹은 그 이하부위에 후만곡이 발생하는 질병으로 인구의 약 10% 정도에서 발견될 정도로 흔한 질병이며 남녀비는 동일하다.

* 척추후만증의 원인

원인은 크게 자세에 의한 원인과 구조적인 원인으로 구별된다. 좋지 않은 자세로 인한 과도한 척추후만증은 자세를 곧게 유지할 수 없는 결과를 초래하게 된다. 이 경우 근육, 신경, 골조직, 추간판 조직, 인대 등의 구조에는 병변이 없는 상태로 이런 구조들에 대한 직접적인 치료 자체는 효과적이지 못하며 오히려 의식적으로 교정하려는 노력이 중요하게 되고 특히 척추주위근의 강화운동 및 자세운동이 강조된다.

(4) 척추전만증

척추전만증은 요추부위의 굴곡이 지나치게 전방으로 회전된 상태를 의미한다. 천추만곡의 원인은 선천적인 경우도 있으나, 일반적으로 평소의 나쁜 자세와 복근력이 약한 경우에 발생한다. 요통과 척추전만 각도와의 상관관계에 관한 다수의 연구가 보고되고 있다.

(5) 요통과 만곡도

자세이상과 요통 및 경통을 호소하는 청소년들이 점차 증가하는 추세를 보이고 있으며, 이들에서 척추측만증, 척추후만증 및 척추전만증과 같은 척추변형이 발견된다고 보고하였다. 요통 환자에서는 정상적인 척추 만곡을 보이지 않게 되고, 경추부 및 요추부의 전만곡이 증가되어 있던지 아니면 감소되어 있는 양상을 보인다.

3) 생활습관과 자세

(1) 잘못된 자세 습관

서 있거나 앉아 있을 때 또는 누워 있을 때의 다양한 자세를 보며, 어린이의 자세 습관에 대해 인식하고 있는 것이 무엇보다 중요하다. 뭔가를 쓰기 위해 책상에 앉은 오른손잡이인 사람들을 보면, 종이는 비스듬히 돌려져 있고, 오른쪽 어깨는 약간 앞으로 나와 있으며, 상체는 다소 시계 반대 방향으로 돌아가 있는 자세를 취하고 있다.

때때로 어린이들은 바닥이나 침대에 옆으로 누워 숙제를 하는 경우가 있다. 오른손잡이 아이들은 오른손이 글씨 쓰기에 자유롭도록, 아니면 책장을 넘기기 쉽도록 왼쪽으로 누워 있을 것이다. 이런 자세는 척추의 좌측 만곡을 유발한다.

책가방을 왼쪽 어깨에 메고 다니면 가방 끈이 내려가는 것을 막기 위해 왼쪽 어깨를 들어 올리게 되어 척

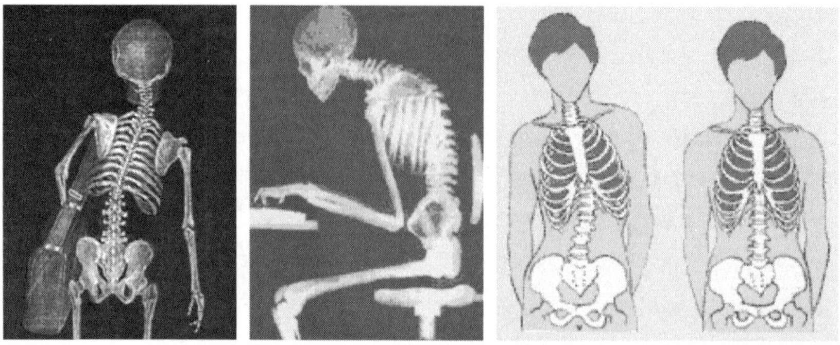

[그림 3-2] 잘못된 자세 습관

추가 왼쪽으로 볼록하게 휘는 경향이 나타날 것이다.

학교에 다니거나 놀면서 반복적으로 이뤄지는 비대칭적인 행동은 척추의 측면 편위를 야기시킬 수 있는 근육 불균형을 유발하기 쉽다.

한쪽 발만 안쪽으로 구부리거나(회내), 습관적으로 한쪽 다리를 구부리고 서 있고, 그것이 항상 같은 쪽 다리에서 이루어진다면 이와 연관될 수 있는 문제들을 절대 간과해서는 안된다.

(2) 영양 요인

성장기 아이들에 있어 올바른 자세 발달은 신체의 올바른 구조상, 그리고 기능상의 발육을 전제로 하므로 적당한 영양(nutrition)이 가장 중요하다. 골격과 근육조직의 발달에 영향을 미치는 영양은 특히 중요하다. 예를 들어, 골격 기형의 원인이 되는 구루병(rickets)은 영양결핍 증세인 것으로 판명되었다.

성장이 멈춘 후에는 영양 불균형이 자세에 영향을 줄 가능성은 줄어든다. 오히려 이 단계에서의 영양 결핍은 심리학적 면에서 더 큰 영향을 미쳐 이러한 것이 자세상 피곤한 상태로 나타나게 된다.

(3) 환경 요인

많은 환경 요인들이 올바른 자세의 발전과 유지에 영향을 준다. 이러한 환경적 영향들은 실제적인 것처럼 올바른 자세에 매우 선호하게끔 만들어질 것이다. 이렇듯 중요한 적용이 가능할 때 사소한 적용들도 종종 생각할 만한 가치가 있을 것이다. 의자, 책상 그리고 침대와 같은 요인들을 고려해야 한다. 이러한 요인들은 앉을 때와 누울 때의 자세에서 환경적 영향을 설명하기 때문이다. 어린이가 학교에 다니기 시작한 후부터 어린이는 앉아서 보내는 시간이 상당히 증가하게 된다. 학교에서 앉는 의자는 자세에 영향을 주는 중요한 요소이다.

의자와 책상은 아이에게 잘 맞게 제공되어야 한다. 아이는 바닥에 양발을 평평하게 하고 직각으로 무릎을 구부린 채 앉을 수 있다. 의자가 너무 높다면 발의 보조대가 필요할 것이다. 의자의 시트는 대퇴를 적당하게 지지하기에 충분할 만큼 두꺼워야 한다. 의자의 등은 아이의 등을 지지해야 한다. 또한 아이가 의자의 등에 맞서 편안하게 하기 위해서 등이 몇도 정도 뒤로 경사져야 한다.

아이가 올바른 자세로 앉을 때 책상의 높이는 팔꿈치 높이 정도는 되어야 한다. 책상은 의자의 시트에서 너무 앞쪽으로 앉을 필요 없이 팔을 놓을 정도로 가까이 있어야 한다.

(4) 성장기의 활동

자세에 영향을 미치는 중등도의 활동들은 걷기와 달리기가 주를 이루는 게임이나 운동이며, 근육 불균형을 초래할 위험이 큰 스포츠는 주로 한쪽만을 사용하는 운동으로 라켓을 사용하는 운동들이 이에 속한다.

어린아이들의 놀이활동은 다양하기 때문에 근육 불근형이나 습관적 정렬장애가 발생하지 않는다. 그러나 아이들이 성장하여 경쟁적인 스포츠활동을 하게 되면, 집중적인 훈련으로 근육의 균형이나 올바른 골격구조가 손상받는 시점에 이르게 된다. 당시에는 별로 중요해 보이지 않지만, 한 번 발생한 장애는 고통스러운 상태가 될 때까지 계속 진행된다.

운동으로 인해 대립근육이 과다하게 발달된 경우, 관절운동범위를 유지하고 특정근육을 강화하기 위한 운동이 필요하게 된다. 이러한 운동은 해당 부위를 위한 특별한 운동으로 신체 전체를 치료하는 효과가 있다.

(5) 조기 치료의 중요성

측면만곡을 치료하는 초기 단계에서 할 일은 격렬하고 활동적인 운동을 의미하는 것이 아니라 올바른 자세에 대한 운동감각을 키우는데 도움이 되는 운동을 처방하는 것이다. 그것은 또한 만곡을 심하게 만드는 습관적인 자세나 활동을 피하는 방법을 환자와 부모들에게 제대로 가르쳐 주는 것을 의미한다.

또한 아이가 운동이 자세에 미치는 효과를 알 수 있도록 평상시 앉아 있거나 서 있는 후면 자세를 카메라로 찍고, 교정된 자세의 사진을 찍어 놓는다. 더불어 이 교정은 지속적인 과제이기 때문에 아이가 관심을 갖고 협조할 수 있도록 동기를 부여해 주어야 한다.

만곡이 더 심해진 환자들에게 운동 프로그램을 통해 얻어진 교정된 자세를 유지할 수 있도록 보조대를 사용하는 것이 필요하고, 또 그렇게 하는 것이 효과적이다.

4) 운동과 자세교정

검진 결과를 바탕으로 운동의 종류를 신중히 선택해야 한다. 운동은 정확하게 수행될 수 있도록 충분히 설명해야 한다. 돌봐주는 사람 없이 아이들 스스로 운동할 수 있으려면 부모나 가족들이 모니터를 해 줘야 한다. 목적은 최적의 대칭을 이루기 위해서 비대칭운동을 하는 것이다.

이러한 운동을 모니터해 주는 사람은 양쪽 만곡이 동시에 교정되는지를 확인하기 위해 환자가 운동을 하는 동안 뒤쪽에 서 있어야 한다. 만곡은 너무나 변하기 쉽기 때문에 다른 한쪽 만곡을 악화시킬 수 있을 정도로 한쪽만을 집중적으로 치료하는 것을 막기 위해 자세히 모니터되어야 한다.

측면만곡증의 초기 증상은 명시된 휴지기에 관찰 및

운동프로그램에 관한 역사적 고찰

척추측만증 환자를 치료하기 위해 수년에 걸쳐 정교한 운동 프로그램이 만들어졌다. Klapp이 창시한 기는 운동(creeping exercise)은 어린이들의 무릎 문제로 인해 사용이 중단되게 되었다. 유연성을 지나치게 강조한 운동은 척추의 정렬이 더 쉽게 흐트러진다. S자형 만곡의 환자를 치료할 때에는 한쪽 부위를 교정하려다 또 다른 만곡부에 역효과를 줄 수 있는 운동은 삼가야 한다.

척추측만증에 있어서 운동의 유용성에 대해 이의를 제기하고 문제 삼는 것은 당연한 것이다. 수년 동안 운동은 별 효과가 없거나 의미가 없다는 생각이 지배적이었다. 이는 새로 제기된 생각도 아니다. 다음은 수년 전에 Risser가 언급한 것이다 :

1920년~1930년까지만 해도 정형외과 병원의 척추측만증 치료실에서는 척추측만증이 있는 새로운 환자가 오면 운동을 위해 체육관 같은 곳에 보내는 것이 통상적이었다. 그러나 12~13세 환자들의 척추측만증이 항상 악화되었다는 것이었다. 이로써 운동과 척추를 움직이는 것이 척추의 만곡을 증가시킨다는 추정을 하게 된 것이다.

일부 예를 제외하고는 척추측만증 환자에 대한 운동 프로그램들은 회의적으로 보여지게 되었다. 미국 정형외과의사협회지(American Academy of Orthopedic Surgeons)의 1985년 강연집에서는 다음과 같은 주장이 제기 되었다 :

"물리치료는 진행성 변형을 막을 수 없다. 또한 특정한 척추 운동 프로그램은 척추를 원보다도 더 유연하게 만들어서 역으로 작용하거나, 이로 인한 장애의 진행에 영향을 주기 쉽다고 생각하는 사람들도 있다".

유연성을 지나치게 강조하는 것은 잘못되었다. 적절한 근골격계의 평가가 부족했고, 그 결과로 인해 적절한 치료를 위한 운동 선정을 정당화할 근본적인 과학적 근거가 거의 없었던 것이다. 척추측만증은 비대칭의 문제이다. 대칭을 회복하기 위해서는 비대칭 운동(asymmetry exercises)과 더불어 적절한 보조대가 필요하다. 긴장된 근육을 스트레칭하는 것은 필요하지만, 척추의 전반적인 유연성 증가를 말하는 것은 아니다. 할 수 있는 최선의 자세를 한 상태에서는 등이 너무 유연한 것보다는 좀 굳어 있는 것이 나을 수도 있다.

x-ray만으로도 "치료"된다. 측면만곡증의 초기 증상은 보통 잘못된 자세에서 볼 수 있는 전후 방향의 일탈보다 더 위험해질 가능성이 내재되어 있다. 올바른 자세 역학에 대한 설명과 적절한 자세 운동에 대해 정렬교정에 도움을 줄 적절한 높이의 신발을 착용하면 보다 합리적으로 치료될 수 있다.

측면만곡과 연관된 측면골반경사를 교정하기 위해서는 굽을 적절한 높이로 올리는 것이 도움이 되므로 환자의 협조가 가장 중요하다. 모든 신발과 슬리퍼에도 굽을 사용해야 한다. 그러나 굽을 높힌 쪽의 무릎을 눕히고, 높은 고관절 쪽에 체중을 싣고 서 있는다면 이런 굽은 아예 의미가 없게 된다.

(1) 척추측만의 치료방법

척추측만증의 병인학적 요소로서, 근육 불균형과 잘못된 자세의 중요성을 간과해서는 안 된다. 척추측만증은 복합적인 자세의 문제이다. 그렇게 때문에 자세의 뒤틀림(만곡)을 초래하는 근육의 약화와 긴장 여부를 결정하기 위해 철저한 평가절차가 필요하다. 반복된 검사를 통해서만 확실한 검증을 할 수 있으며, 검사는 정확하게 이루어져야 한다. 근육검사 절차의 바탕이 되는 원칙을 지켜야 한다. 한쪽을 다른 쪽과 비교할 때 일부 큰 근육(예를 들어, 고관절 외전근)의 근력 차이를 구별하기 위해선 긴 지렛대(lever)를 사용하는 것이 매우 중요하다.

척추측만증 치료에는 수술적인 방법과 비수술적인 보존적 치료방법이 있으며, 보존적 치료 방법에는 보조기 착용, 전기자극치료, 견인요법, 운동요법 등이 있다. 이 중 운동요법은 오래전부터 제안되어 왔고 전형적으로 단축이 있는 근육은 신장시키고 몸통근육을 강화시켜 몸통의 안정성과 대칭적 발달을 촉진시켜 자세의 안정성을 유지시키는데 효과를 거둘 수 있다. 이러한 운동요법은 아직 발육기에 있는 청소년들에게 척추 주위의 근육강화와 골반 주위의 근육강화 운동을 실시하여 측만의 예방과 교정도 가능하게 하며, 치료적 운동은 어느 정도 만곡의 각도를 줄일 수 있으며, 척추의 유연성 문제뿐만 아니라 약화된 체간 근육을 강화시켜 준다.

(2) 척추측만을 위한 운동프로그램

요부기능향상을 위한 운동프로그램에는 저항운동(resistance exercise), 체조운동(stretching exercise), 유산소운동(aerobic exercise) 등이 효과가 있는 것으로 제시되고 있다.

- **저항운동** : 근력을 증가시키고, 뼈와 연결조직의

[표 3-3] 교정체조 프로그램

순 서	교정체조		
	내용	반복횟수 및 시간	
준비운동(3~4분)	-호흡하기 -목운동	15회 10~15초	불완전 휴식
본 운동(14~17분)	-등펴기 자세 -상체 비틀기 - 무릎꿇어 가슴 뒤로 젖히기 - 누워 팔 · 다리 뒤로 젖히기 - 무릎 · 이마 붙여 구르기 - 윗몸 일으키기 - 위몸 뒤로 젖히기 - 고양이 자세 - 한쪽무릎 세워 상체이동하기 - 네발기기	1세트/10~15초 1세트/10~15초 1세트/10~15초 1세트/10~15초 1세트/20회 1세트/10~12회 1세트/10~20초 1세트/10~15초 1세트/10~15초 1세트/2분	각 종목간 15~20초 휴식
정리운동(3~4분)	- 팔 뻗어 옆구리 신장하기 - 서서 골반운동		불완전 휴식
자료 : 구광수, 유부호, 2005.			

구조를 보호하여 근 골격계의 상해를 예방하기 때문에 재활프로그램으로 권장되고 있으며, 스트레칭 운동이 근육과 인대를 이완시켜서 척추의 움직임과 근력 향상을 도모하여 척추의 움직임을 부드럽게 해줌으로서 척추의 기능을 향상시킬 수 있는 것으로 알려지고 있다.

- 교정체조 프로그램 : 교정체조를 통해 자세를 바르게 세워주는 역할을 하는 등 쪽과 허리 부위의 근육을 발달시켜 척추측만의 교정에 도움이 된다.

(3) 척추후만증과 운동

척추전만증에 동반하여 척추후만증이 진행되고 있는 환자는 엎드린 자세에서 등을 신전시키는 운동을 해서는 안 된다. 흉추를 더 많이 신전하려고 하면 요추의 상태는 더욱 악화된다. 흉추의 신전은 등을 벽에 기대고 의자에 앉아서 해야 될 것이다. 그러나 흉추를 곧게 펴기 위해 요추를 아치형으로 구부려서는 안 된다. 같은 경우에 상복근이 약하다 할지라도 체간을 구부리거나 윗몸일으키기와 같은 "상부" 복부운동 또한 피해야 한다. 이런 운동은 흉추를 굽게 하기 때문에 역효과가 날 것이며, 후방만곡이 진행중인 경우에도 만곡을 증가시킬 것이다. 그러나 외복사근의 작용을 강조하는 하복근 운동, 골반경사 또는 골반경사와 병행한 다리 미끄러뜨리기(leg-sliding)와 같은 운동은 적극 권장된다.

(4) 보조대

대부분의 초기 척추측만증 환자에게는 운동과 신발교정과 더불어 보조대가 필요하다. 단지 코르셋 종류의

다음의 운동들은 몇 가지 일반적인 잘못된 자세를 교정하는 데 도움을 주도록 만들어졌다. 특별한 운동은 근육의 균형을 향상시키고 올바른 자세를 회복시킬 수 있게 되었다. 수주 동안 매일 시행해야 효과적이다. 그리고 올바른 자세를 유지하고 취하도록 습관화하기 위해서 매일 운동을 해야 한다.

> 근육 불균형을 교정하는 동안 다음 운동들은 피해야 한다.
> - 등을 대고 눕고 양발을 제지한 채 앉은 자세를 취하는 것.
> - 등 상부를 체중에 싣고서 등을 대고 누워 "자전거"운동을 하는 것.
> - 무릎을 곧게 뻗고 앉거나 서서 발가락을 만지기 위해 앞으로 뻗는 것.
> - 누운 자세로부터 등을 아치로 만들기 위해 체간을 올리는 운동 등.

자세 교정운동

- 목 후면 스트레칭 : 등을 바닥에 대고 누운 상태에서 무릎을 구부리고 발다박을 테이블 바닥에 댄다. 두 손을 머리 밑에 받치고 허리가 편평해지도록 골반을 기울인다. 머리는 뒤로 젖히고 턱을 안쪽과 아래쪽으로 잡아당겨, 목이 편평해지도록 한다.
- 어깨 내전근 스트레칭 : 무릎을 구부리고 발바닥을 테이블 바닥에 붙인 상태에서, 허리가 편평해지도록 골반을 기울인다. 허리를 바닥에 댄 상태에서 양손을 머리 위로 올려 팔꿈치를 펴고 양팔이 테이블에 닿도록 한다. 양 팔의 상완이 최대한으로 머리에 가까워지도록 한다(등이 굽지 않도록 조심한다).
- 벽을 기대고 서 있는 자세 운동 : 벽으로부터 3인치 정도 떨어진 채 벽에 맞서 등을 대고 선다. 머리를 지나 손을 위로 올리고 팔꿈치를 벽에 댄다. 필요하다면 무릎과 발을 교정한다. 그다음에 하복부를 안으로 밀어 당겨 벽에 맞서 평평하게 기울이게 한다. 팔을 벽에 접촉하고 머리 위로 위치시켜 대각선으로 서서히 손을 움직인다.
- 앉은 자세에서 벽에 기대고 하는 운동 : 등을 벽에 기댄 채 등받이가 없는 의자에 앉는다. 양손을 들어 머리 옆에 둔다. 등 상부를 쭉 펴고, 턱을 안쪽과 아래쪽으로 당긴 상태에서 머리를 뒤로 밀고, 팔꿈치를 벽쪽으로 민다. 하복근을 잡아당겼다 폈다 하는 동작을 함으로써 허리가 벽에 닿도록 한다. 양팔을 머리 위로 올린 상태에서 팔이 벽에서 떨어지지 않도록 조심하면서 팔을 옆으로 비스듬하게 내린다.
- 회내, 과신전, 그리고 내회전의 교정 : 발을 4인치 정도 벌리고 발가락을 약간 벌리고 선다. 편안한 자세에서 무릎을 편하게 한다. 예를 들어, 경직되거나 구부리지 않는다. 약간 바깥으로 다리를 돌리기 위해서 엉덩이 근육을 긴장시킨다(슬개골이 앞을 직접 마주볼 때까지). 다리의 아치를 이루는 근육을 긴장시키고 발의 바깥 면으로 약간 몸무게를 싣는다.

KENDALL 학습 지침

Henry O. Kendalld은 1920년 6월에 발티모어에 있는 어린이 병동에서 일하기 시작한 최초의 물리치료사였다. 다음은 1930년대 초 척추측만증에 관해 그가 쓴 수기 노트의 일부를 발췌한 것이다:

대칭운동을 해서는 안 된다. 세심하게 금육검사를 하고, 근력에 따라 등급을 매겨야 한다. 근육군 또는 하나의 근육이 이의 길항근에 비해 지나치게 강하면, 이 근육 또는 근육군을 스트레칭시키고, 약화된 길항근은 그것과 견줄 정도로 충분한 힘을 기르게 해야 한다.

백종이 넘는 측면만곡의 검진에서 척추기립근이 약화되는 경우는 찾아볼 수 없었다. 모든 경우에 환자는 중력을 이기고 척추를 과신전(hyperextend)할 수도 있었고, 저항에 대해서도 문제가 없었다.

근육의 약화 부위는 거의 항상 측면 복부, 전방 복부, 둔부와 다리 근육에서 발견되었다. 이러한 약화는 항상 측면 정중면이나 전후 정중면에서 일탈하게 되며 또한 균형 유지를 위해 다른 근육을 사용하는 식으로 보상 작용을 한다. 대상작용을 하는 근육을 찾을 때 환자는 항상 측면 회전 움직임을 유발하는 근육을 이용하게 된다. 그래서 측면만곡과 회전이 같이 일어나는 것이다.

근육 불균형을 치료하는 것이 다수의 측면만곡의 최대의 원인을 잡는 것이 된다.

보조장비만 필요한 경우도 있으나 증세가 더 심각한 경우에는 더욱 단단한 보조대가 필요하다. Kendalls은 이런 단단한 보조대를 다양하게 만들었다.

오늘날에는 보다 융통성 있고, 다루기 쉬운 도구들이 있다. 그러나 보조대를 사용하는 기본적인 원칙은 거의 변화가 없다. 될 수 있는 한 최상의 정렬을 하고, 즉 오목한 부위의 신장되도록 하고, 볼록한 부분은 역효과가 나타나지 않고 참을 수 있을 정도의 압박을 가해 최대한 교정을 하는 것이다.

손상된 목, 어깨 또는 발목과 같이 손상된 허리에서도 보조대가 필요할 것이다. 보호를 제공하는 자연적인 방법은 "보호성 근경련(protective muscle spasm)" 또는 "근육보호(muscle guarding)"에 의해서 이루어지는데 이 방법은 허리의 근육들이 아픈 움직임을 보호하기 위해서 허리의 강직을 유도한다. 그러나 근육들의 허리 보호를 위해 과부하가 될 때 근육들은 이차적으로 포함될 것이다. 허리를 고정하기 위한 적절한 보조대(support)를 이용하는 것은 근육의 기능을 일시적으로 경감하는 것이고 근본적인 손상의 치유를 가능하게 한다. 치료가 적용될 때 보호성 근경련은 빠르게 사라지는 경향이 있고 통증은 경감된다.

고정(immobilization)은 종종 통증 경감을 위한 필요한 수단이 된다. 그러나 신체부분의 경직은 바람직한 결과가 아니다. 급성기에서 회복기까지의 변화는 정상 범위의 고정에서 회복까지의 움직임을 필요로 한다는 것을 환자가 이해해야 한다. 더 이상 필요없는 보조대의 지속적 사용은 다른 방법으로 해결해야 할 문제를 지속시킬 것이다.

참고문헌

고기환(2003). 체육측정평가의 응용. 서울 : 보경문화사.

고흥환(1994). 체육의 측정평가. 서울: 연세대학교출판부.

김기학, 김기봉, 최민돈, 허정, 이동수, 박정화, 조곡래, 김헌경(1997). 수업연구를 위한 체육측정평가. 서울: 형설출판사.

김순정(2004). 사상체질과 체형의 건강관련체력에 대한 관련성 연구. 원광대학교 대학원 박사학위논문.

대한정형외과학회(1994). 정형외과학. 제4판. 최신의학.

박영희, 권봉안, 김경래 역(1997). 성장, 성숙 운동발달. 서울: 홍경.

배귀영(2004). 우수 발레 무용수의 형태학적 특성과 안지오텐신 전화효소 유전자의 다형성. 경기대학교 대학원. 박사학위논문.

소재석(1999). 럭비선수들의 체형과 신체구성 및 체력에 관한 연구. 한국체육학회지, 38(3), 469-487.

안대원, 박형하, 최경삼(2005). 남자 중학생의 태권도, 유도선수의 체형 비교. 한국스포츠리서치, 16(4), 77-84.

육현철(2004). 수영선수의 형태학적 특성 및 ACE 유전자의 다형성. 성균관대학교 대학원 박사학위논문.

이강옥, 정성국, 김영국, 전준석(2005). 청소년기 여학생들의 척추측만에 대한 재활운동프로그램이 척추운동기능 및 형태에 미치는 영향. 한국체육학회지, 44(6), 527-535.

이병규, 남기석, 이충휘(1998). 남녀 대학생의 척추만곡에 관한 연구. 한국전문물리치료학회지, 5(3), 72-87.

이숙희, 김종희(1999). 초등학교 5,6학년을 대상으로 한 척추측만증 실태조사. 한국학교보건학회지. 12(1), 143-148.

이철기(2005). 비만여성의 운동형태에 따른 신체구성과 체형변화에 관한 연구. 상지대학교 교육대학원. 석사학위논문.

이철환, 최근배(1986). 성인남자의 체격, 체형 및 신체구성과 최대산소섭취량에 관한 연구. 한국체육학회지, vol.25.

임춘한(2005). 스포츠 유형과 경기력 수준에 따른 사상체질 및 체형 비교. 인천대학교 대학원. 박사학위논문.

최찬영, 강상조(2000). 투기종목선수의 형태학적 특성. 한국체육측정평가학회지, 2(1), 51-65.

Cureton, T. K.(1973). Physical Fitness and Dynamic Health. New York. The Pial Press.

Florence Peterson Kendall, Elizabeth Kendall McCreary, Patricia Geise Provance, Mary Mclntyre Rodgers, William Anthony Romani(2006). Muscles: Testing and function with posturer and pain 5/e, Lippincott Williams & Wilkins, Inc.

Hans, R. W.(1991). The effect of an exercise program on vital capacity and rib mobility in patients with idiopathic scoliosis. Cin. Prthop., 126, 33-42.

Merenda JT.(1989). Evaluation and management of idiopathic scoliosis. Physician Assistant. , 13, 99-110.

Modified from Kendall. F.P. and E.K. McCreary(1983). Muscles: Testing and Function. Baltimore. Williams & Wikinos.

| 단원문제 |

1. 체형의 분류에 대하여 설명하시오

2. 스포츠 유형에 따른 체형을 설명할 수 있다.

3. 올바른 자세에 대하여 설명하시오

4. 잘못된 자세의 유형에 대하여 설명하시오.

5. 척추만곡증의 종류에 대하여 설명하시오.

6. 척추측만에 대하여 설명하시오.

7. 척추후만에 대하여 설명하시오.

8. 척추전만에 대하여 설명하시오.

9. 자세에 영향을 미치는 생활습관에 대하여 설명하시오.

10. 운동과 자세교정에 대하여 설명하시오.

정답 **1.** B.C 400년경 히포크라테스는 결핵 체형(길고 마른 형)과 졸중 체형(작고 뚱뚱한 형)으로 분류하였고, 큐레톤의 체형 분류를 헤스와 카터가 간소화한 체형판정법이 오늘날 널리 활용되고 있는데, 이는 내배엽, 중배엽, 외배엽형 등으로 구분된다. **2.** 스포츠 유형에 따른 체형은 경기 종목에 따라 서로 다르다. 내배엽 체형의 경우 유도, 럭비 등 근력을 위주로 사용하는 종목에서 적합하며, 중배엽 체형은 레슬링, 수영, 축구, 농구, 야구 등의 종목에서 높게 나타나 중배엽 체형이 운동선수로 적합함을 알 수 있다. 이들은 특성상 근력, 근육, 골격이 발달해 있고, 피하지방이 낮다. 외배엽 체형은 긴 사지와 체중조절이 중요한 태권도와 복싱 등의 종목에서 많이 나타난다. **3.** 올바른 자세란 손상이나 점진적인 결함에 맞서 신체를 지지할 수 있는 구조물을 보호하는 근육과 골격 균형의 상태를 말한다. **4.** 잘못된 자세유형으로 요통의 발생률이 가장 높고, 목, 어깨, 팔의 통증을 호소하며, 척추측만증, 척추후만증, 그리고 척추전만증 등의 잘못된 자세유형을 유발한다. **5.** 척추측만증, 척추후만증, 척추전만증 등. **6.** 척추가 측면으로 굽은 것으로 측면 굴곡과 회전이 동반된 것이다. **7.** 흉추 부위의 굴곡이 후방으로 심하게 굽은 상태를 의미한다. **8.** 요추 부위의 굴곡이 지나치게 전방으로 회전된 상태를 의미한다. **9.** 1) 잘못된 자세 습관으로 서 있거나 앉아 있을 때, 또는 누워 있을 때의 다양한 자세. 2) 골격과 근육 조직의 발달에 영향을 미치는 영향. 3) 의자, 책상, 침대 등을 포함한 환경적 요인 등. 4) 자세에 영향을 미치는 활동이나 운동 등. 예를 들어, 한쪽 만을 사용하는 라켓운동 등은 근육불균형을 초래할 수 있다. **10.** 검진 결과를 바탕으로 운동의 종류를 신중히 선택하며, 최적의 대칭을 이루기 위해서 비대칭운동을 실시한다. 요부기능 향상을 위한 운동프로그램에는 저항운동, 체조운동, 유산소운동 등이 있다. 또한 교정체조 통하여 자세를 교정하도록 한다.

제04장 저항운동

단원목표

- 저항운동의 건강상 이득을 설명할 수 있다.
- 근력과 근지구력의 차이를 설명할 수 있다.
- 근육과 근섬유의 형태를 구분할 수 있다.
- 최대근력의 측정방법을 설명할 수 있다.
- 근체력을 발달시키기 위한 점증적 저항 운동방법을 설명할 수 있다.
- 근체력을 발달시키기 위한 운동강도 설정법을 설명할 수 있다.
- 저항운동 시 주의사항을 숙지한다.
- 저항운동 동작에 따라 동원되는 근육과 호흡법을 설명할 수 있다.

1. 저항운동의 필요성

저항운동은 과거 20여 년 전부터 많은 사람들로부터 인기를 누린 운동 중 하나로, 바디빌더나 근력관련 선수들이 주로 사용하였지만 현재는 저항운동에 관한 많은 건강상의 장점들이 알려지면서 대중적인 인기를 끌고 있다.

근력의 감소는 생활을 수행하는데 자신감의 결여와 함께 피로의 증가로 인하여 삶의 질 저하로 이어진다. 저항 운동프로그램을 근력과 근지구력의 개선뿐만 아니라 만성질환의 예방 및 관상동맥질환에 대한 위험요소의 제거와 독립심 강화에 권장하는 방법이며, 저항운동이 근비대 뿐 아니라 근력, 근파워, 스피드, 근지구력, 평형성, 협응성 등을 향상시킨다.

연령의 증가는 성장호르몬(growth hormone)의 감소와 더불어 총에너지 소비량을 감소시켜 체지방을 증가시키는 원인이 되며, 근육량과 골밀도의 감소를 야기하므로 낙상율과 만성질환의 유병률을 증가시킨다. 그러나 저항운동은 남성호르몬(testosterone), 성장호르몬, 부신피질호르몬(cortisol)과 같은 순환호르몬의 농도를 빠르게 증가시키는 강력한 자극이 되며, 제지방량과 기초대사량의 증가를 가져와 낙상의 위험은 물론 생활습관 질환에 대한 유병율을 감소시키는데 중요한 중재역할을 한다. 저항운동으로 증가된 근육량은 휴식시의 에너지 소비를 촉진시키는데, 근육이 1kg 증가하면 안정시 대사율은 약 5~7% 정도 증가한다. 따라서 근육량 2kg의 증가는 안정시 대사율을 10~14% 정도 증가시키게 된다. 이렇게 증가된 에너지 소비량은 체중조절에 관한 부수적 이득이라 할 수 있다. 또한 규칙적인 저항운동은 신체에 물리적 자극을 주어 골밀도를 향상시키거나 감소를 지연시킨다고 한다. 골밀도의 감소로 인한 근골격계질환의 잠재적 유병율을 줄이기 위해서는 꾸준한 근력 및 근지구력 운동을 하여 뼈의 칼슘 침착을 도와 골밀도를 향상시키는 것이 중요하므로 성장기 동안의 적절한 영양섭취와 근력운동이 강조되고 있다.

저항운동이 제지방체중을 증가시키기는 하지만, 골격근 세포의 비대는 저항 트레이닝 프로그램방식에 따라 차이를 나타낸다. 이는 사용되는 저항 트레이닝 프로그램의 방식에 따라 발현되는 순환 호르몬농도의 변화가 조직의 적응에 영향을 주기 때문이다.

근력은 건강관련 체력으로 운동수행에 중요한 요소이며, 일상생활의 기능과도 높은 상관을 보이고 있어 운동프로그램에 중요한 부분으로 인지되고 있다. 체력을 향상시키기 위한 근력운동은 유산소성 운동과 마찬가지로 운동강도의 결정시 부하설정과 조절을 적절히 할 때 트레이닝의 기대효과를 달성할 수 있게 된다.

2. 근섬유의 종류 및 수축형태

1) 근섬유의 종류

인체의 근육은 민무늬근, 심장근 그리고 골격근으로 구분되는 세가지 형태의 근육을 가지고 있다. 민무늬근은 소화기관이나 혈관같은 기관의 벽을 구성하는 것이며, 심장은 심장근으로 이루어져 있다. 민무늬근이나 심

❖ 운동과 골밀도

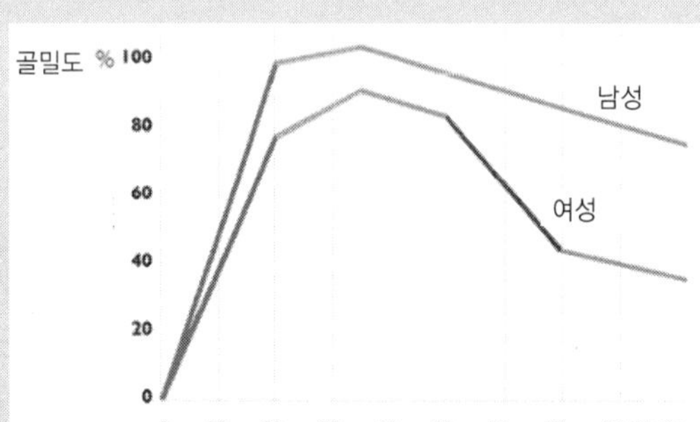

[그림 4-1] 생애주기에 따른 골밀도의 변화

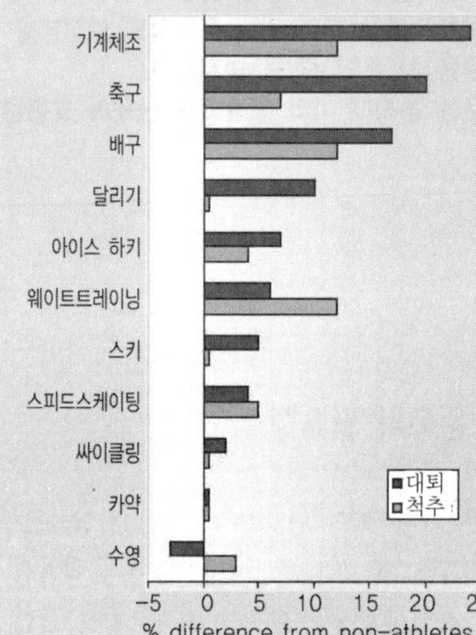

[그림 4-2] 일반인에 대한 종목별 선수들의 상대적 골밀도

여성에게 있어 골밀도의 감소는 중년이후 건강에 중요한 부분이다. 남성들에 비하여 평균수명이 길다지만 골밀도의 감소는 여성의 삶의 질을 떨어뜨리는 요인으로 분석된다. 50세 이상에서 골다공증환자는 20%로 이중 여성이 차지하는 비율은 90%에 달한다. 다시 말해 젊은 여성의 2명 중 1명은 골다공증 예비환자라 할 수 있다. 예비환자에 속하지 않으려면 우선 35세 이전의 골밀도를 최대한 올려놓는 것이 중요하며, 또한 골밀도가 감소되는 연령대에서 감소의 폭을 줄이기 위한 중재가 필요하다(그림 4-1참조). 이를 위해 우선 적절한 영양섭취를 통해 혈중의 칼슘수준을 유지해야 한다. 짠 음식, 탄산음료, 음주, 흡연, 체중을 줄이기 위한 과도한 다이어트는 혈중칼슘 수준을 낮추는 요인이므로 주의해야 한다. 두 번째로 저충격적인 운동과 저항운동이 권장된다. ACSM에 따르면 건강한 뼈를 위해 50회의 점프운동을 주 3회 이상할 것과, 1RM의 80%에 해당하는 저항운동을 권장하고 있다. 저항운동은 근력강화를 통해 낙상의 위험을 줄여주며, 뼈에 물리적인 자극을 주어 칼슘을 침착시키도록 도와주는 역할을 하게 된다. [그림 4-2]에서 보듯이 수영선수의 경우는 대퇴골의 골밀도가 일반인보다 낮게 나타났는데, 이는 수영이 체중을 받지 않는 운동으로 물의 부력을 이용하기 때문이다. 따라서 수영을 즐기는 여성들은 뼈 건강을 위해 추가적으로 점프운동과 저항운동이 요구된다.

재미있는 것은 비만이 각종 생활습관 질환에 유병율을 증가시키지만 뚱뚱한 사람의 골밀도는 마른사람에 비해 더 높다는 것이다. 이는 활동시 근육 1kg당 담당해야 할 무게가 많아 그 만큼 뼈에 물리적인 자극을 더 주기 때문으로 생각된다.

장근은 우리가 의식적으로 움직일 수 없으므로 불수의 근이라고 한다.

골격근은 뼈에 붙어 있어 인체의 움직임을 가능하게 하는 근육이다. 신체활동에는 이 골격근이 사용 된다. 따라서 골격근은 의식적으로 움직임을 통제할 수 있으므로 수의근이라 한다. 근육은 인체의 기능을 수행할 수 있도록 해준다. 예를 들어, 상완이두근을 수축시킬 때 팔은 팔꿈치를 구부려서 손을 어깨에 가까이 갈 수 있도록 해 주는 것과 동시에 상완삼두근은 이완되어 이 움직임을 도와준다.

2) 골격근의 종류

근섬유는 길고 얇은 원통모양의 근세포이다. 우리 몸의 골격근은 3종류의 근섬유들로 이루어져 있는데, 근섬유가 서근섬유(slow-twitch muscle fibers; Type Ⅰ)인지, 속근섬유(fast-twitch fibers; Type Ⅱa)인지 또는 중간섬유(intermediate fibers; Type Ⅱb)인지에 따라, 그리고 얼마만큼 운동에 동원되었는지에 따라 근력과 근지구력에 영향을 미친다.

서근섬유는 수축속도가 비교적 늦고 일반적으로 붉은색으로 속근섬유보다 발생되는 힘은 약하지만 피로에 대한 저항력이 높다. 이는 서근섬유가 좋은 지구력을 가지고 있다는 것을 의미한다. 서근섬유는 장거리 달리기 같은 심혈관계 활동에서 동원된다. 속근섬유는 수축속도가 빠르고 근 염색시약에 비교적 흰색으로 나타난다. 속근섬유는 수축할 때 비교적 강한 힘을 발휘하는데 이는 근력이 요구되는 활동에서 유용하게 작용한다. 중간성질의 근섬유는 서근섬유와 속근섬유의 성질을 모두 갖는다. 이 근육은 수축속도가 빠르며 지구력도 우수하다. 근력과 심혈관계 체력이 동원되는 운동에 이 근육이 사용된다. 적절한 트레이닝을 시행한다면 근력과 근지구력을 증진시킬 수 있지만, 인체의 근섬유 형태는 유전에 의해서 영향을 받는다. 일반적으로 단거리 달리기는 흑인이, 수영종목에서는 백인이 우수한 경기력을 보이는 것은 이러한 근육의 특성이 인종에 따라 차이가 있으며 그것이 경기력에 영향을 미친다고 할 수 있다.

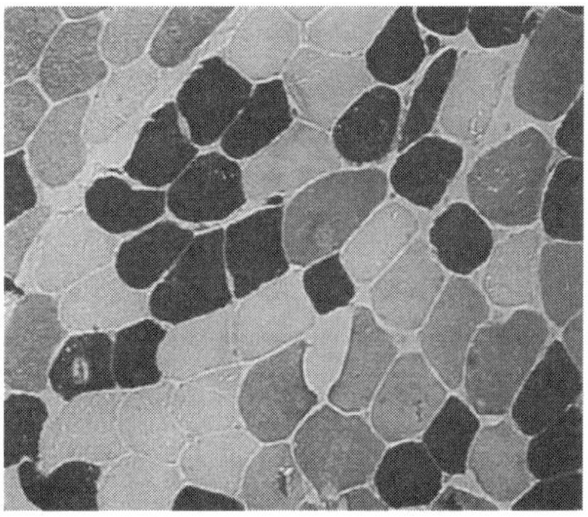

[그림 4-3] 근섬유의 단면

3) 근육의 수축형태

근육은 관절 주변의 뼈에 붙어 있어, 근육에서 발휘되는 힘은 지렛대 역할을 하는 뼈에 전달된다. 근육의 수축형태는 힘이 발생하는 동안 근육의 길이 변화에 따라 등장성수축과 등척성 수축으로 구분한다. 등장성 수축은 일정한 부하에 대하여 관절이 구부러지거나 펴지면서 힘을 발생시키는 것으로 구심성 수축(concentric contraction)과 편심성 수축(eccentric contraction)으로 세분한다. 구심성 수축은 단축성 수축이라고도 하며 주어진 부하보다 근육에서 발휘하는

[표 4-1] 근섬유의 종류에 따른 특성

	지근(Type Ⅰ)	중간섬유(Type Ⅱa)	속근(Type Ⅱb)
수축속도	느림	중간	빠름
피로에 대한 저항력	높음	중간	낮음
주 에너지 동원 체계	유산소대사 과정	유·무산소대사 과정	무산소대사 과정
근력	낮음	중간	큼

힘이 강할 때 근육의 길이가 짧아지면서 수축하는 형태로 계단을 올라갈 때 대퇴사두근은 단축성 수축을 하여 무릎관절을 펼 수 있게 해준다. 편심성 수축은 신장성 수축이라고도 하는데 주어진 부하가 근육에서 발휘하는 힘보다 강할 때 근육의 길이가 길어지면서 수축하는 형태로 계단을 내려갈 때 대퇴사두근은 신장성 수축을 하게 된다. 참고적으로 운동시 상해의 발생은 구심성 수축보다 편심성 수축에서 더 많이 발생하는 것으로 보고되고 있는데, 이는 산을 오르내릴 때 등산시 보다 하산시에 상해가 잘 발생하는 원리를 설명해 준다. 따라서 과도한 등산계획은 하산시의 상해률과 관련이 높다.

등척성 수축은 근육이 힘을 발휘할 때, 반대방향으로 작용하는 힘이 같아 움직임이 일어나지 않는 형태를 말한다. 즉 근육의 길이와 관절각의 변화없이 힘을 발휘하는 수축형태로 벽밀기, 매달리기 등의 운동형태를 말한다. 또한 우리 몸의 자세를 유지시켜주는 척추기립근 등은 서 있거나 보행 중에 계속적으로 등척성 수축을 하고 있게 되는 것이다. 일반적으로 등척성운동들은 근육의 혈관을 수축시켜 혈압을 상승시키는 작용을 하는 것으로 알려져 있다. 따라서 고혈압환자의 경우 근력운동 시 등척성 운동형태는 고려되어져야 한다.

등장성 수축의 한 형태로 등속성 수축이 있다. 등속성 수축은 일정한 속도로 이루어지는 단축성 수축과 신

운동하는 근육과 동작의 특수성

선수들의 저항운동은 경기에 사용되는 근육들과 실제 경기 형태와 유사한 동작으로 실시해야한다. 이러한 방법은 특이적인 기술동작을 수행하는 동안에 주로 이용되는 근육군인 주동근의 파워를 향상시키기 위한 것이다. 일반적으로 파워의 향상은 기술의 향상으로 잘 전이된다. 하지만 너무 어린선수들에게 이러한 특수성의 원리를 적용하는 것은 주의하여야 한다. 따라서 어린선수들의 경우는 특수성의 체계적 접근방법이 요구된다(그림 4참조). 이는 전성기 선수의 경기력 및 상해에 영향을 미칠 수 있기 때문이다. [표 4-2]는 엘리트 선수의 육성에 있어 각 종목별 운동시작연령, 특이적 체력의 향상 연령, 최고의 경기력을 발휘하는 연령을 나타내 보이고 있다.

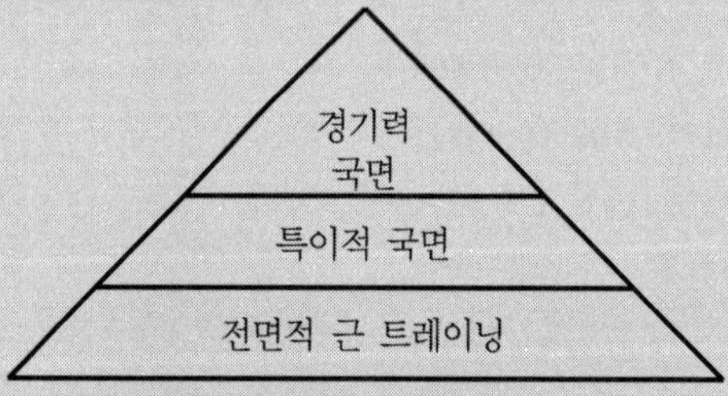

[그림 4-4] 선수 트레이닝의 주요 단계

• 특수성의 체계적 접근

트레이닝의 특수성은 아주 중요한 원리로 장기간에 걸쳐서 반영되어야 한다.

1) 전면적 또는 다면적 근력트레이닝국면
   성장기 시기의 선수들에 주로 해당되는 국면으로 어린 선수의 모든 근육군, 인대, 건을 강화시켜 장래의 힘든 부하와 특이적 트레이닝을 위한 기초를 튼튼하게 발전시켜야 한다. 이는 방법론적 접근법으로도 바람직할 뿐 아니라 선수의 상해를 예방한다는 측면에서도 효과적이다. 대략 2~4년 정도 소요된다.
2) 특이적 국면
   근력트레이닝의 기초를 발달시킨 다음 특이적 국면을 시작해야한다. 이는 해부학적 적응기로부터 시작되는 근력 트레이닝의 주기화 개념을 고려하여야한다. 대략 2~3년 정도가 될 수 있다.
3) 고도 경기력 국면
   국가대표선수 또는 국제적인 수준에 있는 선수를 대상으로 한다. 특이성은 선수의 경기력 발달이 이루어지는 이 기간은 준비기 후반부터 시합기까지 우선적으로 적용된다.

장성 수축을 말하며, 일반적인 운동상황에서는 일어나지 않고 움직임의 속도를 일정하게 제어하는 재활운동 기구(cybex, biodex 등)를 통해서 이루어진다.

3. 저항운동의 원리

1) 개별성의 원리

각 개인의 특수성을 고려하여 각자의 체력과 가능성에 알맞은 부하로 운동해야 효과를 얻을 수 있다. 즉, 운동의 종류, 운동강도, 운동시간, 운동방법 등을 선택할 때 반드시 개인의 성, 연령, 발육단계, 체형, 체력수준, 여건, 건강상태, 숙련도, 심리적 특성 등을 고려해야 한다. 운동이나 일을 하다가 가슴의 통증 또는 호흡이 곤란했던 경험, 가슴이 빨리 뛰거나 맥박이 불규칙한 느낌, 현기증이나 의식을 잃었던 경험, 가족 중 심장질환자가 있는 경우, 의사로부터 심장병이 있다고 진단받은 경우 등에는 운동부하검사(GXT)를 실시하여 운동중의 심장반응을 관찰 후 안전성 여부를 확인하고 운동을 하는 것이 바람직하다. 더욱이 출산여성의 경우에는 가벼운 운동은 분만 후 4개월, 심한 운동은 10개월 이후에 시작해야한다.

2) 특수성의 원리

근력운동의 특수성은 근력운동을 실시한 근육군만 근체력이 향상하고, 실시한 운동강도에 따라 근력, 근지구력, 파워의 향상이 특수하게 영향을 받는다는 것이다. 체중조절의 운동에서 특정한 부위의 지방을 줄이는 운동은 존재하지 않는다. 특정한 운동을 통해 발생한 지방을 분해하는 호르몬들은 운동부위에만 선별적으로 작용하는 것이 아니라 혈관을 타고 전신의 지방세포에 작용한다. 따라서 지방이 가장 많이 분포한 부분에서 지방감소가 가장 많다. 하지만 근력운동은 이와는 다르게 특정부위의 운동은 그 부위의 근력과 근지구력 또는 근

[표 4-2] 운동종목별 입문시기와 전문화, 최고수행능력이 발휘될 수 있는 연령기

운동종목	입문시기	전문화	최고 수행능력
육상	10~12	13~14	18~23
농구	7~8	10~12	20~25
권투	13~14	15~16	20~25
싸이클	14~15	16~17	21~24
다이빙	6~7	8~10	18~22
팬싱	7~8	10~12	20~25
피겨스케이팅	5~6	8~10	16~20
기계체조(여성)	6~7	10~11	14~18
기계체조(남성)	6~7	12~14	18~24
노젓기	12~14	16~18	22~24
스키	6~7	10~11	20~24
축구	10~12	11~13	18~24
수영	3~7	10~12	16~18
테니스	6~8	12~14	22~25
배구	11~12	14~15	20~25
웨이트 트레이닝	11~13	15~16	21~28
레슬링	13~14	15~16	24~28

비대를 야기 시킨다. 이는 근력운동이 해당 근조직을 미세하게 손상을 야기시키고 이것이 치유되는 과정에서 더 탄력있고 멋진 근육으로 재합성되기 때문이다. 결국 근력운동을 수행한 근육에서만 근 체력이 향상된다. 따라서 팔을 단련하려면 팔운동을, 하체를 단련하기 위해서는 다리 근력운동을 실시해야 한다. 고부하(대략 1RM의 80%)·저빈도(대략 4~6회)의 저항운동은 근력과 근비대를 야기시키며, 저부하(대략1RM의 50~60%)·다빈도(대략 15회 이상)의 저항운동은 근지구력을 발달시킨다.

3) 과부하의 원리

근 체력의 향상은 수행한 운동의 양과 질에 영향을 받는다. 즉, 일상적으로 주어지는 부하보다 더 큰 강도의 운동을 실시해야만 향상을 가져올 수 있다. 적은 부하는 근 체력 향상에 적절한 자극이 되지 못한다. 특정 강도에 적응을 이루어 근 체력이 향상되면 차후 운동강도를 더 올려야 한다. 이러한 부하의 증가는 점진적으로 이루어져야 한다.

4) 점증부하의 원리(적응의 원리)

초급자에서부터 상급자 단계까지 트레이닝의 운동부하는 개인의 생리학적 심리학적 능력에 따라 점진적으로 증가되어야 한다. 근 체력의 향상도는 트레이닝 부하를 증가시키는 비율과 방법에 의하여 좌우된다. 점증부하의 단계별 접근법은 인체가 적응하고 재생하여 새로운 증가를 준비하는 기간인 무부하 국면을 가진 이후에 운동부하가 다시 증가되어야 한다는 생리학적, 심리학적 요구를 충족시키는 방법이다. 부하의 급격한 증가는 적응능력을 초과하여 결과적으로 생리적 균형은 무너뜨릴 수 있으며 나아가 운동상해를 유발할 수 있다. 부하의 증가는 단계별로 점진적으로 이루어지지만, 더 장기간의 운동계획에서 부하의 증가는 증가와 감소가 끊임없이 반복되면서 증가하는 파동형의 형태로 증가시켜야한다(그림 4-5참조).

5) 중용의 원리

운동만이 건강한 삶을 살도록 하는 것이 아니다. 정신직인 건강과 사회적인 선상 또한 우리의 삶을 풍요롭게 할 수 있다. 따라서 가족 구성원의 역할을 잘 수행하고, 학교 또는 직장에서 요구하는 업무를 충실히 이행해야 한다. 운동을 위해 이러한 사회생활을 정상적으로 할 수 없으면 안 된다. 운동의 효과를 경험하게 되면 아주 의욕적인 사람들은 흔히 자신들을 지나치게 혹사시킬 수 있으며 그 결과 상해를 일으킬 수도 있다. 어느 정도의 트레이닝은 효과적이지만 너무 많은 양의 트레이닝은 오히려 역효과를 초래할 수 있음을 잊지 말

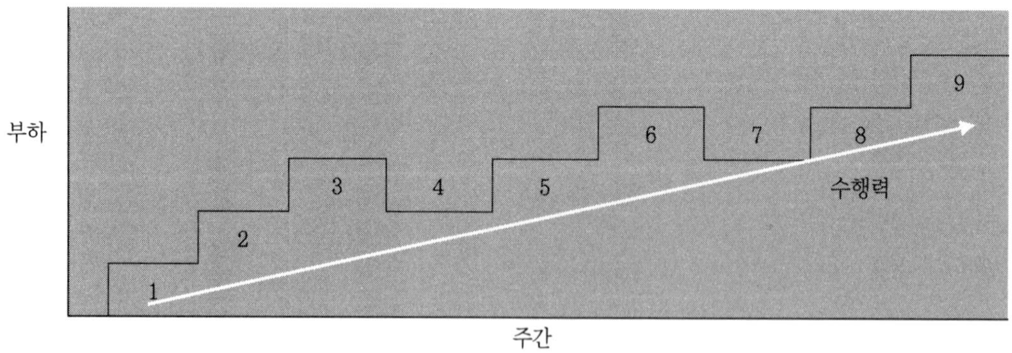

[그림 4-5] 단계별 운동부하의 증가 방법

수직선: 부하의 증가
수평선: 새로운 부하가 요구하는 적응국면으로 1주 또는 트레이닝의 단주기.

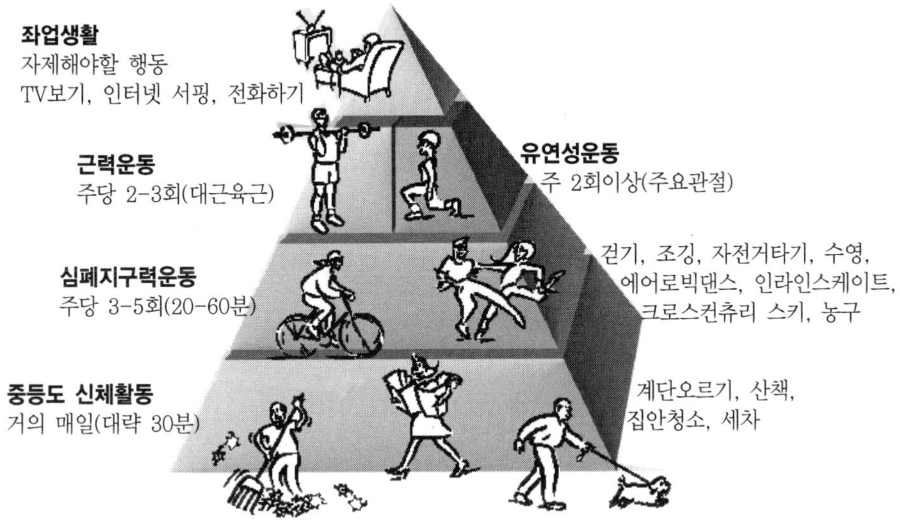

[그림 4-6] 신체활동 피라미드

아야 한다. [그림 4-6]은 적절한 활동량을 설정하기 위한 신체활동 피라미드이다.

4. 저항운동을 위한 운동서방의 개요

근체력(muscle fitness)은 근력과 근지구력이라는 두 가지 건강관련체력을 의미한다. 근력은 근육이 발휘할 수 있는 힘의 총량을 의미한다. 근력은 근육군이 한번에 들어 올릴 수 있는 무게의 총량으로 측정된다. 근지구력은 장시간동안 근수축을 유지하거나 지치지 않고 많은 횟수의 근수축을 반복할 수 있는 능력으로, 근육이 지치지 않고 얼마나 오랫동안 근수축을 할 수 있는지를 측정하거나 얼마나 많은 반복횟수를 할 수 있는지를 측정하므로 알 수 있다.

유산소운동의 강도를 설정하는 방법으로는 최대산소

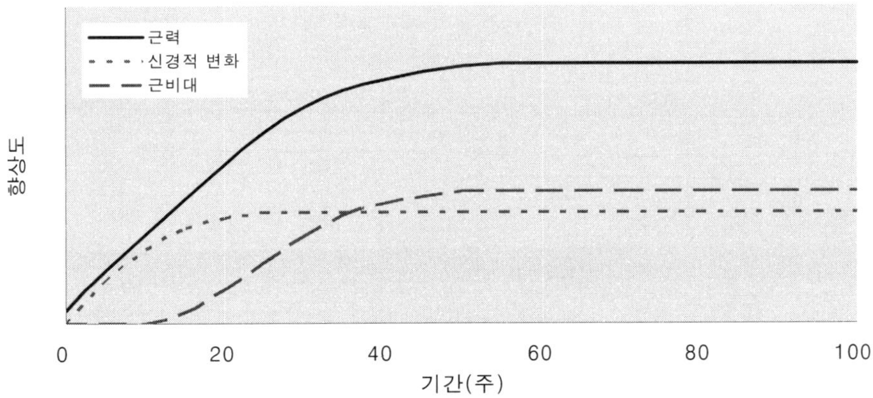

[그림 4-7] 근력발달에 대한 신경계와 근육적응의 상대적 기여

(출처: wilmore, J. H., & D.L. Costill. Physiology of sport and Exercise. Champaign, IL: Human Kinetics, 1994.)

섭취량, 최대예측심박수, 운동자각도 등을 이용하였다. 그러면 저항운동의 운동강도는 무엇을 기준으로 설정하는가? 바로 1회 반복 최대 무게량인 1RM(one repetition maximum)의 측정을 통해 달성할 수 있다. 1RM은 최대 1회 반복을 할 수 있는 무게로 직접측정법과 간접측정법이 있다. 1RM의 몇%로 운동하느냐에 따라 근력, 근지구력, 근파워 등을 향상시킬 수 있다. 연구자들에 따라 그 정도가 약간 다르기는 하지만 일반적으로 근력을 향상시키려면 1RM의 약 85%로 반복횟수 6~10회, 3set가 권장되며 이는 근비대를 목적으로 한 운동강도에도 해당된다. 근지구력을 향상시키기 위해서는 1RM의 60%로 반복횟수 15~20회, 3~5set, 주당 3~5회가 권장된다. 저항운동의 빈도는 근력향상을 위해서는 주당 2~3회, 근지구력향상을 위해서는 주당 3~5회가 권장된다. 일단 원하는 수준의 근력에 도달하였다면 주당 1회의 근력운동은 근력을 유지하기에 충분하다고 보고하고 있다.

저항운동은 근육의 크기를 증가시키고 더 많은 운동단위를 동원시켜 근력을 향상시킨다. 저항운동으로 인한 근력의 향상은 [그림 4-7]에서 보듯이 초기에는 신경계의 변화에 의한 근섬유 동원의 증가에 의해서, 그리고 난 다음 근육의 비대화로 인해서 근력이 향상된다. 저항운동으로 인한 근육의 비대화는 음식섭취, 근섬유형태(속근이 지근보다 근비대가 더 크게 일어난다), 혈중 테스토스테론수준, 트레이닝의 형태에 따라 영향을 받는다.

1) 저항운동 프로그램의 단계

주기화란 등장성 운동이나 플라이오메트릭 같은 운동의 형태가 아니라, 체력을 발달시키기 위한 프로그램의 계획이라 할 수 있다. 주기화는 체력육성을 위한 시간적 단계를 구분하는 것으로 선수들의 경우, 운동종목에 따라 주기화의 설정이 다양하다. 그 이유는 최상의 운동수행력을 발휘하고자 하는 경기가 4년마다 열리는 올림픽인지, 또는 매년 일정한 시즌에 경기를 진행하는 운동종목인지에 따라 그 계획이 달라지기 때문이다. 일반적으로 선수들의 주기화는 비시즌기, 시즌전기, 시즌기, 시즌후기로 구분하지만, 건강을 관리하기 위한 일반인이라면 적응기, 향상기, 유지기로 구분하여 근체력을

[표 4-3] 근력향상을 위한 저항운동지침

	초보자	중급자	상급자
운동강도	1RM의 60~70%	1RM의 70~80%	1RM의 70~100%
운동량	8~12회 × 1~3set	6~12회 × Multi sets	1~12회 × Multi sets
휴식간격	1~2분	2~3분(한 부위만 수행 시)	~3분(한 부위만 수행 시)
		1~2분(서키트 트레이닝 시)	1~2분(서키트 트레이닝 시)
운동속도	저속에서 중속	중속	저속에서 고속
주당빈도	2~3회	2~4회	4~6회

[표 4-4] 근비대를 위한 저항운동지침

	초보자	중급자	상급자
운동강도	1RM의 60~70%	1RM의 70~80%	1RM의 70~100%
운동량	8~12회 × 1~3set	6~12회 × Multi sets	1~12회(집중적으론 6~12회) × Multi sets
휴식간격	1~2분	1~2분	2~3분(고강도)
			1~2분(중강도 이하)
운동속도	저속에서 중속	중속	저속, 중속, 고속
주당빈도	2~3회	2~4회	4~6회

[표 4-5] 근 파워향상을 위한 저항운동지침

	초보자	중급자	상급자
운동강도	근력: 1RM의 60~70%	근력: 1RM의 70~80%	근력: 1RM의 80% 이상
운동량	8~12회 × 1~3sets	3~6회 × 1-3sets	1~6회 × 3~6sets
휴식간격	2~3분(한 부위만 수행 시)	2~3분(한 부위만 수행 시)	~3분(고강도)
	1~2분(서키트 트레이닝 시)	1~2분(서키트 트레이닝 시)	1~2분(중강도)
운동속도	중속	고속	고속
주당빈도	2~3회	2~4회	4~6회

[표 4-6] 근지구력향상을 위한 저항운동지침

	초보자	중급자	상급자
운동강도	1RM의 50~70%	1RM의 50~70%	1RM의 30~80%
운동량	10~15회 × 1~3set	10~15회 × Multi sets	10~25회 × Multi sets
휴식간격	1~2분(다 반복)	1~2분(다 반복)	1~2분(다 반복)
	<1분(중정도 반복)	<1분(중정도 반복)	<1분(중정도 반복)
운동속도	중정도 반복: 저속	중정도 반복: 저속	중정도 반복: 저속
	다 반복: 중속	다 반복: 중속	다 반복: 중속
주당빈도	2~3회	2~4회	4~6회

관리하는 것이 바람직하다.

① 적응단계 : 적응단계는 운동목표는 운동시작으로 인한 피로를 최소화하며 과도한 근육통증이나 상해없이 근력을 발달시키는 것이다. 초기 과도한 부하나 빠른 점증적 부하의 적용은 상해를 유발할 수 있으므로 가벼운 무게로 많은 횟수, 즉 1RM의 50~60%수준에서 15~20회의 반복횟수로 실시하는 근지구력발달 형태의 운동방법이 권장된다. 세트 수는 2set로, 주당 2회 정도가 적당하다. 적응단계에서는 바벨이나 덤벨 같은 프리웨이트 기구의 사용보다는 웨이트머신의 사용을 통해 동작형태와 부하에 대한 근육의 적응을 달성하는 것이 중요하다. 동일한 무게일 경우 프리웨이트의 사용은 웨이트의 균형을 잡기 위한 평형감과 협응능력이 요구되는데 평형감과 협응능력의 부족은 안전사고의 위험요인이 될 수 있다. 따라서 적응단계에서 프리웨이트의 사용을 원한다면 부하를 적게하여 운동동작을 충분히 익힌 후 부하를 올리는 것이 바람직하다. 이 단계의 기간은 운동참여자의 체력수준에 따라 약간의 차이가 있지만 대략 2주~4주 정도가 소요된다.

② 향상단계 : 향상단계는 자신의 목표수준에 도달할 때까지 지속되는데 점증부하의 원리에 따라 대략 4주~20주 정도가 소요된다. 이 단계에서는 보조자를 동한 프리웨이트의 사용도 허용되며, 운동목적에 따라 운동강도, 반복횟수의 변화, 세트수의 증가 등을 실시해야한다.

운동목적에 따른 부하강도, 반복횟수, set수, 빈도 등은 [표 4-3]에서부터 [표 4-6]에 이르기까지 세부적으로 제시하였다.

③ 유지단계: 운동에 의해 초래된 대부분의 적응은 영구적인 것이 아니다. 규칙적인 저항운동을 중단하게 향상되었던 근체력과 근비대현상들은 점차로 사라지게 된다. 따라서 저항운동은 평생을 통해 수행해야할 운동형태라 할 수 있다. 다행스러운 것은 앞서 설명하였듯이 근체력의 향상에는 경우에 따라 주당 2회 내지 3회의 운동이 요구되지만, 근체력을 유지하기 위해서는 주당 1회의 운동으로도 근체력 유지의 목적을 달성할 수 있다는 것이다.

최대근력(1RM)의 측정

근체력을 평가하기 위한 방법은 다양하다. 그 중 1RM 평가는 근력을 측정하기 위한 가장 일반적인 방법이다. 직접 1RM은 한 번에 버텨낼 수 있는 저항 또는 한 번에 들어 올릴 수 있는 무게의 양으로 결정할 수 있다. 예를 들어, 만약 한사람이 80kg을 한번에 들어 올리고 두 번은 들어 올리지 못했다면 80kg은 해당 운동부위의 1RM이 되는 것이다. 1RM의 평가 결과는 다양한 방법으로 활용된다. 첫째로 1RM의 결과는 자신의 근력을 인지하는데 도움을 준다. 둘째로 주요 근육군의 수행력을 평가할 수 있다. 마지막으로 1RM 결과는 저항운동을 수행할 때 어느 정도의 무게로 운동해야 할지를 결정하는데 사용된다.

직접 1RM 측정은 일반적으로 선수들이나 성인들을 대상으로 실시한다. 하지만 직접 1RM방법은 노약자나 여성들에 있어 근손상이나 혈압상승에 의한 심혈관계의 위험성이 부각되고 있다(Heyward, 1998). 따라서 이러한 위험성을 감소시키고 안전성을 도모하기 위해 등장성 장비의 근력측정 시 간접 1RM방법이 권장되고 있다. 간접 1RM의 평가방법은 직접 1RM 측정의 결과치와 높은 상관을 보이며 최대의 무게 또는 최대 저항을 사용하지 않아도 된다는 장점이 있다. 간접 1RM 측정방법은 최대 저항보다 가볍거나 많은 반복횟수를 사용한다. Brzycki (1993)는 최대 반복횟수와 최대근력간의 비율이 높은 상관관계가 있음을 보고하였다. 따라서 최대근력은 이러한 간접 1RM 검사를 통하여 매우 정확하게 예측할 수 있다고 한다(Ball 과 Rose, 1991; Kuramoto 와 Payne, 1995). 1RM의 평가는 여러 부위에서 측정할 수 있지만 주로 상체(arm press)와 하체(leg press)에서 사용된다.

① 직접 1RM(one repeated maximum)측정법(Kraemer와 Fry, 1995)

먼저 예상되는 최대근력의 40~60% 강도로 5회에서 10회 반복한다. 1분간 휴식 후 스트레칭을 실시한 다음 60~80%강도로 3회에서 5회 반복하고 피험자가 최대근력을 발휘할 수 있도록 무게를 일정량 증가시킨다. 한 번 성공하면 3분에서 5분간 휴식을 취하고 다음 시도를 준비한다. 이러한 방법으로 피험자가 들어올릴 수 없을 때끼지 실시하였으며, 3번에서 5빈 이내에서 쇠대근력을 산출토록 한다.

② 간접 1RM측정법

무겁다고 생각되는 중량으로 하되 최대 반복 횟수가 7~10회 정도에 해당하는 중량을 이용하여 최대반복운동을 실시하고, 다음의 회귀공식을 이용하여 1RM을 산출한다.

1RM = WO + W1

WO : 약간 무겁다고 생각되는 중량(대략 7~8회의 최대반복수축이 가능한 무게)

W1 = WO × 0.025 × R

R : 최대반복횟수

5. 저항훈련의 기본 원칙

1) 근력을 발달시키기 전에 관절의 유연성을 발달시켜야 한다.

대부분의 저항운동들, 특히 프리웨이트를 이용하는 운동들은 무릎, 발목, 고관절 등의 주요관절들을 전체 운동범위까지 충분히 가동시켜야 한다. 예를 들어 아주 낮은 스쿼트 자세에서 발목의 유연성이 부족하면 발바닥 전체가 아닌 발의 앞부분과 발가락에 부하가 실려 균형과 지지를 불안정하게 만든다. 더불어 유연성의 향상은 상해예방 차원에도 반드시 필요하다.

2) 근력을 발달시키기 전에 근육을 뼈에 부착시키는 조직(tendon)을 발달시켜야 한다.

근력은 장력을 지지해주는 건(tendon)의 능력과 관절을 구성하는 뼈의 안정성을 보전시키는 인대의 저항력보다 항상 빨리 향상된다. 건의 주된 기능은 근육의 수축에 의하여 발생된 장력을 뼈에 전달하여 그 관절에서 운동이 일어나게 하는 것이다. 건과 인대의 해부학적 적응이 적절히 이루어지지 않은 상태에서 격렬한 근력트레이닝이나 운동참여는 건과 인대의 손상을 초래할 수 있다. 따라서 근력운동의 부하는 점증적으로 증가시켜야 한다.

초심자를 위한 근력트레이닝은 다른 스포츠와 활동에 부가적인 것으로 간주되어야 하지만 아주 중요한 부가 사항이라는 것을 기억해야한다. 주당 총 운동시간에 20~30% 정도는 근력이나 유연성 등의 근체력훈련에 할당해야한다.

3) 사지를 발달시키기 전에 몸통을 먼저 발달시켜야 한다.

대부분의 스포츠는 팔과 다리로 경기를 하게 된다. 특수성의 원리를 잘못 이해하면 트레이너들은 팔과 다리의 발달에 관심을 가질 것이다. 팔과 다리가 모든 경기의 기술을 수행하지만, 이 사지가 몸통(체간)에 연결되어 있다는 것을 간과해서는 안 된다. 즉, 다리와 팔은 동체가 강해야만 강해질 수 있다. 동체가 부실하게 되면 강한 운동을 하는 팔과 다리를 지탱하는 능력이 약해질 것이다. 따라서 먼저 신체의 중심부, 즉, 복부, 허리, 등쪽 근육을 강화시키는데 주안점을 두어야 한다. 모든 체간 근육들은 팔과 다리 운동, 특히 야구를 비롯한 육상 등의 던지기 동작 중에 사지를 안정시키고 동체를 고정시키는 역할을 할 수 있다.

4) 주동근을 발달시키기 전에 고정근을 발달시켜야 한다.

주동근은 어떠한 동작을 수행하는데 1차적인 역할을 담당하는 근육으로서 안정 또는 고정근들이 강해야 효과적인 작동을 할 수 있다. 고정근육들은 신체의 다른 부분이 바람직한 운동을 할 수 있도록 어떤 한 부분의 지체를 움직이지 못하도록 등척성 수축을 한다. 예를 들어 윗팔을 체간에 고정시켜 원할한 팔의 동작을 수행할 수 있도록 하는 회전근개(rotator cuff muscles: 극상근, 극하근, 견갑하근, 소원근)의 역할은 중요하다.

6. 근력운동의 도구

1) 프리웨이트(free weight)

바벨과 덤벨을 사용하는 저항운동으로 단련시키고 싶은 부위의 근육을 단련시킬 수 있는 운동이다. 트레이너나 보조자의 지원이 요구될 때가 많으며, 고정장치가 없어 비교적 안전사고의 위험이 높다. 하지만 다른 기구들에 비해 근신경을 더욱 자극할 수 있다.

2) 저항머신(머신웨이트: resistance machine)

특정한 부위의 근육을 단련시키기 위하여 고안된 장비로 움직임의 가동범위를 설정할 수 있으며 무게의 증감이 간편하다. 비교적 비싸며 시설이 갖추어져 있는 센터에서 운동이 가능하다.

3) 칼리스테닉(calisthenic)

맨손 저항이라 할 수 있다. 특별한 도구가 필요하지 않으며 자신의 신체를 이용한 저항운동이다. 경제적이며 안전사고의 위험도 낮다.

4) 저항밴드(resistance band)

저항밴드는 그 장력에 따라 밴드의 색이 다르며, 사용이 간편한 저항운동 도구이다.

7. 저항운동의 일반적 지침

올바른 저항운동은 안전하고 효과적으로 근체력을 향상시킨다. 다음은 저항운동 초보자들을 위한 지침이다. 어두운색 계열(검정, 회색)은 저항이 높은 반면, 밝은 색(초록, 노랑) 계열은 그 저항이 낮다.

■ 권장사항

❶ 안전장치를 사용한다.

❷ 3S방법을 사용해야한다. 3S는 천천히(slow), 부

드럽게(smooth), 그리고 안정된 움직임(steady movement)을 말한다.

❸ 안장 높이 등의 조절을 통해 안정된 자세를 취한다.
❹ 적절한 그립을 사용한다(초보자의 경우 thumbless grip의 사용을 자제한다).
❺ 몸은 bar의 중심에 놓는다.
❻ 웨이트를 들어 올릴 때는 등을 곧게 펴서 허리를 사용하지 말고 다리를 사용한다.
❼ 내릴 때는 천천히 내린다.
❽ free weight 운동을 할 때에는 반드시 보조자와 함께 하며, 적절한 의사소통을 한다.
❾ 물체를 이동시킬 때는 몸에 밀착시켜 운반한다.
❿ 초보자의 경우, 운동 중 반동을 사용하지 않는다.

■ **운동전 기구 점검사항**

❶ 케이블과 벨트가 손상되거나 느슨함
❷ 도르래와 체인이 낡음
❸ 용접부위의 분리
❹ 패드가 고정되어 있지 않음
❺ 부드럽게 들리지 않고 걸리는 느낌
* 이런 장비의 경우는 사용하지 않는다.

■ **트레이닝장에서의 주의사항**

❶ 고정 장치를 반듯이 끼운다.
❷ 옆 사람과 부딪치지 않도록 신경을 쓴다.
❸ 이동 중 바벨 등에 닿지 않도록 신경을 쓴다.
❹ 장비들의 사용 후 제자리에 놓는다(주변정리 철저).
❺ 무게를 한 번에 한쪽에 많이 끼우지 않도록 한다.
❻ 다른 사람과의 중량무게를 비교하지 않는다(욕심을 내지 않는다).
❽ 기타 안전사고에 유의

8. 주요 근육의 명칭(그림 4-8 참조)

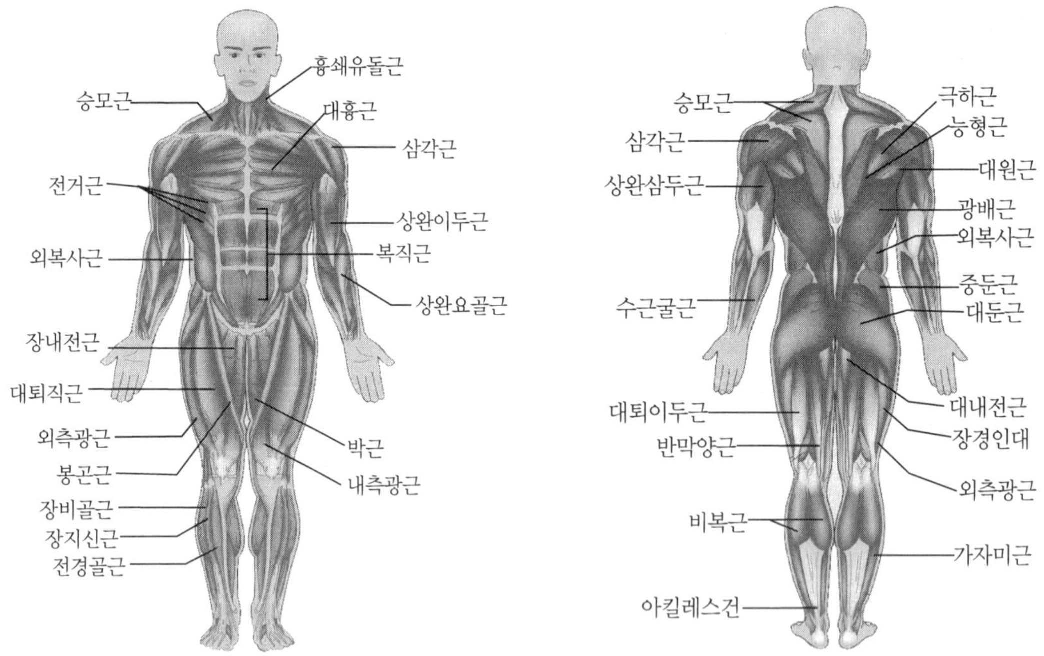

[그림 4-8] 신체의 근육

(참조: Charles B. C. & Lindsey R., Fitness for Life, Human Kinetics, 2005)

9. 웨이트트레이닝의 실제

1) 벤치 프레스(Bench press)

❶ 운동방법

- 평평한 벤치에 등을 대고 눕는다. 엉덩이는 벤치에, 발바닥은 바닥에 닿도록 한다.
- 어깨 넓이보다 조금 넓게 하여 오버핸드그립으로 잡는다.
- 숨을 들이 마시며 바를 가슴에 가까이 내린다.
- 중력에 반하여 들어 올린 후 숨을 내 쉰다.

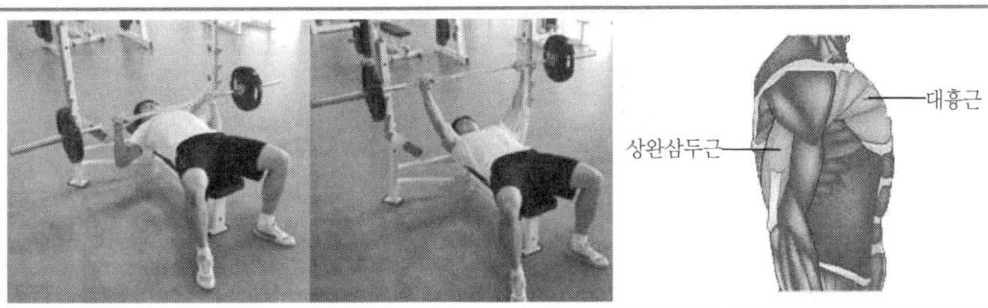

• 주동근 : 대흉근 • 협동근 : 상완삼두근, 삼각근 전면, 전거근, 오훼완근

[그림 4-9] 벤치 프레스(Bench press)

❷ 응용동작

- 양손의 그립 간격이 좁으면 대흉근 안쪽이, 넓으면 대흉근의 바깥쪽이 더 단련된다.
- 허리를 벤치에서 들어 올려 아치를 그리는 것은 대흉근 하부를 더 단련시키면서 더 무거운 것을 들어 올릴 수 있도록 하지만 요부의 손상을 일으킬 수 있다.
- 요통이 있거나 허리에 문제가 있는 사람의 경우 발을 벤치에 놓거나 들어 올려 허리가 과도한 만곡을 그리는 것을 막아 줄 수 있다. 하지만 균형을 잡기가 어려우므로 주의하여야 한다.
- 유사한 맨손 저항운동으로 "팔 굽혀펴기"가 있다.

2) 랫 풀다운(Lat pulldown)

❶ 운동방법

- 오버핸드그립으로 폭을 넓게 잡는다.
- 숨을 뱉으면서 바를 윗 가슴까지 끌어 내린다.
- 동작이 완료되면 숨을 내 쉰다.

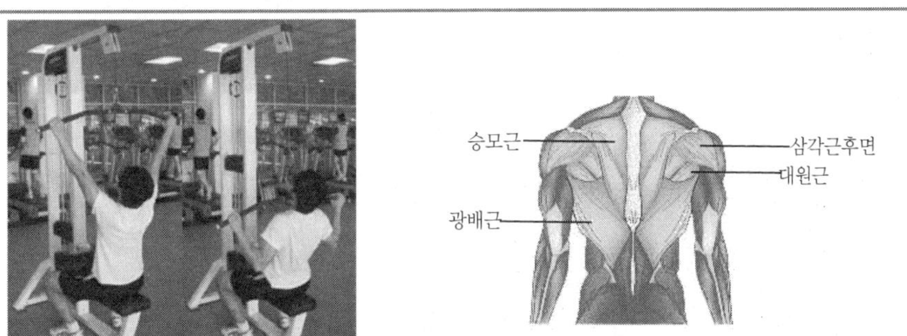

• 주동근: 광배근 • 협동근: 승모근, 능형근, 상완근

[그림 4-10] 랫 풀다운(Lat pulldown)

❷ 응용동작

- 유사한 맨손저항운동으로 "턱걸이"가 있다.

3) 어브도미널 컬(Abdominal curl)

❶ 운동방법

- 발바닥을 바닥에 붙이고 무릎을 세운 상태에서 바닥에 눕는다.
- 손은 가슴에 둔다.
- 숨을 내쉬면서 몸통을 구부린다.
- 동작이 완료되면 숨을 들이 마신다.
- 숨을 들이 마시며 시작자세로 돌아간다.

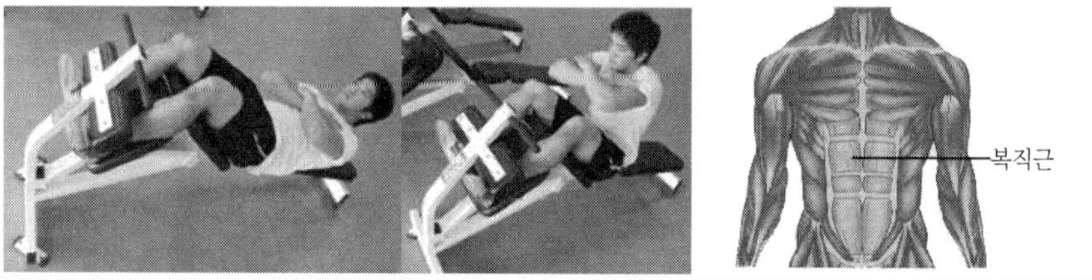

• 주동근: 복직근 • 협동근: 대퇴직근, 복사근(대퇴근막장근)

[그림 4-11] 어브도미널 컬(Abdominal curl)

❷ 응용동작

- 트레이닝 파트너가 발을 잡아 준다.
- 팔을 앞으로 뻗으면 좀 더 쉽게 동작을 수행할 수 있다.

❸ 주의사항

복직근은 골반이 앞으로 기울어지는 것을 방지하고 뒤로 기울어지게 하는 근육이며, 대퇴직근과 장요골근은 골반을 뒤로 기울어지는 것을 방지하고, 앞으로 기울어지게 하는 고관절 굴곡근이다. 무릎을 펴고 윗몸일으키기를 하는 것은 복근의 작용보다 대퇴직근과 장요골근의 동원을 더욱 요구하므로 골반을 앞으로 기울어지게 한다. 따라서 무릎을 펴고 윗몸 일으키기를 하면 요부의 전만을 유도하여 요통환자의 경우 통증을 악화시킬 수 있음은 물론 허리에 과도한 부하를 줄 수 있으므로 주의하여야 한다.

4) 백 익스텐션(Back extension)

❶ 운동방법

- 바닥을 향해 엎드린 후 고관절이 굴곡된 상태에서 숨을 내쉬면서 상체를 지면과 수평이 되도록 들어 올린다.
- 숨을 들이마시며 시작자세로 돌아간다.

❷ 응용동작

- 바닥에 엎드린 상태에서 파트너가 발목을 잡아 하지를 고정시키고 상체를 들어 올린다.

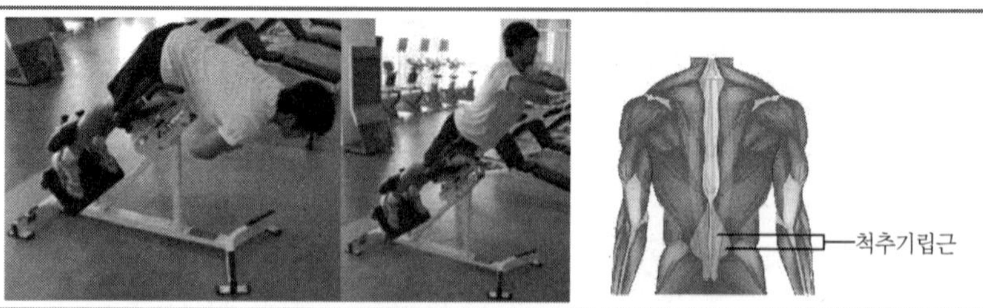

• 주동근: 대둔근, 대퇴이두근의 장두 • 협동근: 척추기립근 및 요부 주변근육

[그림 4-12] 백 익스텐션(Back extension)

5) 스쿼트(Squat)

❶ 운동방법

- 발을 약간 넓히고, 발끝이 앞을 향하도록 하고, 바를 승모근 위에 놓는다.
- 시선은 전방, 허리를 편 상태로 숨을 내쉬면서 무릎을 앞으로 구부린다.
- 대퇴가 지면과 수평이 될 때가지 무릎을 구부렸다가 시작자세로 돌아간다.
- 동작이 완료되면 숨을 들이 마신다.

❷ 응용동작

- 바벨 대신 덤벨을 이용한다.
- 보폭을 넓히고 발 끝을 45° 정도 바깥쪽으로 향하도록 하면 대퇴 내전근군들이 동원된다.
- 바벨을 승모근과 삼각근 위에 올려놓으면 바의 균형잡기가 용이해지며, 허리로부터 들어 올리는 파워를 개선시켜 더 무거운 무게를 들어 올릴 수 있다. 이 방법은 power lifter들이 가장 많이 사용하는 방법이다.

❸ 주의사항

- 반드시 스쿼트하는 동안 허리를 구부려서는 안 된다.
- 대둔근을 더욱 단련시킬 목적으로 하는 full squat는 대퇴의 길이가 짧다거나 발목의 유연성이 좋은 경우에만 수행하는 것이 바람직하다. 그렇지 않은 경우, full squat를 하게 되면 허리가 구부려지는 경우가 발생하기 때문에 허리와 관련된 상해를 유발할 수 있기 때문이다.

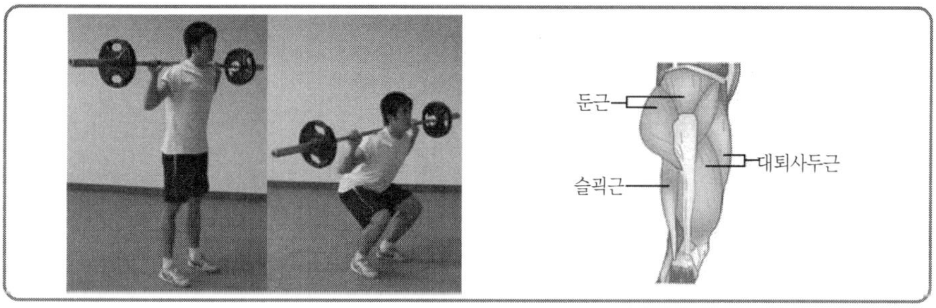

• 주동근: 대퇴사두근, 대둔근 • 협동근: 대퇴이두근

[그림 4-13] 스쿼트(Squat)

6) 대드 리프트(Dead lift)

❶ 운동방법

- 보폭을 약간 넓히고 대퇴가 지면과 수평이 되도록

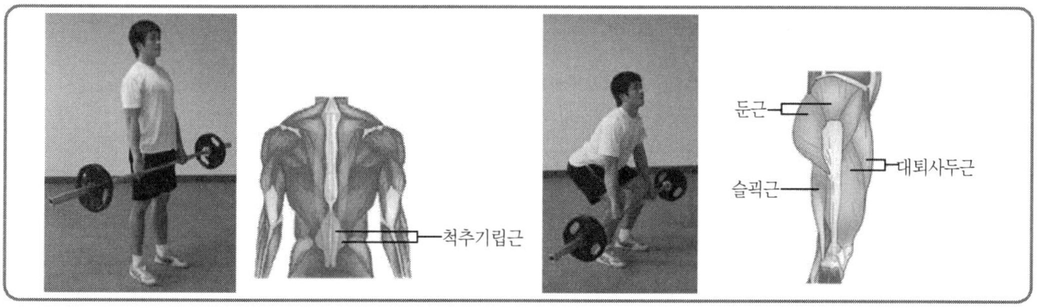

•주동근 : 대둔근, 대퇴사두근 •협동근 : 승모근, 요부근육

[그림 4-14] 대드 리프트(Dead lift)

하여, 오버핸드그립으로 어깨 넓이 보다 약간 넓게 바를 잡는다. 허리를 편 상태로 요부의 움직임이 없어야 한다.
- 숨을 들이마시고 복근과 요부근을 수축시킨 상태에서 무릎을 펴면서 중량을 들어올린다.
- 바벨이 정강이 앞을 스쳐 무릎을 지나가는 지점에서 구부렸던 몸을 펴서 몸을 바로 세운다.
- 동작이 완료되면 숨을 내쉬고, 몸을 편 상태에서 2초간 자세를 유지한다.
- 허리의 만곡을 유지하면서 숨을 들이마시면서 시작자세로 돌아간다.

❷ 주의사항
- 동작 수행 간 허리를 둥글게 해서는 안 되며, 반드시 허리를 곧게 세운다.

7) 레그 프레스(Leg press)

❶ 운동방법
- 어깨 넓이 정도의 보폭으로 발판에 발을 대고 눕는다.

❷ 응용동작
- 반판의 발의 위치에 따라 주동근이 약간 달라진다.

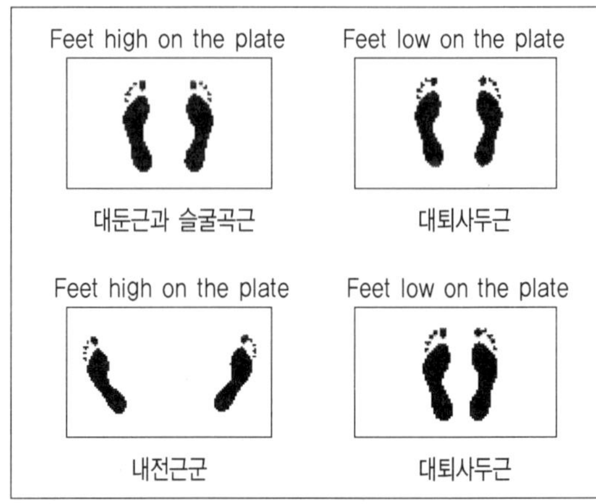

[그림 4-16] 발의 위치에 따른 주동근

❸ 주의사항
- 너무 무거운 중량의 사용은 천장관절(sacroiliac joint)의 탈구를 일으킬 수 있다.

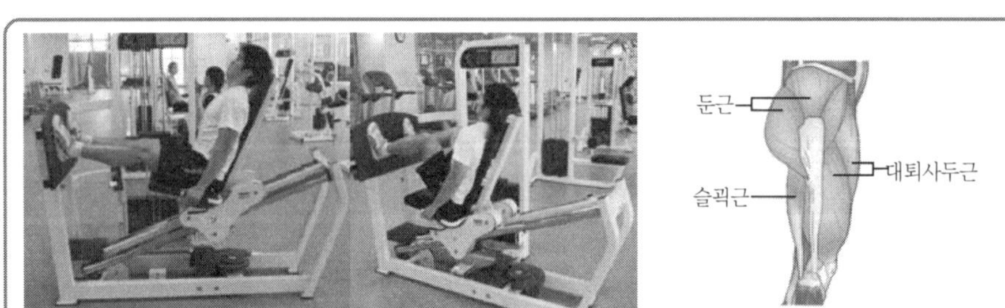

• 주동근: 대퇴사두근 • 협동근: 대둔근

[그림 4-15] 레그 프레스(Leg press)

- 숨을 내쉬면서 stop bar를 돌린다.
- 무릎을 펴면서 발판을 쭉 밀어낸다.
- 숨을 내쉬고 2초간 자세를 유지한다.
- 숨을 들이마시면서 시작자세로 천천히 되돌아간다.

8) 레그 익스텐션(Leg extension)

❶ 운동방법
- 숨을 내쉬면서 무릎이 끝까지 펴질 때까지 중량을 들어 올린다.
- 숨을 들이마시며 천천히 시작동작으로 돌아간다.

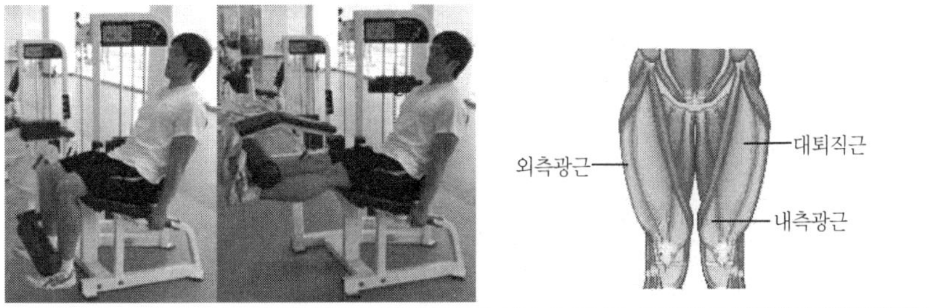

•주동근 : 대퇴사두근

[그림 4-17] 레그 익스텐션(Leg extension)

9) 레그 컬(Leg curl)

❶ 운동방법

- 숨을 내쉬면서 발을 위로 들어 올려 무릎을 구부릴 수 있는 데까지 구부린다.
- 숨을 들이마시며 천천히 시작자세로 돌아간다.

- 시작 자세로 돌아가면서 숨을 들이 마신다.

❷ 응용동작

- 언더핸드 그립(underhand grip)은 승모근 하부와 능형근, 상완이두근을 더욱 단련시킨다.
- 오버핸드 그립(overhand grip)은 삼각근 후면과

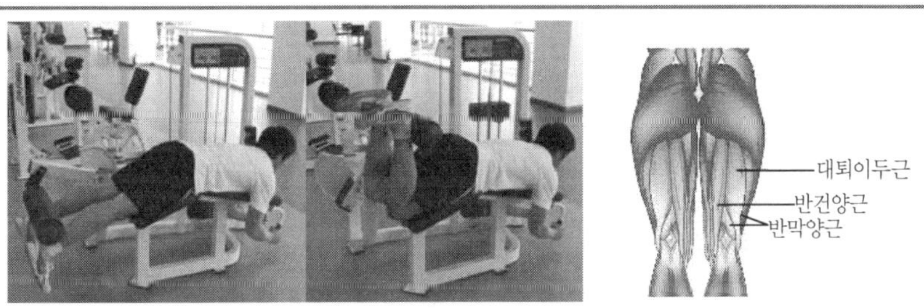

• 주동근: 슬굴곡근군(대퇴이두근, 반막양근, 반건양근) • 협동근: 비복근

[그림 4-18] 레그 컬(Leg curl)

10) 시티드 로우(Seated rows)

❶ 운동방법

- 숨을 내쉬면서 핸들이 늑골 하부에 닿을 때까지 당긴다.

승모근 중부를 더욱 단련시킨다.

❸ 주의사항

상해의 위험을 줄이기 위하여 무거운 중량을 당길 때 등을 곧게 펴고 실시한다.

상식의 오류 ❶

• 통증이 있을 정도로 힘들게 해야 근육이 발달한다.

일부 사람들은 근비대를 시키려면 어느 정도의 통증은 참으면서 해야 한다고 한다. 통증은 우리 몸을 보호하기 위한 자기방어기전이다. 이러한 통증을 참으면서 운동을 하면 운동상해를 유발하게 되므로 힘든 느낌과 통증은 구별해야 한다.

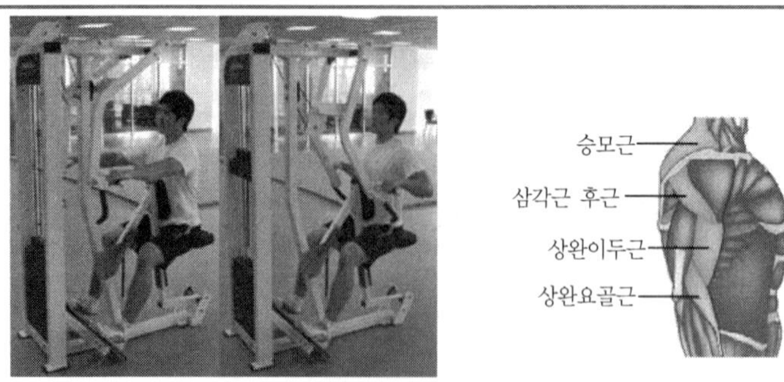

• 주동근 : 광배근, 대원근 • 협동근 : 상완이두근, 상완요골근, 삼각근, 승모근, 능형근

[그림 4-19] 시티드 로우(Seated rows)

11) 암컬(Arm curl)

❶ 운동방법

- 숨을 내쉬면서 바를 들어올린다.
- 운동 중 몸통을 고정시키기 위하여 대둔근, 복근, 배근에 힘을 준다.
- 숨을 들이마시면서 시작자세로 돌아간다.

상식의 오류 2

• 여성에게 있어 다리의 근력운동은 종아리를 굵게 만든다.

여성들이 저항운동을 기피하는 이유로 다리가 굵어진다거나 어깨가 넓어지기 때문이라는 말을 종종 듣는다. 하지만 근비대 현상은 테스토스테론이라는 호르몬의 영향을 받는데, 이 호르몬은 남성들이 여성보다 20~30배가량 더 높다고 한다. 따라서 여성들이 저항운동을 하면 남성들처럼 근육이 탄탄하게 붙지는 않는다. 오히려 근력은 향상되면서 탄력있는 몸매를 가질 수 있다. 의심나면 한 번 운동을 통해 실험해 보자.

• 과도한 근비대는 움직임을 부자연스럽게 한다.

헬스장에서 몸이 좋은 사람들이 등에 손이 닿지 않는다거나 하는 것을 볼 수 있다. 이는 저항운동 자체가 유연성을 떨어뜨린다고 생각하게 만드는 이유가운데 하나인데 실제로 근육이 비대해 졌다고 유연성이 떨어지지는 않는다. 세계적 수준의 남자 체조선수들을 보면 알 수 있듯이 근육이 많아도 유연성은 오히려 높은 것을 알 수 있다. 유연성이 떨어진 경우, 저항운동시 관절가동범위 전체에서의 운동이 아닌 제한된 범위에서의 운동으로 인한 유연성저하로 볼 수 있다. 따라서 저항운동은 전체적인 관절가동범위 안에서 이루어져야한다.

• 복근운동은 뱃살을, 팔운동은 팔뚝의 살을 빼준다.

어떤 운동이 특정부위의 살을 뺄 수 있다는 내용을 TV에서 조차 쉽게 접할 수 있다. 하지만 운동을 통해서 특정부위의 살(지방)을 뺄 수는 없다. 지방을 분해하는 호르몬은 혈관을 통해 분비되기 때문에 특정부위에만 작용하지 않고 전신의 지방세포에 작용한다. 따라서 어떠한 운동 형태이건 지방의 감소는 지방축적이 가장 많은 부위가 가장 많이 감소하는 것으로 보고되고 있다. 여성의 경우 지방이 잘 감소하는 부위로는 허벅지, 엉덩이, 복부, 어깨와 팔 순서로 나타났다. 저항운동이 특정 부위만의 지방을 제거할 수는 없지만 운동부위의 근육에 탄력을 주어 몸매를 잡아 줄 수는 있다. 예를 들어, 앉았다 일어서는 스쿼트의 경우 대둔근이 동원되는데, 이 운동을 하면 쳐진 엉덩이를 힙업(hip up)시킬 수 있도록 해준다.

• 저항운동은 지방을 근육으로 전환시켜 준다.

어떤 사람들은 살(지방)이 좀 있어야 근육이 잘 붙는다고 한다. 그 이유로 저항운동을 하면 살이 근육으로 변한다고 한다. 하지만 이는 잘못된 것이다. 근육과 지방은 다른 성분으로 구성된 다른 조직이다. 체지방은 음식섭취량이 많거나 활동량이 감소하면 증가하고, 근육은 저항운동으로 증가된다. 지방이 근육으로, 근육이 지방으로 전환되는 것이 결코 아니다.

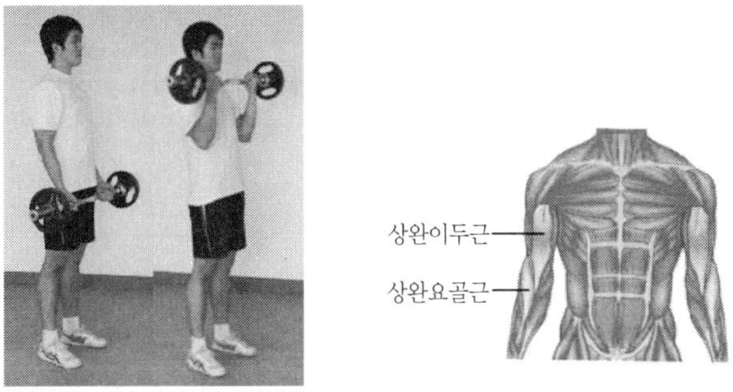

• 주동근 : 상완이두근 • 협동근 : 상완근, 상완요골근

[그림 4-20] 암컬(Arm curl)

❷ 응용동작

- 그립을 넓게 잡으면 상완이두근의 안쪽인 상완이두근 단두가, 좁게 잡으면 바깥쪽의 장두가 더욱 동원된다.
- 바를 들어 올린 후 팔꿈치를 동원하여 위로 들어 올리면 삼각근 전면도 동원된다.
- 덤벨을 이용할 경우 덤벨을 중립으로 놓고 들어 올리면 상완요골근이 더욱 동원된다.

12) 트라이셉 익스텐션(Triceps extension)

❶ 운동방법

- 숨을 내쉬면서 팔꿈치를 고정시킨 상태에서 끝까지 팔을 편다.
- 숨을 들이마시면서 시작자세로 돌아간다.

❷ 주의사항

- 허리의 과도한 만곡을 방지하기 위해 복근에 힘을 준다.

참고문헌

김성수, 유재현, 심영제, 이철원, 지용석, 유광욱, 김영일, 김상훈(2002).습관적등장성 최대근력과 등속성최대회전력 간의 비교연구. *한국사회체육학회지*, 18, 1009-1016.

유재현, 최희남(2004). 저항운동강도가 스트레스 호르몬과 젖산 반응에 미치는 영향. 대한임상건강증진학회. 4(3), 162-170.

ACSM(2000). *ACSM's guidelines for exercise*

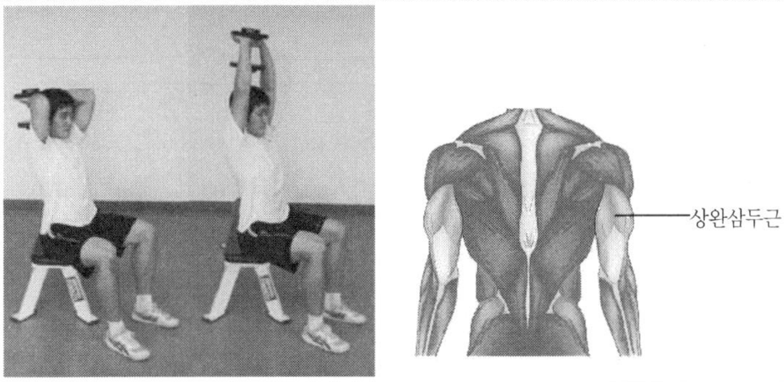

• 주동근 : 상완삼두근

[그림 4-21] 트라이셉 익스텐션(Triceps extension)

testing and prescription(6thEd.). Lipponcott Williams and Wilkins: Philadelphia.

Ball, T. E., & Rose, K. S.(1991). A field test for predicting maximum bench press lift of college women. *J. Appl. Sport Sci. Res.*, 5, 169-170.

Brzycki, M.(1993). Strength testing-Predicting a one-rep max from reps-to-fatigue. *J. Physiol. Edu. Rec. & Dance*, 64(1):88-90.

Corbin, C. B. & Lindsey, R.(2005). Fitness for life. Human kinetics.

Deschenes, M. R. & Kraemer, W. J.(2002). Performance and physiologic adaptations to resistance training. *Am J Phys Med Rehabil*, 81(Suppl),S3-S16.

Fiatarone, M. A., Marks, E. C. & Ryan, N. D. (1990). High-intensity strength training in nonagenarians. *JAMA*, 263(22), 3029-3034.

Fleck, S. J. & Kraemer, W. J.(1997). *Adaptations to resistance training, in: Designing Resistance Training Programs*(2ndEd). Champaign, IL, HumanKinetics, 131-163.

Frederic Delavier(2001). Strength training anatomy. Human Kinetics.

Heyward, V. H.(1998). *Advanced fitness assessment & exercise prescription.* 3th Ed. Illinois, Human Kinetics.

Hunter, G. R., McCarthy, J. P. & Bamman, M. M.(2004). Effects of resistance training on older adults. *Sports Medicine.* 34(5), 329-348.

Kraemer W. J. and Fry A. C.(1995). Strength testing: Development and evaluation of methodology. In V. H. Heyward., Advanced fitness assessment & exercise prescription. 3th Ed. champaign, IL. Human Kinetics.

Kraemer, W. J. & Ratamess, N. A.(2004). Fundamentals of resistance training: Progression and exercise prescription. *Med Sci Sports Exerc.,* 36(4), 674-688.

Kraemer, W. J., Dziados, J. E., Marchitelli, L. J., Gordon, S. E., Harman, E. A., Mello, R., Frykman, S. J. & Triplett, N. T.(1993). Effects of different heavy-resistance exercise protocols on plasma β endorphin concentrations. *J Appl Physiol*, 74(1), 450-459.

Kuramoto, A. K., & Payne, V. G. (1995). Predicting muscular strength in women; A preliminary study. *Research Quarterly for Exerc & Sport,* 6, 200-206.

Maddalozzo, G. F. & Snow, C. M.(2000). High intensity resistance training: Effects of bone in older men and women. *Calcif Tissue Int*, 66, 399-404.

Powers, S. K. & Dodd, S. L.(2003), Total fitness and wellness. Benjamin Cummings. San Francisco.

Rogers, M. A. & Evans, W. J.(1993). Change in skeletal muscle with aging: Effect of exercise training. *Exer Sports SciRes*, 21, 67-102.

Schultz, A. B.(1992). Mobidity impairment in the elderly: Challenges for biomechanics research. *J Biomechanics*, 25(5), 519-528.

단원문제

1. 체중 85kg의 남성으로 기초대사량이 1500kcal인 사람이 저항운동을 실시하여 근육을 3kg증가시켰다면 이 사람의 기초대사량은 몇 kcal로 증가되는가?

2. 운동을 통해서 골밀도를 향상시킨다거나 감소를 줄여줄 수 있다. 효과적인 운동의 형태는 무엇인가?

3. 근수축의 형태에서 주어진 부하보다 근육에서 발휘하는 힘이 강할 때 근육의 길이가 짧아지면서 수축하는 형태를 무엇이라 하는가?

4. 근수축의 형태에서 주어진 부하가 근육에서 발휘하는 힘 보다 강할 때 근육의 길이가 길어지면서 수축하는 형태를 무엇이라 하는가?

5. 저항운동의 원리에서 점증부하의 원리에 관하여 서술하시오.

6. 저항운동의 운동강도를 설정하는데 기준이 되는 것은 무엇인가?

7. 벤치프레스 60kg의 무게를 10회 반복하였다. 이 사람의 1RM을 계산하시오.

정답 **1.** 1725~1815kcal **2.** 저항운동과 저충격운동 **3.** 단축성 수축(구심성 수축) **4.** 신장성 수축(편심성 수축), **5.** 본문 참조 **6.** 1RM, 7. 75kg

제05장 심폐지구력 향상 운동과 즐거운 달리기

단원목표

- 호흡순환계 구성 및 기능을 이해하고 운동시 호흡순환계의 기능을 학습한다.
- 장기간 지구성운동으로 심장의 형태적, 기능적으로 심장기능이 우수한 스포츠 심장을 학습한다.
- 심폐지구력과 최대산소섭취량을 이해하고 자신의 심폐지구력 측정하는 방법을 학습하여 심폐지구력을 판정한다.
- 심폐지구력 향상에 이용되는 여러 가지 운동을 이해하고 학습한다. 특히, 심폐지구력 향상에 가장 좋은 운동 중 하나인 달리기를 학습한다.
- 심폐지구력 향상을 위해 작성하는 운동처방의 일반적인 구성요소를 학습한다.
- 심폐지구력 향상을 위한 운동 프로그램을 작성한다.

1. 호흡순환계

순환계(circulation system) 중요 기능은 물질의 흡수와 운반을 담당하는 체내 운반계통이라고 할 수 있다. 즉, 신체조직에 산소를 공급하고 이산화탄소 등의 부산물을 배출하며, 영양소 공급과 체온조절에도 깊게 관여한다. 호흡은 대사에 필요한 산소(O_2)를 조직까지 공급하고 이산화탄소(CO_2)를 몸 밖으로 내보내는 일이다. 호흡은 폐내의 기체교환인 폐호흡(pulmonary respiration)과 조직에서 산소이용 및 이산화탄소 교환인 세포호흡(cellular respiration)으로 구분된다. 호흡계(respiratory system)는 외부환경과 신체 사이의 가스교환을 가능하게 하여 산소를 신체조직에 제공하고 신체조직에서 생성된 이산화탄소를 신체로부터 외부로 운반하게 된다. 이러한 순환계와 호흡계는 한 쌍으로서 기능을 발휘하며, 호흡순환계(cardiopulmonary system)라고 한다.

2. 순환계의 구성

순환계는 심장(heart), 혈액(blood), 그리고 혈관(vessel)으로 구성되어 있으며, 모든 신체조직을 순환하는 혈액과 깊은 관련이 있다. 인체를 순환하는 혈액의 흐름 경로에 따라 폐순환(pulmonary circulation)과 체순환(systemic circulation)으로 구분한다.

1) 폐순환과 체순환

폐순환과 체순환은 서로 연속적으로 연결되어 순환이 일어난다. 산소함유량이 적은 혈액은 폐순환을 통해 오른쪽 심장으로부터 폐로 이동한다. 폐에서 산소는 혈액으로 포화되고 이산화탄소는 방출한다. 산화된 혈액(oxygenated blood)은 왼쪽 심장으로 이동되고 체순환을 통해 신체 각 부위로 전달된다.

2) 순환경로

폐순환 : 심장(우심실)→폐동맥→폐→폐정맥→심장(좌심방)

체순환 : 심장(좌심실)→대동맥→조직→상대정맥/하대정맥→심장(우심방)

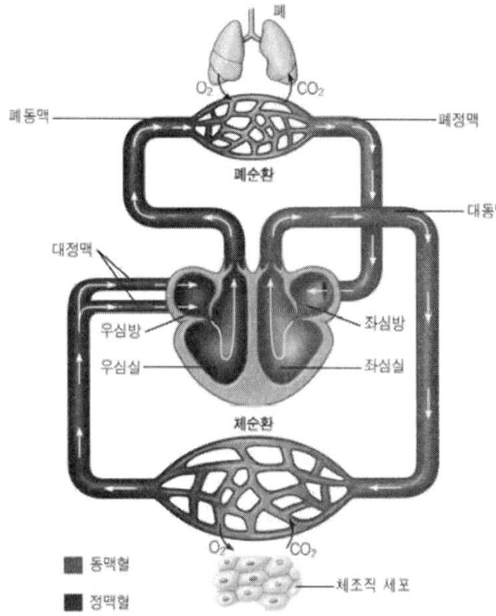

[그림 5-1] 체순환과 폐순환 경로

3. 심장(heart)의 구조

인체의 심장은 대개 길이가 12cm, 폭이 4cm, 전후 직경이 6cm인 원추형의 근육으로 된 펌프이며 흉곽 중앙에 위치한다. 심장 내부는 4개의 방, 즉, 위쪽과 아래쪽에 각각 두 개의 방이 있으며, 위쪽을 심방(atria), 아래쪽을 심실(ventricle)이라고 한다. 좌우 두개의 펌프(pump)기능이 있으며, 대동맥, 폐동맥이 심장으로부터 나오고 폐정맥과 대정맥이 심장으로 들어간다. 또한 심장의 좌우를 나누는 벽을 심방중격(interatrial septum)과 심실중격(interventricular septum)이라고 하며 심방과 심실사이, 심실과 혈관 사이에는 판막(valves)이 있어 혈액의 역류를 방지한다.

1) 심방: 순환하여 심장으로 돌아오는 혈액을 받아들이는 장소

❶ 우심방 : 상대정맥, 하대정맥, 심장정맥으로부터 혈액이 들어오는 장소

❷ 좌심방 : 폐에서 산화된 혈액이 폐정맥을 통해서 들어오는 장소

2) 심실: 심장의 펌프 작용이 일어나는 곳으로 넓은 공간과 두꺼운 벽으로 구성 됨

❶ 우심실 : 우심방으로부터 들어온 혈액을 폐동맥을 통해 폐로 전달하는 장소

❷ 좌심실 : 좌심방으로부터 들어온 혈액을 대동맥을 통해 신체 각 기관으로 전달하는 장소

4. 심박출량

심박출량(cardiac output)은 심장의 수축운동에 의해 1분 동안 박출되는 혈액량으로 안정시 성인은 4~6ℓ 정도이다. 일반 성인의 경우 최대운동시 최대 4배까지 증가하며 잘 훈련된 운동선수는 최대 심박출량은 30ℓ / 분 수준까지도 증가한다. 심박출량은 1회 박출량(stroke volume; SV)과 심박수(heart rate; HR)로 결정되며, 1회 박출량과 심박수 증가에 영향을 받아서 증가한다. 달리기와 같이 선자세에서 운동은 이 두 가지 모두의 증가로 이루어진다.

심박출량(CO) = 1회 박출량(SV) × 심박수(HR)
일반인 5ℓ = 71mℓ × 70bpm/min
단련선수 5ℓ = 100mℓ × 50bpm/min

5. 심박출량과 운동

심박출량과 최대산소섭취량(VO_2max)은 비례관계에 있으며, 운동을 하는 동안 심박출량의 증가는 1회 박출량과 심박수 증가에 기인한다. 그러나 일반인은 1회 박

출량이 VO_2max의 40% 이상의 높은 부하에서는 더 증가되지 않으며, VO_2max의 40% 이상의 운동강도에서는 심박수 증가로 심박출량이 증가된다. 또한 최대 심박출량은 트레이닝의 유무에 따른 운동선수와 일반인 사이에서 그리고 성별에 따라 많은 차이를 나타내며, 30세 이후 남녀 모두에게서 감소하는 경향이 나타나는데 이는 최대심박수(maximal heart rate)의 감소가 중요한 원인이다.

6. 심박수(heart rate)와 운동

심박수(heart rate)는 1분간 심장이 박동하는 수로 동방결절(SA-node)의 탈분극(depolarization) 빈도에 따라서 결정되며, 일반적으로 약 70±10회/분을 박동한다. 훈련에 의해서 단련된 우수선수는 32~40회/분 정도 박동한다. 최대산소섭취량의 40%이후 급속히 증가하여 혈액량이 급격하게 감소되거나 심장기능이 떨어져 있을 때, 1회 박출량은 감소되지만 심박출량은 심박수의 증가에 의해서 일정하게 유지될 수 있다. 운동을 하는 동안에는 활동 근육에서의 산소요구량 증가와 함께 심박출량이 증가되며, 교감신경계 활성과 부교감신경계 억제가 심박수 증기에 주된 역할을 담당한다.

7. 1회박출량(stroke volume; SV)과 운동

1회박출량은 심장이 1회 수축하면서 내뿜는 혈액의 양으로 1회박출량을 결정하는 요인은 정맥환류량, 심실의 수축력, 대동맥 및 폐동맥 혈압의 세 가지이다. 안정시 일반인의 직립자세에서 1회박출량은 남자가 70~90㎖/회, 여자가 50~70㎖/회 정도이며, 운동시에는 20~30㎖/회 정도 더 증가한다. 선수들은 심장용적 및 수축력이 증가되어 남자선수는 안정시 100~120㎖/회, 여자선수는 70~90㎖/회 정도이다. 운동시 남자선수는 150~170㎖/회, 여자선수는 100~120㎖/회 정도로 더 많이 증가한다.

훈련으로 유발된 1회박출량의 증가는 이완기말 심실용적(preload)의 증가, 심장의 수축력 증가 및 말초혈관저항(afterload)의 감소에 기인한다. 한편, 점증적으로 운동강도가 증가하면 심박수는 최대 운동시까지 직선적으로 증가하지만, 1회박출량은 운동강도의 40~60%되는 강도(심박수 120~130회/분 수준)에서 더 이상 증가하지 않는다.

8. 점증적, 간헐적, 장시간 운동시, 그리고 회복기 순환계 변화

운동에 대한 순환계는 운동형태, 운동강도, 운동시간 등에 의해서 영향을 받으며, 운동을 하는 동안 주위의 환경(온도 및 습도 등)에 의해서도 영향을 받는다, 훈련에 의한 순환계 적응은 인체의 산소공급체계가 개선된다는 것을 의미한다.

1) 점증적 운동

점증적 운동 중의 심박수와 심박출량의 증가는 산소섭취량에 크게 영향을 미치며, 근 수축에 필요한 에너지를 생성하기 위해 근육으로의 산소 공급량을 증가시킨다. 계속적인 증가로 항정상태(steady state)에 이르며, 이 시점이 산소운반능력과 산소섭취량이 최대가 되는 시기로 최대산소섭취량(VO_2max)이 된다.

점증적 운동을 하는 동안 심박출량의 증가는 심박수의 증가, 말초혈관저항의 감소 그리고 평균 동맥혈압의 증가에 의해서 나타난다. 운동 중 평균 동맥혈압의 증가는 수축기 혈압의 증가에 기인하며, 이완기 혈압은 비교적 일정하게 유지된다. 동정맥 혈압의 차이가 커질수록 혈류량은 증가되면서 심박출량도 증가하게 된다.

운동 중 심장의 작업부하량(work load)은 심근산소요구량(double product or rate pressure product; DP or RPP)에 의해서 측정할 수 있다. 운동강도가 증가하면 심박수와 수축기 혈압이 증가와 동시에 DP도 상승하여 심장의 부하를 가져온다. 최대산소섭취량시 심장에 부하되는 DP는 안정 시보다 약 5배 이상 증가한다.

심근산소요구량(double product) =
심박수×수축기 혈압

2) 간헐적 운동

인터벌 트레이닝과 같이 운동과 휴식이 반복되는 훈련은 운동을 하는 동안 심박수와 혈압의 회복 능력은 그 대상자의 체력, 환경(온도와 습도), 운동시간 그리고 운동강도에 주로 영향을 받는다. 시원한 환경에서 저강도의 간헐적인 운동을 실시하면 짧은 시간 내에 안정시의 심박수를 회복할 수 있지만, 고강도의 운동, 덥거나 습한 환경에서의 운동을 실시하면 심박수는 점진적으로 증가하고 회복이 완전하지 않다.

3) 장시간의 운동

장시간 지속적인 운동을 하는 동안 심박수, 1회박출량, 심박출량은 지속적이고 점진적으로 변화한다. 운동부하를 일정하게 장시간 지속하면 심박출량은 일정하게 유지된다. 심박출량의 일정한 유지는 1회박출량이 감소하는 반면에 심박수가 점진적으로 상승되기 때문이다. 이러한 현상을 심혈관 유동(cardiovascular drift)이라고 하며, 이는 운동 중 체온 상승으로 인하여 피하 혈관의 확장과 탈수로 혈장량의 감소함에 따라 심장으로 회귀하는 혈액량(정맥혈 회귀량)이 감소되어 1회 박출량이 감소되는 것이 원인이다. 따라서 심박출량을 일정하게 유지하기 위해 감소된 1회 박출량만큼 심박수가 증가시켜 이를 보상하여야 한다.

4) 회복기

단시간 저강도 운동 후에 심박수, 1회 박출량, 그리고 심박출량은 모두 빠르게 안정시 상태로 회복되며, 장시간의 운동은 회복시간이 보다 길게 나타난다. 잘 훈련된 사람은 훈련되지 않은 사람보다 회복력이 빠르다. 심박수 회복곡선은 잘 훈련된 사람과 훈련되지 않은 사람이 유사하게 나타나지만 회복시간은 보다 빠르게 나타난다. 이는 훈련의 효과에 의해서 같은 강도의 운동을 하더라도 훈련된 사람의 심박수가 훈련되지 않은 사람보다 높게 증가되지 않기 때문이다.

9. 스포츠심장

장기간 운동과 훈련으로 인한 순환계의 적응현상으로 심장이 형태적(심장용적 증대, 심장벽 두께 증대), 기능적(심근 수축력 증대, 1회박출량 증가, 최대 심박출량 증가, 안정시 및 최대하운동시 심박수 감소) 변화로 심장기능이 우수한 경우를 스포츠 심장(sport heart)이라고 한다. 스포츠 심장은 좌심실의 내경과 두께가 증가하는 것으로 수축력을 높여 최대 심박출량을 증가시키고 심장 모세혈관이 증가하여 운동의 적응력과 회복력이 높아지게 된다. 이와 같은 심근비대는 병적인 것이 아니라 작업능률을 증가시킬 수 있으며, 심박수는 낮지만 힘차게 박동하기 때문에 혈액의 순환량이 많아 능률적이다. 스포츠 심장은 주로 좌심실이 비대한 것을 의미하며, 장거리 선수와 단거리 선수 사이에 차이가 있다. 단거리 선수는 심실벽 두께가 증가하나 좌심실 용적의 크기에는 큰 변화가 없는데 비하여 장거리 선수는 좌심실 용적은 증가하나 심실벽의 두께에는 큰 변화가 없는 것이 특징이다.

심박출량은 안정시에 5ℓ 정도이고 운동시에는 20ℓ 나 증가하게 된다. 심장기능이 우수한 선수는 1회박출

[표 5-1] 일반인 심장과 스포츠 심장 비교

항목	일반인 심장	스포츠 심장
1회 박출량	안정시: 70~90mℓ/회 최대운동시: 100~120mℓ/회	안정시: 120mℓ/회 최대운동시: 150~170mℓ/회 장거리 선수: 200mℓ/회
심박수	60~80회/분	32~40회/분
심박출량	최대운동시: 18~20ℓ /분	최대운동시: 30~40ℓ /분
심장용량	9~11mℓ/kg	14~16mℓ/kg

량 증가로 운동시 심박출량이 30ℓ 이상 되는 경우도 있다. 1회박출량의 경우 성인 남자는 안정시에 70~90mℓl 정도이며 운동선수는 120mℓ 정도이다. 이는 이것은 체격의 크기, 성별 및 체력단련 유무에 따라 차이가 있으며, 남자는 여자보다 25~30% 많다.

10. 심폐지구력

심폐지구력(cardiorespiratory fitness)이란 지속적인 운동을 하는 근육으로 산소와 영양소를 효과적으로 전달하는 순환계와 호흡계의 능력을 말한다. 운동을 시작하게 되면 정상시보다 근육의 산소 요구량과 영양소 요구량 및 노폐물제거 요구량이 많아진다. 이때 우수한 심폐지구력을 가진 경우 순환계와 호흡계의 협동작용으로 조직에서 대사과정에 의해 생성된 이산화탄소 같은 노폐물을 제거하고 조직으로 산소와 영양소를 효과적으로 공급하여 운동이 계속 유지 될 수 있도록 해준다. 운동요소 가운데 심폐지구력은 신체활동 중 유산소성 운동수행능력을 결정짓는 중요한 자료로 체력의 여러 구성요소 중에서 가장 중요하다. 심폐지구력이 좋은 사람이 심혈관 계통의 질환이 낮을 뿐만 아니라 많은 피로 없이 장시간의 운동이나 작업을 수행할 수 있기 때문이다.

11. 최대산소섭취량(VO₂max)

신체운동은 에너지를 필요로 하며 이러한 에너지는 체내에 저장되어있는 영양소의 산화에 의하여 얻어진다. 따라서 신체운동이 활발해지면 그 만큼 에너지 필요량이 증가하기 때문에 산소섭취량도 증가하게 된다. 유산소성 능력의 주체가 되는 심폐지구력은 최대산소섭취량과 밀접한 관계를 가진다. 최대산소섭취량이란 인체가 최대로 운동하는 중에 섭취할 수 있는 단위 시간당 산소의 양(ℓ/min)을 말한다. 최대산소섭취량은 개인의 신체 크기와 체중에 의하여 큰 차이를 나타내며 이러한 오차를 감소시키는 방법으로서 단위체중당 산소섭취량으로 표시(mℓ/kg/min)되며, 이는 개인간 비교, 동일 피검자에 있어서의 훈련의 효과를 검증하는데 유용하다. 또한 최대산소섭취량은 유산소 과정에서 방출할 수 있는 에너지의 단위 시간치를 의미하기도 하는데, 이러한 관점에서 최대유산소파워(maximal aerobic power)와 같은 의미로 쓰이고 있다. 따라서 산소섭취량이 큰 사람은 작은 사람에 비하여 같은 수준의 운동부하라도 힘들지 않고 쉽게 해낼 수 있는 능력을 가진 사람으로 평가된다. 또한 최대산소섭취량은 최대 심박출량, 최대 1회박출량, 심장용적, 헤모글로빈의 양 등과 매우 높은 상관관계가 있으며, 호흡·순환계의 기능 및 조직에서의 산화과정 등을 반영하는 가장 합리적인 생리적 지표가 된다.

최대산소섭취량은 활동근에 필요한 산소량 즉 활동근의 산소 소비계가 최대로 작동하여 운반한 산소의 양으로 이러한 수준을 운동중에 계속적으로 유지할 수 있는 것이 아니고, 호흡·순환계 기능이 운동에 적응하면서부터 불과 수분간에 걸쳐 유지될 뿐이므로 최대산소섭취량이 크다는 것은 지구성운동을 여유 있게 수행할 수 있는 상태라고 할 수 있다. 또한 개인의 산소섭취능력은 그 사람이 장시간에 걸쳐 수행할 수 있는 운동의 강도를 결정짓는 중요한 요소이다.

1) 운동프로그램과 최대산소섭취량의 변화

최대산소섭취량은 활동근에 혈액을 공급하는 심혈관계의 척도로서 유산소성 능력을 나타낸다. VO_2max의 증가는 달리기, 자전거타기, 크로스컨츄리, 수영 등과 같이 대근육을 사용하는 운동을 50~85%의 강도로 30~60분 동안 주 3~5회 정도의 지구성운동 프로그램이 필요하다. 2~3개월 동안의 지구성 운동 결과 VO_2max 평균적인 증가는 대략 15%정도이지만 VO_2max 수준이 낮은 사람은 30~50%로 더 큰 향상을 가져온다. 유전적으로 VO_2max의 40~60%정도가 결정되지만, 좌식생활을 하는 정상인에서 장기간의 강한 지구성훈련은 40%이상의 VO_2max 증가를 가져온다. 젊고 좌식생활을 하는 사람은 지구성 훈련 후 VO_2max 증가는 대략 50%정도가 1회박출량의 증가에 기인하며(최대심박수는 변화가 적음), 50%정도는 동정맥산소차에 기인한다.

12. 심폐지구력 측정

운동 중 에너지 소비량을 측정하는 것은 매우 중요한 일이다. 또한 다양한 활동시 소비된 에너지량, 즉 수행된 운동량을 측정하는 것은 운동프로그램 개발에서 있어서 필수적인 사항이다. 에너지 소비량 측정시에 흔히 사용되는 기구로는 싸이클 에르고미터(cycle ergometer), 트레드밀(treadmill), 스텝 테스트(step test) 등이 있으며, 이 기구들을 사용하여 수집한 자료를 기초로 VO_2max, 에너지소비량 등을 측정하고, 피검자의 운동능력을 평가할 수 있다.

심폐지구력을 평가하기 위해서는 정밀한 기자재를 이용하여 최대산소섭취량을 측정해야하지만 여러가지 제약이 따르므로 이러한 문제점을 해결하고 단시간 내에 많은 인원에 대한 심폐지구력 측정을 할 수 있도록 고안해 낸 것이 현장검사(field test)와 step 검사다.

1) 현장검사

간단한 측정기구를 필요로 하며 어느 곳에서나 실시할 수 있는 검사들을 말한다. 트레드밀이나 싸이클 에르고미터를 이용한 최대 또는 최대하 운동검사는 현장에서 대규모 집단의 심폐지구력을 측정하는 데에는 적당하지 않다. 따라서 지구성 달리기와 같은 다양한 현장 운동검사 등을 이용한다. 이러한 검사들은 실제적이고 비용이 싸며 시간이 적게 걸리며 대규모 집단에 실시하기 쉽다. 최근에는 심박수 측정기가 발달하여 현장검사시에도 비교적 정확한 심박수 측정이 가능하다는 장점이 있다.

(1) 지구성 달리기

가장 일반적으로 사용되는 지구성 달리기는 유산소능력을 평가하기 위해 1500m 달리기와 12분 달리기 등을 이용한다. 지구성 달리기는 보다 건강한 사람은 주어진 거리를 짧은 시간 안에 달릴 수 있거나 또는 주어진 시간에 더 먼 거리를 달릴 수 있다는 가정에 기초한다.

[표 5-2] 남자의 1,500m 달리기 평가표

(단위: 분:초)

연 령	매우 우수	우수	보통	약함	매우 약함
20대 미만	5:33 이하	5:34~6:06	6:07~6:37	6:38~7:09	7:10 이상
20대	5:33 이하	5:34~6:06	6:07~6:37	6:38~7:09	7:10 이상
30대	5:15 이하	5:16~6:05	6:06~6:52	6:53~7:21	7:22 이상
40대	6:23 이하	6:24~6:55	6:56~7:45	7:46~8:08	8:09 이상
50대이상	7:03 이하	7:04~7:39	7:40~8:13	8:14~8:59	9:00 이상

[표 5-3] 여자의 1,500m 달리기 평가표

(단위: 분:초)

연 령	매우 우수	우수	보통	약함	매우 약함
20대 미만	6:49 이하	6:50~8:01	8:02~9:07	9:08~10:18	10:19 이상
20대	6:49 이하	6:50~8:01	8:02~9:07	9:08~10:18	10:19 이상
30대	7:46 이하	7:47~8:57	8:58~10:03	10:04~11:13	11:14 이상
40대	9:12 이하	9:13~9:53	9:54~10:37	10:38~11:04	11:04 이상
50대이상	9:08 이하	9:09~9:40	9:41~10:37	10:38~11:33	11:34 이상

(2) 1500m 달리기

평평한 1500m가 정확히 측정된 구역에서 5분 동안 걸은 후 스트레칭 등으로 준비운동을 한다. 준비운동이 끝나면 검사대상자는 출발점에 대기한 후 출발과 함께 초시계의 시작 버튼을 누른다. 최고의 속도로 빠르게 달려 1500m를 완주한 시간을 기록한다.

(3) 12분 달리기

거리측정이 용이한 트랙이 있는 운동장에서 실시하며, 12분동안 최대한 먼거리를 달리거나 걸은 거리를 측정한다. 이것은 미국의 Cooper가 창안한 유산소능력평가를 위한 검사이며, 많은 사람을 동시에 실시할 수 있다.

준비운동을 실시한 후 트랙을 12분간 달린다. 12분간 달리거나 걸은 거리는 유산소능력과 매우 상관이 높다. Cooper의 보고에 의하면, 이 측정은 35세 미만의 경우에 건강상의 문제점이 없을 때에는 누구나 실시할 수 있으며, 35세 이상으로 최근 6주 동안 주당 3일 이상 운동을 실시하지 않았을 경우에는 실시하지 않는 것이 바람직하다.

(4) 스텝 테스트

심폐지구력을 정확하게 측정하기 위해서는 정밀한 기자재를 사용해 최대산소섭취량 및 심박출량을 측정하여야 하지만 시간상 제약이 따르므로 이러한 문제점을 해결하고 단시간 내 많은 인원에 대한 심폐기능 측정을 할 수 있도록 고안된 것이 바로 step test이다.

Step test의 장점은 실내와 실외 모두 실시할 수 있고 고가의 장비나 고도의 훈련을 받은 측정자 없이도 현장에서 대규모 집단에 대하여 실시할 수 있으며 심박수를 이용한 최대산소섭취량의 간접추정에 적당하다. 또한 운동시에 많은 근육이 참여하여 트레드밀 검사와 거의 동일한 수준의 최대산소섭취량에 도달할 수 있다.

메트로놈을 분당 120회로 조절한 뒤 4박자로 오르내리기 연습을 3~4회 시킨다. 승강대 위에서 반드시 무릎을 곧게 펴도록 한다. 메트로놈의 박자에 맞추어 순서대로 위로, 위로, 아래로, 아래로의 동작을 각각 0.5초씩 실시하여 1회 순환을 30번씩 총 5분 실시한 후 의자에 앉힌다. 운동 후 1분~1분 30초 , 2분~2분 30초, 3분~3분 30초 사이의 심박수를 경동맥이나 요골동맥에서 측정한다.

심박수로 신체 효율지수(PEI: physical efficiency index)를 구한다

[표 5-4] 남자의 12분 달리기 평가표

(단위: m)

연 령	매우 우수	우수	보통	약함	매우 약함
20대 미만	2,843 이상	2,569~2,833	2,322~2,568	2,058~2,321	2,057 이하
20대	2,843 이상	2,569~2,833	2,322~2,568	2,058~2,321	2,057 이하
30대	2,592 이상	2,656~2,951	2,079~2,655	2,084~2,378	2,083 이하
40대	2,525 이상	2,130~2,524	1,841~2,129	1,640~1,842	1,639 이하
50대이상	2,220 이상	1,960~2,219	1,783~1,959	1,662~1,782	1,661 이하

[표 5-5] 여자의 12분 달리기 평가표

(단위: m)

연 령	매우 우수	우수	보통	약함	매우 약함
20대 미만	2,366 이상	2,045~2,365	1,745~2,044	1,424~1,744	1,423 이하
20대	2,366 이상	2,045~2,365	1,745~2,044	1,424~1,744	1,423 이하
30대	2,136 이상	1,895~2,135	1,670~1,894	1,421~1,669	1,420 이하
40대	1,805 이상	1,572~1,804	1,510~1,571	1,377~1,509	1,376 이하
50대이상	1,790 이상	1,647~1,789	1,555~1,646	1,268~1,554	1,267 이하

* 신체효율지수(PEI) = [운동시간(초) × 100] / (2 × 회복 심박수의 3회 총합)

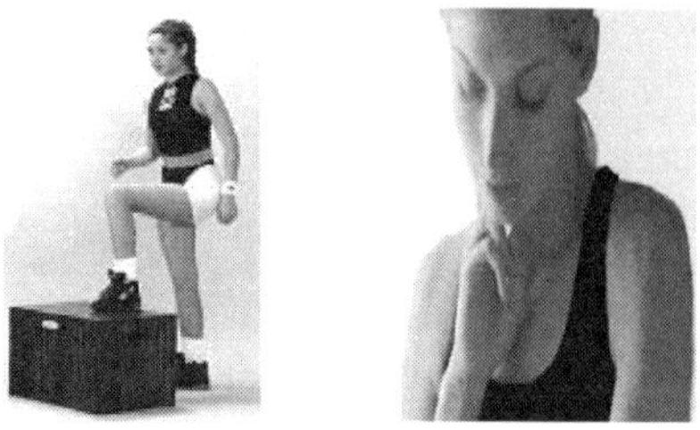

[그림 5-2] 스텝테스트 검사

2) 직접검사

운동시 에너지소비량은 운동량에 비례하여 증가하나, 산소섭취량은 에너지소비량에 미치지 못한다. 산소섭취량은 심폐기능이 좋을수록 증가하며, 개인의 심폐기능이 어느 정도인지는 최대산소섭취량을 직접 또는 간접적으로 측정하여 평가할 수 있다. 심폐지구력은 운동부하 검사법을 이용하여 평가하는데, 최대 운동시의 최대 산소섭취량량을 직접 측정하여 판단하는 최대 운동검사법과 목표심박수에 도달할 때까지의 운동지속시간을 측정하여 산소섭취량량을 간접적으로 추산하는 최대하 운동검사법이 있다.

운동부하검사는 운동부하를 단계적으로 높여감으로써 평상시에 나타나지 않는 심장질환을 운동중에 진단하며, 개인의 생리학적 기능인 최대산소섭취량을 측정하고 평가함으로써 개별적 운동처방에 필요한 정보를 수집하는데 그 목적이 있다. 운동부하검사 실시는 트레드밀(treadmill)과 자전거(cycle) ergometer를 사용하는데 대상에 따라 적절한 측정방법을 사용하여야 한다.

(1) 운동부하검사(graded eercise test: GXT)

심폐지구력을 평가하는데 사용되는 가장 보편적인 검사 중의 하나는 점증적 운동부하검사로서 피험자가 더 이상 운동할 수 없는 탈진(all-out) 때까지 점증적으로 운동강도를 증가시키면서 피험자의 심혈관계 기능(ECG, 심박수, 혈압), 호흡계기능(환기량, 호흡빈도) 그리고 대사적반응(산소섭취량) 등을 관찰한다.

(2) 트레드밀 검사방법

트레드밀 검사는 피검자가 기계 위에서 걷거나 뛸 때 나타나는 생리적 반응(산소섭취량, 환기량, 심박수)을 직접 측정한다. 운동부하가 자연스러운 걷기나 심혈관계에 가장 부담을 주는 달리기 형태까지 다양하게 이용할 수 있어 체력수준이 낮은 사람부터 높은 사람까지

[표 5-6] 남자의 신체효율지수 평가표

연 령	매우 우수	우수	보통	약함	매우 약함
20~29	73.3 이상	65.5~73.2	54.8~65.5	46.9~54.7	46.8 이하
30~39	78.3 이상	69.9~78.2	58.4~69.8	50.0~58.3	49.9 이하
40~49	78.6 이상	70.1~78.5	58.5~70.0	50.1~58.4	50.0 이하
50~59	78.8 이상	70.3~78.7	58.6~70.2	50.1~58.5	50.0 이하
60~69	79.0 이상	70.4~78.9	58.5~70.3	59.9~58.4	59.8 이하

[표 5-7] 여자의 신체효율지수 평가표

연 령	매우 우수	우수	보통	약함	매우 약함
20~29	69.6 이상	62.2~69.5	51.9~62.1	44.5~51.8	44.4 이하
30~39	77.2 이상	68.8~77.1	57.3~68.7	48.9~57.2	48.8 이하
40~49	77.4 이상	68.7~77.0	57.2~68.6	48.8~57.1	48.7 이하
50~59	77.4 이상	68.8~77.3	56.9~68.7	48.3~56.8	48.2 이하
60~69	77.5 이상	68.8~77.4	56.7~68.7	58.0~56.6	47.9 이하

측정이 가능하다. 초기 운동시에는 반드시 보조대를 잡고 걷거나 뛰도록 지시하며 피검자가 균형을 잡을 수 있도록 해 준다.

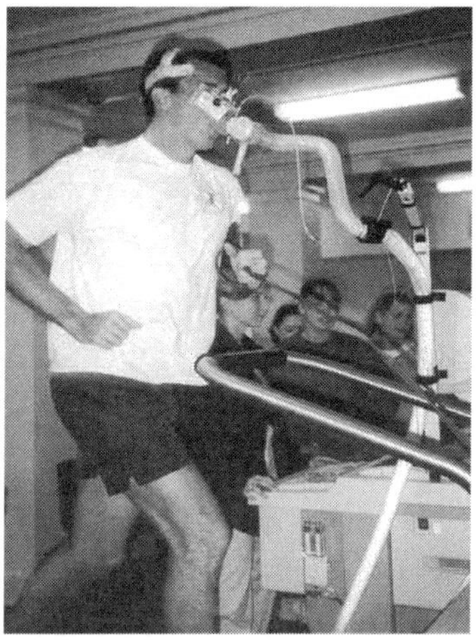

[그림 5-3] 트레드밀 검사

피섬사는 심폐기능에 이상이 없어야 하며, 실험 전 2~3시간 이내에는 식사, 담배, 술, 카페인성 음료 등의 섭취를 금한다. 피검자의 몸에 이상이 느껴질 때는 즉각 실습을 중단하고 휴식을 취한다.

장점은 실내에서 실험하므로 날씨에 영향을 받지 않고 오차를 줄일 수 있다.

단점은 기구가 비싸고 노약자, 비만자의 경우 관절에 무리를 줄 수 있으므로 이러한 사람들은 자전거 ergometer 검사를 실시한다.

(3) 트레드밀 프로토콜(protocol)

트레드밀 검사시 점증적으로 운동강도를 올리는 것은 매우 중요하다. 대상자에 따라 경사도(grde)와 속도(speed)를 올리는 여러 가지 프로토콜이 있다.

● Bruce protocol

피검자의 연령, 체중 등을 측정한다.

피검자의 가슴에 심박수 측정기를 연결한다.

준비가 끝나면 피검자를 10분간 안정시킨 후, 안정시의 심박수를 측정한다.

출발과 정지법을 설명하고 필요한 경우에 시범을 보이며, 난간을 잡고 한발로 뒤꿈치부터 천천히 속도에 적응을 하고 두발로 걷기를 한다.

Bruce protocol은 초기 경사와 수행속도를 10%와 1.7mph로 시작하여 매 3분 간격으로 2%의 경사도와 0.8~0.9mph의 부하속도를 점증적으로 증가하여 의지

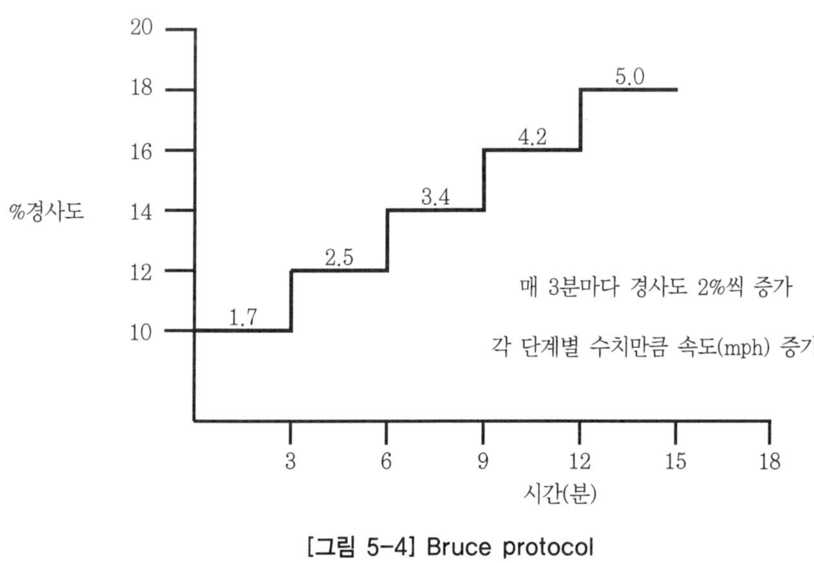

[그림 5-4] Bruce protocol

적으로 더 이상 운동을 지속할 수 없는 탈진상태(all-out)까지 운동을 지속시키는 점증적인 운동부하방법으로 대부분 3~4단계(9~12분)에서 검사가 종료된다.

검사 대상자는 정상인, 어린이 등이며, 심장질환자, 고령자 및 심근경색증 환자에게는 부적합한 운동부하 검사법이다.

여자 피검자의 경우에는 운동부하를 서서히 증가시키는 Balke 방법을 사용한다. Balke 방법은 treadmill 속도를 3.4mph로 고정한 상태에서 경사를 수평에서부터 분당 1%씩 올리면서 운동부하를 증가시킨다.

(3) 자전거 ergometer 검사방법

자전거 에르고메터(ergometer)는 자전거 바퀴의 회전수와 페달에 가해지는 장력(KP)를 변경하여 운동강도를 조절하여 심폐기능을 측정한다. 자전거 에르고메터의 장점은 운동강도가 체중과 무관하여 노약자도 측정이 용이하며 전기기 필요하지 않고 상체가 고정되어있어 좋은 심전도를 나타낼 수 있다는 점이다. 또한 가격이 상대적으로 저렴하며 이동이 간편하다는 점도 있다. 그러나 다리근육만이 주로 사용되며, 트레드밀 보다 산소섭취량이 적게 나타난다는 점과 피검자가 탈진하기 전에 국부적 근육의 피로에 의해 운동을 중단하기도 한다는 점 등의 단점이 있다.

13. 심폐지구력 향상을 위한 운동처방

초기 운동단계에서의 운동은 유산소성 운동이 적절하며 이때의 운동강도는 자신의 최대능력의 40~60% 수준이 바람직하다. 운동시간은 처음에 10~15분 정도로 시작하여 2주정도 지나면 차츰 시간을 늘려서 45분 정도 지속할 수 있도록 하는 것이 좋다. 이 단계를 4~6주간 지속한다. 향상단계는 16~20주정도 실시하며 이때의 강도는 60~85% 수준으로 증가시키고 운동시간 역시 2~3주 간격으로 증가시킨다. 처음 운동을 시작하여 6개월 정도 경과되면 유지단계 프로그램을 실시한다. 이 단계에서는 운동의 지루함을 방지하고 흥미를 높이기 위해 1주일에 2~3일은 달리기 등을 했다면, 2일은 구기운동한다. 체력수준이 낮은 사람은 운동을 시작하는 초기단계에는 뼈나 관절의 손상예방과 근육의 피로를 방지하기 위해서 격일제 운동이 좋으며, 조보자에게는 운동강도 조절이 용이하지 못한 에어로빅, 라켓 운동 등은 적합하지 않고 숙달된 경우에 하는 것이 바람직하다. FITT법에 따라서 운동프로그램을 설정한다.

1) 운동빈도

운동빈도(exercise frequency)는 최소한 주 2회 이상

[표 5-8] 남자의 최대산소섭취량 평가표

(단위: ㎖/kg/min)

연 령	매우 우수	우수	보통	약함	매우 약함
20대	53 이상	43~52	33~42	25~33	25 이하
30대	49 이상	39~48	31~38	23~30	23 이하
40대	45 이상	36~44	27~35	20~26	20 이하
50대이상	43 이상	34~42	25~33	18~24	18 이하

[표 5-9] 여자의 최대산소섭취량 평가표

(단위: ㎖/kg/min)

연 령	매우 우수	우수	보통	약함	매우 약함
20대	49 이상	38~48	31~37	24~30	24 이하
30대	45 이상	34~44	28~33	20~27	20 이하
40대	42 이상	31~41	24~30	17~23	17 이하
50대이상	38 이상	28~37	21~27	15~20	15 이하

주 3~5회 정도가 적정하다. 3일 간격에 한번 운동을 하는 주 2회의 운동도 심폐지구력의 향상을 가져오지만 2일 간격으로 운동을 하는 주 3일의 운동보다는 운동강도가 높아야 하며 체중감소에 대하여는 효과가 적다.

초기단계: 좌업 생활자, 3회/주,

향상단계: 좌업 생활자, 5회/주. 정상 생활자, 2~4회/주

2) 운동시간

운동시간(exercise time)은 초기에 15분에서 20~30분으로 증가시키며 점차 40~60분으로 증가시킨다. 운동시간은 한번의 운동으로 200~300kcal 정도의 열량을 소모할 수 있는 운동시간이 심폐지구력 향상을 가져올 수 있는 최소한의 역치 수준이다.

보통 가벼운 운동강도로 장시간 운동을 하는 것이, 높은 운동강도로 단시간 운동을 하는 것보다 효과적이다. 1시간 운동후 피로를 느끼지 않고 편안함을 느껴야 하며, 운동시간이 길거나 급격한 증가는 중도 포기의 원인이 된다.

3) 운동강도

심폐지구력 향상을 위한 운동강도(exercise intensity)는 최소한 최대산소섭취량의 50~85%사이에서 유지되어야 한다. 대략 200~300kcal정도 열량을 소모할 수 있도록 구성되어야 하며, 체중조절의 목표나 혹은 심혈관계질환의 위험을 줄일 수 있어야 한다.

운동강도와 심박수 간에는 상관이 높기 때문에 운동강도 설정에 있어 심박수는 유용한 지표로 사용된다. 그러므로 심폐지구력 향상을 위한 운동강도 설정은 목표심박수를 이용한다.

(1) 직접적인 방법

운동부하검사를 통하여 VO_2max의 60~80%수준일 때의 심박수를 확인하여 목표 운동강도의 심박수 범위를 설정하는 방법이다. VO_2max가 12MET인 경우 VO_2max의 60%~80%의 MET수준은 7.2~9.6MET이며 이때의 심박수 범위는 138~164박/분이므로 심폐지구력 향상을 위한 목표심박수는 138~164박/분이다.

[표 5-10] %최대심박수, %예비심박수, %최대산소섭취량의 관계

% VO_2Max	% 심박예비량	% 최대심박수
50	50	66
55	55	70
60	60	74
65	65	77
70	70	81
75	75	85
80	80	88
85	85	92
90	90	96

(2) 간접적인 방법

운동의 강도는 심박수로 표현되며, 운동의 효과를 최대화하기 위해서 필요한 운동강도를 알기 위해서 Karvonen 계산방식으로 목표심박수(target heart rates; THR)를 구한다.

목표심박수 = 운동강도 × (최대심박수-안정시 심박수)+안정시 심박수

예) 연령이 50세인 남자가 안정시 심박수가 70회/분일 때 60~80%의 운동강도를 설정하시오.

· 최대심박수(220-연령): 220-50세 = 170회/분

· 예비심박수: 170-70 = 100회/분

· 최저 목표심박수 : [100 × 60%] + 70 = 130회/분(유효한계)

· 최대 목표심박수 : [100 × 80%] + 70 = 150회/분(안전한계)

이 남자는 130~150회/분 사이에서 운동을 지속하면 심폐지구력 향상의 운동강도에서 운동을 실시하여 운동효과가 나타날 수 있다.

4) 운동 형태

심폐지구력 향상을 위한 운동은 큰 근육을 사용하며 역동적이고 유산소적인 신체운동이다. 중요한 것은 어떤 운동

을 선택하든 관계없이 그 운동을 즐겁게 할 수 있어야 한다.

형태Ⅰ: 걷기, 조깅, 달리기, 자전거 타기 등, 체력 수준이 하급, 운동 초기단계

형태Ⅱ: 수영, 스케이팅, 크로스컨츄리 스키, 스포츠댄스 등, 체력 수준이 중급, 운동 발달단계

형태Ⅲ: 테니스, 배드민턴, 축구, 농구, 레크리에이션 활동 등, 체력 수준이 중 · 상급, 운동 유지단계

5) 운동 방법

심폐지구력 향상을 위한 운동방법은 지속법, 인터벌(interval)법, 파틀렉(fartlek)법, 순환(circuit)법 등이 있으며, 운동 현장에서는 강도의 안정성 때문에 지속법이 가장 권장된다.

14. 조깅, 달리기 그리고 마라톤

지구상의 육상 동물에 있어서 다리기는 생존에 있어 가장 중요한 능력으로 인류에게 달리기는 생존 그 자체였다. 현대사회에 있어서 달리기는 즐거움을 추구하는 취미활동이고 신체를 달련하는 중요한 수단으로 스포츠의 의미가 크다. 달리기는 신체 근육을 여러 부분에서 사용하는 전신운동으로 신체 근육을 고르게 발달시킬 수 있으며, 호흡순환계에 많은 자극을 주어 호흡능력을 발달시키고 심장과 호흡을 튼튼하게 하며 적혈구를 증가시켜 산소운반 능력을 향상시킨다.

[표 5-11] 심박수와 %최대산소섭취량 이용한 연령대 별 운동강도

운동강도							1일 운동 시간(분)
$\%\dot{V}O_2max$	심박수						
	연령20대	30대	40대	50대	60대	70대	
50%(가벼운 운동)	130	125	120	115	110	105	30~45
60%(약간 강한 운동)	144	138	132	126	120	114	20~30
70%(강한 운동)	158	151	144	137	130	123	15~20

[표 5-12] 향상단계와 유지단계의 심폐지구력 향상 프로그램

운동단계	주	운동시간 (분)	운동강도		거리 (km)	빈도
			$(\%\dot{V}O_2max)$	(METs)		
	1~2	24	70	9.0	3.2	3
향상단계	3~4	25	70~80	9.0~10.2	4	3
	5~6	30	70~80	9.0~10.2	4.8	4
	7~8	28	80~85	10.2~10.9	4.8	4
	9~10	32	80~85	10.2~10.9	5.6	5
	11~12	30	85~90	10.9~11.7	5.6	5
	13~14	34	85	11.9	6.4	5
	15~16	32	85~90	11.9~12.6	6.4	5
	17~18	36	90	12.6	7.2	5
	19~20	40	90	12.6	8	5
유지단계	21+	40~60	85~90	12.0~12.6	8	3
		60	탁구	8.0~12.0		2
		60	농구	8.0+		1

조깅(jogging)은 신체의 힘을 빼고 가볍게 달리는 동작의 운동을 말하며, 경기로서 달리는 행위가 아니고 건강유지 증진이나 보건상의 목적으로 행해지는 달리기를 의미한다. 가벼운 달리기는 심폐기관에 적절한 자극을 주어 혈액순환과 심폐지구력을 증진시키는 효과가 있다. 또한 자신의 운동 능력에 맞추어 강도를 조절하며 특별한 기술이나 장소, 장비 등의 영향을 받지 않는 장점이 있다. 현재 우리나라에서는 많은 사람들이 달리기를 하고 있으며, 전국적으로 개최되는 마라톤(marathon)대회가 연간 약 200개 정도 개최되고 있다.

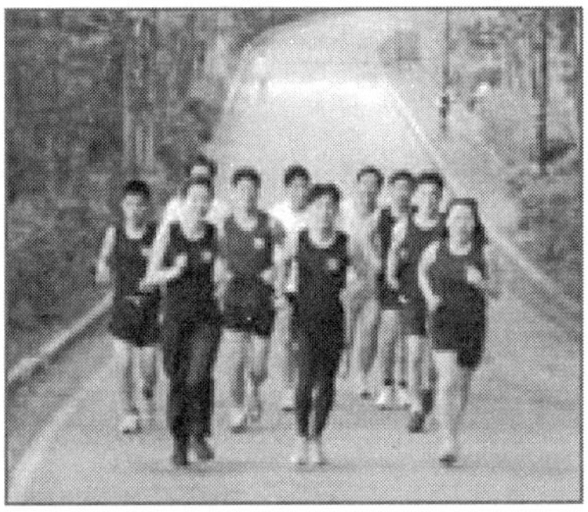

[그림 5-5] 달리기

마라톤 대회 가운데에는 전문적인 선수만이 참가하는 대회와 동호인을 대상으로 한 마라톤 경기도 많이 실시되고 있다. 동호인 대회는 거리별로 5km, 10km, 하프 코스(21km), 풀 코스(42.195km)가 있다.

1) 조깅 및 마라톤의 장비

일반적으로 달리기는 누구나 접할 수 있는 운동이므로 특별한 장비가 필요하지 않다고 생각하기 쉽다. 그러나 오랜 동안 동일한 동작을 반복적으로 실시하는 운동이고 지면에 체중을 딛는 운동이기 때문에 잘못된 운동화 등의 선택은 신체 무릎, 발목 등에 만성적인 손상이 나타나기 쉽다.

2) 운동화

인간에 있어 기본이 되는 보행에서 가장 중요한 부분이 기초가 되는 것이 발이며 발을 보호하는 용구가 바로 신발이다. 신발은 단순한 발의 보호수단만이 아니라 발의 기능을 향상시키기 위하여, 또한 활동의 종류와 내용에 따라 다양화하면서 그 특수 기능에 맞게 발전되었다. 운동화는 경기종목별로 구별되어 다양한 종류가 소개되고 있으며, 종목별로 포지션, 수준, 신체 특징 등을 고려하여 더욱 세분화되고 새로운 스포츠화가 계속 소개되면서 종류가 다양해지고 있다. 운동화는 달리기를 할 때 가장 중요한 장비라 할 수 있다. 달릴 때 무릎과 발목에 오는 충격은 체중의 약 3배 정도인데 신발은 이에 대한 유일한 보호 장비이기 때문이다. 달리기용 신발은 1주일에 달리는 거리와 달리는 코스의 특성에 따라 선택해야 한다. 1주일에 50km 이하를 달릴 때는 내구성이 우수하고 자신의 발에 맞는 신발을 구입하면 되지만, 그 이상을 달릴 때는 달리는 방법과 발의 형태에 따라 고안된 신발을 이용하는 것이 좋다. 좋은 운동화는 최적의 충격흡수와 쿠션기능이 있으며 통풍이 우수하고 유연해야 한다. 또한 지면의 돌출물로부터 발목 보호하기 위하여 뒤틀림 방지 및 뒷축 지지 기능이 있어야 한다. 그리고 신발 바닥은 최적의 마찰력을 제공할 수 있어야 한다.

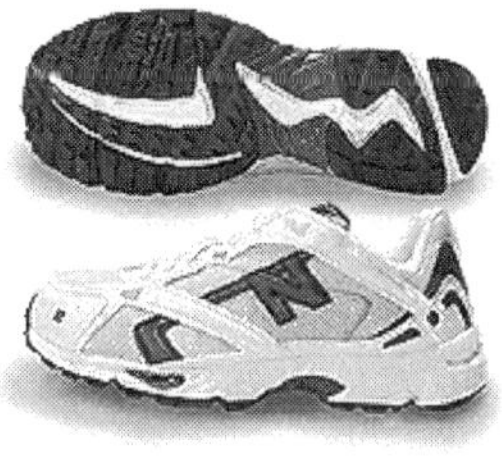

[그림 5-6] 운동화

3) 운동화를 선택하는 방법

발은 일반적으로 좌측발보다 우측발이 큰 경우가 많으므로 작은 쪽에 기준을 둔 운동화를 신는 다면 큰 발쪽에 동통을 가져올 수 있다. 발의 크기는 언제나 같다고 생각하기 쉬운데 그렇지 않다. 발너비는 환경과 활동여건에 따라 하루 중에서도 활동을 많이 하고 난 오후 3~4시 경에는 아침보다 2~10%정도 증가하여 평평해지면서 종종 부어오르기도 하기 때문에 발의 크기가 가장 큰 시기이다. 따라서 좌우 족장의 차이와 발너비 변화에 다른 차이를 고려하여 운동화를 구입하여야 한다.

4) 운동복

계절별로 다양한 형태의 운동복이 있지만, 기본적으로 체온조절 기능이 있고 편안해야 한다. 달리기에 편안함을 주는 복장은 반바지와 러닝셔츠라 할 수 있다. 운동복의 소재는 젖었을 때 무게가 많이 나가는 면보다는 땀의 배출이 즉시 이루어지는 합성소재가 바람직하다. 또한 반복적인 마찰로 인한 피부의 쓸림을 방지하기 위해 약간 큰 치수로 선택하는 것이 좋다. 여성들은 뛸 때 가슴이 출렁이기 때문에 스포츠브라를 착용하는 것이 좋다. 스포츠브라는 가슴이 움직이는 것을 막고 천과의 마찰을 줄이기 위해서 꼭 맞는 것을 골라야한다.

15. 달리기가 호흡순환계에 미치는 영향

달리기는 심장 운동을 증가시켜 심박수와 심박출량을 증가시킨다. 장기간 지속적인 달리기 운동은 좌심실 직경이 커지고 심장벽이 두꺼워 진다. 질병에 의한 심장 변화와 달리 달리기에 의한 심장 변화는 일반인에 비하여 안정시 심박수가 낮고, 혈압이 낮으며, 좌심실 증대 등이다. 호흡계의 기능 유지는 달리기에 있어 또 다른 중요한 기능으로 달리기로 인한 인체의 산소 요구량 증가에 따른 부족한 산소를 공급하는 역할을 한다.

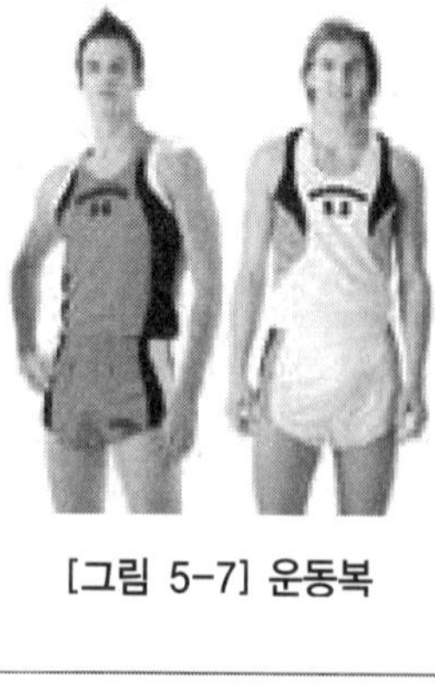

[그림 5-7] 운동복

16. 달리기 중독증인 러너스 하이

주기적으로 달리기를 하던 사람이 달리기를 하지 않으면 우울증, 불면, 식욕감퇴 등을 나타내는데 이런 현상을 통칭하여 러너스 하이라고 한다. 러너스 하이(runner's high)란 달리기를 할 때 느끼는 짜릿한 쾌감이나 도취감을 말한다. 일종의 무아지경 내지는 황홀경 같은 것이라고 할 수 있다. '내가 내 몸 밖으로 빠져나간 기분'이라고 표현하는 사람이 있고, 심지어 미국 마스터스 중엔 "코카인을 마신 것과 흡사하다"고 말하는 사람까지 있다. 운동생리학자들은 러너스 하이의 원인으로 '엔도르핀설(endorphine)'을 지지한다. 사람은 운동을 하면 모르핀과 비슷한 천연물질인 엔도르핀이 인체에 생성되는데, 이 엔도르핀이 뇌에 가득 차면 행복감을 경험하고, 이에 따라 마약 중독과 같은 증세가 나타난다고 설명하고 있다 이런 현상은 주로 마라톤을 하는 사람들에게서 일어난다. 엔도르핀은 마라톤처럼 오랫동안 격렬하게 달리거나 기진맥진한 상태가 될 때까지 계속 운동을 할 때 많이 생성되기 때문이다. 러너스 하이는 매일 50~60분 이상, 평균 15~20km, 1주에 100~150km를 달린다. 장기간 이러한 달리기는 건염, 무릎, 하퇴, 족관절 상해, 피로골절 등을 유발한다.

17. 돌연사(sudden death)를 예방하자

국제마라톤대회에서 젊은 선수가 사망하거나 국내마라톤대회에서 동호인들이 사망하는 예가 있어 전문선수나 동호인 등 나이와 상관없이 돌연사하는 불행한 사례가 자주 발생하고 있다. 이러한 돌연사 원인이 달리기인지 아니면 우연한 사고인지를 입증하는 것은 매우 어려운 일이다. 일반적으로 돌연사의 원인은 연령대에 따라 달라서 35세 이전에는 선천성 심장질환이 35세 이후의 장노년층에서는 허혈성 심장질환이 대표적인 원인으로 알려져 있다. 돌연사의 원인이 되는 심장관련 질환은 크게 3가지로 비후성 심근병증(hypertrophic cardiomyopathy), 심근경색, 부정맥 등이다. 일반 종합검진에서 실시하는 심전도 검사는 나타나지 않는 문제점이 많이 있을 수 있으므로, 심장에 통증을 느끼는 사람은 안전한 마라톤을 위해서 심전도 검사, 운동부하 검사, 전자전 단층촬영 시스템(electron beam tomography; EBT), 심장초음파 검사 등의 정밀검사가 필요하다. 건강한 사람도 달리기 전에 스트레칭 등으로 준비운동을 실시하고 평소 규칙적으로 운동을 실시하여 건강한 생활과 체력을 유지하여야 한다.

18. 달리기 및 마라톤의 기초기능

달리기는 인간의 기본적인 운동 동작이라 할 만큼 누구나 할 수 있지만, 효율적으로 달리기를 하는 방법과 부상없이 안전하게 지속적으로 하려면 체계적인 준비와 노력이 필요하다.

1) 준비운동

준비운동은 말 그대로 본운동 전에 실시하는 준비 단계로 몸이 운동을 할 준비를 시키는 것이다. 준비운동은 근육과 결체조직의 온도를 증가시켜 효과적으로 움직이도록 하고 운동피로의 조기 발현을 예방하여 부상도 예방한다. 운동시간은 10~15분간 실시하는 것이 바람직하다. 그 이유는 15분 이상의 운동을 실시할 경우에 본운동에서 실시하게 될 프로그램을 실행하지 못하게 되는 사례가 많기 때문이다. 땀이 나는 직전까지의 단계를 말하는 것으로 몸 전체의 열을 올려 각 관절이나 근육을 따뜻하고 부드럽게 하는 과정이며 혈액순환을 원활하게 하기 위하여 5~10분 정도 걷거나 달리기를 한 후 가볍게 스트레칭을 한다. 달리기의 주 운동부위인 슬굴곡근, 대퇴부, 종아리, 엉덩이 굴근, 허리 근육을 집중적으로 스트레칭을 실시하여야 한다.

2) 정리운동

정리운동이란 가벼운 운동을 일정 시간 실시하거나 스트레칭을 함으로써 본운동시 인체에 쌓였던 긴장과 피로를 안정시로 회복시키는 과정이다. 준비운동보다 낮은 강도로 5~10분 걷거나 서서히 달리기를 한다. 그 후 스트레칭을 한 동작에 15~30초 정도 부위별로 2~3회 반복한다. 운동이 끝난 후는 근육이 따듯하고 몸이 더 유연한 상태이므로 유연성 향상을 위해서는 더 강하고 깊은 스트레칭을 실시하면 효과가 뛰어나다.

3) 자세

달리기는 점프가 반복적으로 나타나는 동작으로 이루어진 운동이다. 즉, 한발을 떼어서 조금 앞자리로 옮겨 놓는 것과 동시에 다른 한쪽 발이 땅에 닿는 동작이 계속적으로 이루어진다. 따라서 발을 지면에 가볍게 디디며 달려야 피로도 덜하고 부상의 위험도 줄일 수 있다. 그러므로 발의 뒤꿈치로 착지하여 앞꿈치로 차고 달려나가야 한다. 몸을 약 5° 정도 숙여도 되지만 되도록 허리를 세운 자세를 유지하고 머리를 들어 시선은 달리는 전방을 주시한다. 이때 어깨의 힘을 빼고 지면과 평행을 유지하도록 해야 하며 어깨가 지나치게 흔들리거나 좌우로 비비꼬이지 않게 한다. 주먹은 가볍게 말아 쥐며, 팔은 걸을 때처럼 편안하게 몸통에서 약간 떨어뜨린 채 뒤에서부터 넓적다리 앞까지 자연스럽게 흔들어 준다. 좋은 달리기 기술을 익히려면 마라톤 동호회에 가입하여 자기 수준에 맞는 사람들과 같이 운동하고 상급자로부터 조언을 얻는 것이 하나의 방법이다.

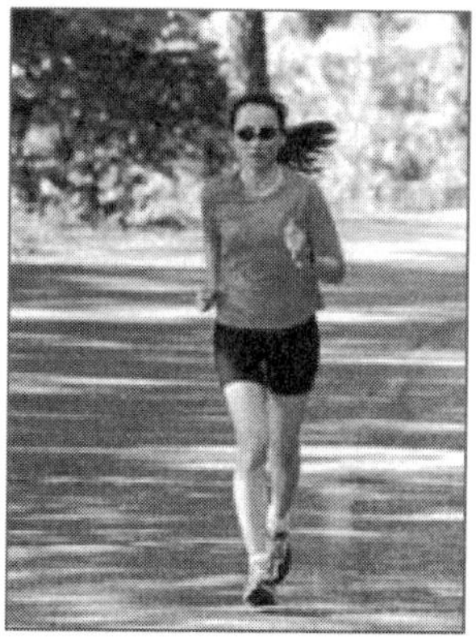

[그림 5-8] 달리기 자세

4) 호흡법

코와 입을 모두 이용하여 호흡을 하는데 1회 호흡을 할 때 입으로 약 70%, 코로 약 30% 정도 들이마시는 느낌으로 해준다. 숨을 크게 들이쉬고 나서 숨을 내 쉰 상태에서 가슴을 앞으로 유지하면서 복식호흡을 실시하면 폐능력을 더 잘 활용할 수 있다. 호흡은 다리 동작과의 리듬감이 중요한데 걸음에 맞추어 두 발자국마다 들이쉬고, 두 발자국마다 내쉬는 즉, 두 번 들이쉬고 두 번 내쉬는 2-2(후웁, 후웁, 후-, 후-) 리듬으로 호흡한다. 천천히 달리는 초반에는 3-3이나 더 느린 호흡을 한다. 이외에도 자신이 편안한 호흡법을 달리기 연습을 통해서 익혀두는 것이 중요하다.

19. 나에게 맞는 달리기 프로그램 계획

자신의 체력 수준과 달릴 거리에 따라 속도를 조절하는 방법을 페이스 조절이라고 한다. 페이스의 조절에는 초반부터 점차적으로 속도를 증가시키는 방법과 일정한 속도로 달리는 방법이 있다. 달리기 프로그램을 만들 때는 무엇보다도 자신의 건강 상태와 체력을 고려해야 한다. 달리기에 흥미가 없거나 초보자의 경우 걷기부터 시작하여 점차적으로 강도를 높여 가도록 하며 매일 조금씩 반복하는 것이 효과적이다.

1) 달리기 프로그램 구성

- 1단계 : 30분간 걷기를 보통걸음으로 시작하여 걸음이 쉬워질 때까지 반복하여 효율적인 보폭을 만드는데 주력한다.
- 2단계 : 30분을 약간 빠른 걸음으로 꾸준한 속도를 유지하는데 주력한다.
- 3단계 : 15분 걷기와 15분 효율적인 보폭과 속도를 유지한다.
- 4단계 : 30분간 달리기를 부하가 적은 상태에서 자연스런 보폭과 편안한 호흡에 집중하여 실시한다.
- 5단계 : 30분 달리기 중에 주 2회는 40분 이상을 달리기 하며, 달리기 중에 5분씩 약-약-강순으로 행하며, 운동능력이 좋아지면 단계적으로 운동량과 강도를 늘려간다.
- 6단계: 동일한 속도로 45분 이상 달리기를 한다. 장거리 지속주, 인터벌(interval) 달리기, 파트렉(fartlek) 달리기, 언덕 달리기 등을 주 1회씩 실시한다.

2) 중급 달리기 프로그램(예)

- 제 1주: 30분 달리기, 처음 5분간은 천천히 달리기, 편안한 보폭과 속도를 찾는다.
- 제 2주: 30분 달리기, 처음 5분간은 천천히 달리기, 자세와 호흡을 익힌다.
- 제 3주: 35분 달리기, 팔꿈치 90도 구부리고 팔에 힘을 빼는데 집중한다.
- 제 4주: 35분 달리기
- 제 5주: 40분 달리기
- 제 6주: 45분 달리기
- 제 7주: 50분 달리기
- 제 8주: 45분 구간 달리기, 10분간 천천히 달리기, 3분간 약간 빠르게 달리기, 3분간 천천히 달리는 회복시간, 반복하여 달리기한다.
- 제 9주: 45분 파트렉 달리기, 10분간 천천히 달리기, 2~3분 간격으로 30~60초간 약간 빠른 속도로 달리기, 지형의 변화에 알맞게 빠른 속도와 보통 속도를 반복하여 실시한다.
- 제 10주: 45분 언덕 달리기, 천천히 10분간 달리기, 언덕을 1분간 달려서 올라간다. 천천히 돌아 내려오며 회복시간을 갖는다.
- 제 11~12주: 지속주 달리기, 구간 달리기, 파트렉 달리기, 언덕 달리기의 운동강도를 증가시키면서 혼합하여 편성한다.

참고문헌

문화관광부(2003). 건강한 삶을 위한 생활체육 가이드.

문화관광부.

백일영(2002). 운동생리학과 운동처방. 서울: 도서출판 대한미디어.

송상용(2002). 달리기 건강학(달리기 건강을 어떻게 예방할 것인가?): 달리기와 내과적 응급질환. 대한의사협회 제30차 종합학술대회, 11-19.

여남회(1988). 젖산과 환기 역치의 트레이닝이 최대산소섭취량과 혈중 젖산 농도에 미치는 영향. 미간행 박사학위논문. 서울대학교 대학원.

유명철(1983). Running과 신발. 대한스포츠임상의학회지, 1(1), 80-83.

이안 맥닐, 브리티시컬럼비아 스포츠의학 위원회 저, 엄진현 역(2001). 잘 달린다. 서울: 지식공작소.

정일규, 윤진환(2006). 휴먼 퍼포먼스와 운동생리학. 서울: 대경북스.

제프 겔러웨이 저, 양현묵 역(1999). 5km에서 42.195km까지 마라톤. 서울: 전원문화사.

조 엘리스, 조 헨더슨 저, 이경두 역(2002). 달리기와 부상의 비밀 발. 서울: 지식공작소.

채승웅(2005a). Sudden Death: 마라톤 돌연사, 남의 일 아니다. 포커스 마라톤 5월호, 54-57.

채승웅(2005b). Sudden Death: 돌연사, 심장 정밀검사로 막는다. 포커스 마라톤 5월호, 28-29.

체육과학연구원(2000). 전문가를 위한 최신 운동처방론. 서울; 21세기교육사.

체육과학연구원(2006). 진정한 주자는 1%가 다르다: 알고 달리자. 서울: 대한미디어.

프로스펙스 신발기획팀(2002). 달리기 건강학 달리기 건강을 어떻게 예방할 것인가? 러닝화의 이해. 대한의사협회 제30차 종합학술대회, 67-73.

Powers, S., Dodd, S.L. 저. 장경태, 이정숙 역(2005). 건강한 삶을 위한 운동처방기초. 서울: 도서출판 대한미디어.

American College of Sports Medicine(1998). American College of Sports Medicine Position Stand. The recommended quantity and quality of exercise for developing and maintaining cardiorespiratory and muscular fitness, and flexibility in healthy adults. Med. Sci. Sports Exerc., 30(6), 975-991.

American College of Sports Medicine(2000). ACSM'S Resource Manual: Guidelines for exercise testing and prescription(6th Ed). Lippincott Williams & Wilkins.

Astrand, P.O., & Rodahl, K.(1986). Textbook of Work Physiology. New York. McGrow-Hill Co.

Corbin, C.B. & Lindsey, R(1994). Concepts of Physical Fitness with Laboratories. 8th ed. WCB Brown & Benchmark.

Ehsani, A.A., Hagberg, J.M., & Hickson, R.C. (1978). Rapid changes in left ventricular dimensions and mass in response to physical conditioning and deconditioning. Am J Cardiol., 42(1), 52-56.

Heyward, H.V.(1992). Advanced Fitness Assessment & Exercise Prescrition. 2nd Ed. Illinois. Human Kinetics Books Champaign.

Kahn, J.E. & Biscontini, L.J.M(2007). Morning Cardio Workouts. Human Kinetics Champaign.

Katch, V.L.(1973). Use of the oxygen-body weight ratio in correlational analyses: spurious correlations and statistical considerations. Med. Sci. Sports, 15(4), 253-257

Maron, B.J., Poliac, L.C., & Roberts, W.O.(1996). Risk for sudden cardiac death associated with marathon running. J. Am. Coll. Cardiol., 28(2), 428-431.

McArdle, W.D., Katch, F.I., & Katch, V.l.(2001). Exercise Physiology: Energy, Nutrition, and Human Performance. 4ed. Philadelphia: Lippincott Williams & Wilkins.

Noakes, T.(1991). Lore of Running, Champaign, Illinois: Leisure Press.

Pelliccia, A., Maron, B.J., Spataro, A., Proschan,

M.A., & Spirito, P.(1991). The upper limit of physiologic cardiac hypertrophy in highly trained elite athletes. N. Engl. J. Med., 324(5), 295-301.

Powers, S.K. & Howley, E.T.(1994). Exercise Physiology. 2ed. WCB Brown & Benchmark.

Robergs, R.A, & Keteyian, S.J.(2003). Fundamentals of Exercise Physiology - For Fitness, Performance, and Health. 2th ed. New York. McGrow-Hill Co.

Rowell, L.B.(1986). Human Circulation Regulation during Physical Stress. New York. Oxford University Press.

Rubin, S.A.(1987). Core temperature regulation of heart rate during exercise in humans. J. Appl. Physiol., 62(5), 1997-2002.

Sawka, M.N., Knowlton, R.G., & Critz, J.B.(1979). Thermal and circulatory responses to repeated bouts of prolonged running. Med. Sci. Sports., 11(2), 177-180.

단원문제

1. 호흡순환계는 어떠한 체력과 관련이 있는가?

2. 심박수, 1회박출량, 심박출량의 의미는?

3. 유산소 운동(aerobics) 양식으로 택하고 있는 % HRmax은 신체적 능력을 고려한 목표심박수 결정에 이용되는데 이는 무엇을 결정하기 위한 것인가?

㈎ 운동 강도 ㈏ 운동 양식 ㈐ 운동 빈도 ㈑ 운동 기간

4. 심폐기능을 유지하는데 중요한 운동은 유산소 운동이다. 이러한 유산소 운동 종목으로 적절하지 못한 것은?

㈎ 조깅 ㈏ 맨손체조 ㈐ 에어로빅 댄스 ㈑ 빨리 걷기

5. 심폐지구력 향상을 위한 운동종목으로 부적합한 종목은?

㈎ 조깅 ㈏ 다이빙 ㈐ 사이클 ㈑ 크로스컨트리

6. 심폐지구력를 유지하기 위한 유지단계에서 알맞은 운동시간은?

㈎ 10~20분 ㈏ 20~30분 ㈐ 30분 이상 ㈑ 60~90분

7. 건강한 성인의 심폐지구력 향상을 위한 적정 운동강도는 최대능력의 %가 좋은가?

㈎ 20~30% ㈏ 40~50% ㈐ 60~70% ㈑ 80~90%

8. 나이가 40세이며 안정시 심박수가 70회/분인 사람이 60% 운동강도로 심폐지구력 트레이닝을 하고자 한다면 Karvonen 공식에 의한 목표심박수는 얼마인가?

㈎ 125회/분 ㈏ 136회/분 ㈐ 145회/분 ㈑ 154회/분

9. 다음중 심폐지구력 운동 효과가 올바르게 설명된 것은?

㈎ 활동근의 에너지원 저장량을 증가시킨다. ㈏ 근력을 향상시킨다.
㈐ 근섬유의 직경이 증가하게 된다. ㈑ 단위면적당 근모세혈관의 수가 감소한다.

10. 일반적으로 처음 운동을 시작할 때 보통 주당 빈도를 어느 정도 하는 것이 좋은가?

㈎ 1주 1일　　㈏ 1주 3일(격일)　　㈐ 1주 5일　　㈑ 2주 3일(격일)

11. 다음중 심폐지구력 능력을 향상시키는 트레이닝 방법으로 적절치 못한 것은?

㈎ 인터벌 운동　　㈏ 파트렉 운동　　㈐ 반복적 운동　　㈑ 웨이트 트레이닝

12. 장기간 지구성운동은 순환계의 적응현상으로 심장에 변화를 가져와 형태적, 기능적으로 일반인보다 심장 기능이 우수한 스포츠 심장으로 발달한다. 이와 관련이 적은 것은?

㈎ 심장용적 증대　　㈏ 1회박출량 증가

㈐ 최대 심박출량 증가　　㈑ 안정시 및 최대하운동시 심박수 증가

정답 **1.** 호흡순환계에서 가장 중요한 것은 산소를 근육으로 운반하는 것이다. 이는 장시간 운동을 수행하는 능력을 제공하는 것으로 건강과 관련하여 가장 중요한 체력 중 하나이다. 호흡순환계계의 체력은 심폐지구력 요소의 하나로써 생리학적 기초를 제공한다. **2.** 1회 박출량은 한번에 박동으로 얼마나 많은 피가 심장에서 나가는가 하는 것이다. 심박수는 1분 동안 심장이 박동한 횟수를 의미한다. 심박출량은 1분에 혈액이 심장에 의해 나가는 량을 의미한다. 1회박출량 횟수와 심박수를 곱하면 심박출량이 된다. **3.** ㈎ **4.** ㈏ **5.** ㈏ **6.** ㈐ **7.** ㈐ **8.** ㈏ **9.** ㈎ **10.** ㈏ **11.** ㈑ **12.** ㈑

제06장 운동과 영양

단원목표

- 신체가 필요로 하는 영양소를 설명할 수 있다.
- 각 영양소의 기능에 대하여 간략히 설명할 수 있다.
- 에너지 대사과정에 대해 설명할 수 있다.
- 운동 시 탄수화물, 지방, 단백질의 대사에 대해 설명할 수 있다.
- 운동과 관련하여 수분의 중요성에 대해 설명할 수 있다.
- 항산화 영양소의 역할을 설명할 수 있다.

1. 영양소의 종류와 기능

인간에게 있어서 먹는다는 것은 가장 큰 기쁨 중의 하나이며, 이러한 먹는 행위를 통해 영양을 섭취하게 된다. 일부 영양소는 신체에서 전혀 만들어지지 않거나 충분하지 않기 때문에 음식을 통한 영양소의 섭취는 중요하다. 사람에게 필요한 여섯 가지 종류의 영양소는 탄수화물, 지방, 단백질, 비타민, 무기질, 물이다. 이 중 탄수화물, 지방, 단백질, 물은 신체가 비교적 많은 양을 요구하는 다량 영양소(macronutrient)이고, 비타민과 무기질은 비교적 적은 양을 요구하는 미량 영양소(micronutrient)이다.

1) 탄수화물

탄수화물은 신체 에너지의 주된 공급원으로 1g에 4kcal가 포함되어 있다. 분자를 이루는 당의 단위에 따라 탄수화물은 세 가지로 나눌 수 있다. 하나의 당 단위를 함유하는 단당류, 두 개의 단위를 함유하고 있는 이당류, 둘 이상의 단위로 이루어진 당을 다당류로 분류된다[표 6-1].

[표 6-1] 탄수화물의 종류

단당류	포도당(glucose), 과당(fructose), 갈락토오스(galactose)
이당류	서당(sucrose), 맥아당(maltose), 유당(lactose)
다당류	소화성 다당류: 전분(starch), 글리코겐(glycogen) 난소화성 다당류: 식이섬유소(fiber)

단당류인 포도당 과당은 자연계에서 가장 많이 존재하는 단당류이고, 갈락토오스는 이당류인 유당의 가수분해로부터 얻어진다. 이당류인 맥아당은 2개의 포도당으로 구성되어 있으며 전분의 가수분해에서 얻어지고, 서당은 포도당과 과당으로, 그리고 유당은 포도당과 갈락토오스로 구성되어 있다. 다당류인 전분은 식물이 성숙되면서 포도당의 축합으로 형성되는 중합체로 아밀로오스와 아밀로펙틴으로 구성되어 있으며, 곡류, 감자, 콩 등에 많이 있다. 글리코겐은 동물의 간과 근육에 존재하는 저장형 다당류이다. 식이섬유소는 인체 내에서 분해되지 않아 열량을 낼 수는 없지만 변비의 예방과 해소에 효과적이며 포만감을 주어 체중조절에 도움이 된다.

섭취한 대부분의 탄수화물은 가장 중요한 에너지 공급원인 포도당의 형태로 대사에 사용되며, 하루에 섭취하는 에너지의 60~70% 정도가 탄수화물에서 나온다. 포도당은 간과 근육에 글리코겐(glycogen)으로 저장된다. 탄수화물의 체내 기능은 다음과 같다.

- 신체에서 적혈구, 뇌세포 및 신경세포는 주로 포도당을 에너지원으로 이용하며, 근육 등 다른 세포에서도 식사 후에는 포도당을 사용하여 에너지를 얻는다.
- 적절한 양의 탄수화물의 섭취는 체단백질을 보호한다.
- 체내 지방의 불완전 산화를 방지한다.

2) 지방

지방은 저장된 에너지의 주요 형태로 농축된 형태의 에너지(1g 당 9kcal)를 제공하며 높은 포만감과 입맛을 좋게 하는데 도움이 된다. 또한 지용성 비타민 A, D, E를 체내에서 운반하는 역할을 하고 있어 체내 지방이 없다면 이 비타민들은 인체를 빠르게 통과해 버린다. 최근 식생활이 서구화되면서 과다 지방섭취로 인해 비만, 암 동맥경화증과 같은 만성질환의 위험성이 증가하고 있다.

콜레스테롤은 우리 몸의 간에서 생성되며, 테스토스테론이나 에스트로겐과 같은 주요 호르몬 형성에 중요한 역할을 한다. 다량의 포화지방을 섭취할 경우 혈중 콜레스테롤 수치를 증가시켜 동맥 내 콜레스테롤 침전물이 형성될 수 있으며 이로 인해 동맥이 좁아져 혈류가 느려지거나 막히게 될 수 있다. 지단백(lipoprotein)은 콜레스테롤을 혈액에서 용해시키고 혈류를 통해 각 신체 부위로 전달하는 역할은 하게 되는데, 고밀도 지단백(high-density lipoprotein, HDL)과 저밀도 지단백(low-density lipoprotein, LDL)로 구별된다. 고밀도 지단백은 콜레스테롤을 혈액에서 간으로 운반하여 콜레스테롤을 제거하는 좋은 콜레스테롤이고, 저밀도 지단백은 콜레스테롤을 간에서 인체의 각 부분으로 운반하게 되며 혈액 내 LDL 콜레스테롤이 많아지면 관상동맥벽에 축적된다.

모든 식이성 지방은 포화지방, 단일불포화지방, 다가불포화지방의 3가지 형태이다. 포화지방은 콜레스테롤 형성을 촉진시키며 주로 동물성 지방이 이에 속한다. 동물에서 얻어지는 포화지방과 식물성 기름에 저장기간을 늘리기 위한 방법으로 수소를 첨가(수소화)하게 되는데 이때 트랜스 지방산(trans fatty acid)이 생긴다. 이것은 구운 음식들, 마가린, 스낵류, 가공된 음식, 인스턴트 음식 등에 많이 포함되어 있으며, LDL을 상승시킬 뿐만 아니라 HDL을 감소시켜 포화지방보다 콜레스테롤 수준을 더욱 악화시킨다.

불포화지방은 인체에 유익한 지방으로 LDL을 낮추고 HDL을 증가시켜 심장병의 위험을 감소시킨다. 특히 생선에는 오메가-3 지방산이 풍부하여 심장병이나 암예방에 도움이 된다.

3) 단백질

신체 내의 모든 세포는 단백질로 구성되어 있다. 따라서 단백질은 모든 신체조직의 성장과 유지에 매우 중요하며, 성장이 완성된 후에도 체구성 단백질은 계속적으로 퇴화되고 재생되어야 하기 때문에 단백질은 끊임없이 필요하다. 단백질을 구성하는 기본단위는 20개의 아미노산이다. 이 중 체내에서 합성되는 것을 비필수아미노산이라 하고 체내에서 합성되지 않아 반드시 음식물로부터 섭취해야하는 것을 필수아미노산이라고 한다[표 6-3].

[표 6-2] 식이지방

지방의 유형		주요 식품	콜레스테롤 수치에 미치는 영향
불포화	단일 불포화	올리브, 올리브오일, 카놀라오일, 아몬드, 땅콩 등	LDL 저하, HDL 상승
	다가 불포화	옥수수, 콩, 생선 등	LDL 저하, HDL 상승
포 화		전지우유, 버터, 치즈, 아이스크림, 붉은 육류, 초콜릿, 코코넛 등	LDL과 HDL 상승

[표 6-3] 아미노산의 종류

필수아미노산	비필수아미노산
페닐알라닌	글리신
트립토판	알라닌
발린	프롤린
루신	티로신
이소루신	세린
메티오닌	시스테인
트레오닌	아스파르트산
라이신	글루탐산
히스티딘(어린이에게만 필수)	아스파라긴
아르기닌(어린이에게만 필수)	글루타민

단백질은 필수아미노산을 모두 포함한 단백질인 완전단백질(complete protein)과 하나 이상의 필수아미노산이 결여된 불완전단백질(incomplete protein)로 나눌 수 있다. 완전단백질의 경우는 육류, 우유, 생선, 계란 등 주로 동물 식품에서 얻을 수 있으며 불완전단백질은 콩류, 곡류, 견과류 등이 공급원이다. 단백질은 과다 섭취하거나 열량 섭취가 부족하게 되면 에너지원으로 사용되지만, 탄수화물이나 지방과 달리 에너지원으로 사용된 후 노폐물이 발생하기 때문에 이를 제거하기 위해 간과 신장에서의 대사가 필요하므로 비효율적인 에너지원이다. 과도한 단백질 섭취는 필요한 수분량의 증가로 탈수 증세를 나타낼 수 있으며, 칼슘의 소모 및 비만, 심장병, 암 등을 유발할 수도 있다.

4) 비타민

비타민은 체내에서 합성되지 않으므로 반드시 섭취해

[표 6-4] 주요 비타민

비타민		주요기능	급원식품	결핍증
지용성	A	희미한 불빛에서 시각, 성장, 생식, 면역계와 피부유지, 항산화제	간, 우유, 잎줄기채소, 당근, 고구마, 귀리, 브로콜리, 살구, 복숭아, 양상추	어두운 곳에서 시력 저하, 건조한 피부, 성장 저하, 호흡기 감염
	D	뼈 및 치아 발달과 성장	강화된 우유와 계란	쇠약하고 변형된 뼈(구루병)
	E	항산화제, 세포막 보호	식물성 유지, 곡물, 맥아, 해바라기씨, 아몬드	빈혈(드물게 발생)
	K	혈액응고, 골나공증 예방	시금치, 무청, 브로콜리 등의 녹색채소, 콩류, 대두유, 면실유	혈액응고 지연
수용성	C	항산화제, 상처 생성과 유지, 면역계 기능	감귤류, 딸기류, 감자, 브로콜리, 고추, 양배추, 토마토, 과일주스	잦은 감염, 잇몸 출혈, 멍, 상처회복 저하, 우울증(괴혈병)
	티아민(B1)	에너지대사	돼지고기, 간, 콩류, 말린 콩류, 곡물, 빵과 시리얼	심장마비, 정신혼동, 우울증, 마비(각기병)
	리보플라빈(B2)	에너지대사	우유와 요구르트, 계란, 가금류, 육류, 간, 곡물, 빵과 시리얼	비대해진 보라색 혀, 피로, 지성피부, 입 주변의 갈라짐
	니아신(B3)	에너지대사	단백질이 풍부한 음식, 땅콩버터, 곡물, 빵과 시리얼	피부발진, 설사, 쇠약증, 치매, 사망(펠라그라)
	피리독신(B6)	단백질과 지방대사	간, 귀리, 바나나, 육류, 생선, 가금류, 곡물, 강화된 시리얼	빈혈, 피부발진, 과민성, 호모시스테인 수준의 상승
	엽산	DNA 생성	잎줄기채소, 오렌지, 콩류, 간, 빵과 시리얼	빈혈, 우울증, 태아의 척추갈림증, 호모시스테인 수준의 상승
	코발라민(B12)	DNA 생성	동물성 식품	치명적인 빈혈, 피로, 마비, 호모시스테인 수준의 상승

출처: Alters, S., Schiff, W. Essential Concepts of Healthy Living, 3rd ed. Sudbury, MA: Jones and Bartlett Publishers, 2003, 212

야하는 필수영양소이다. 이것은 물에 녹을 수 있는 수용성비타민과 지방 또는 지질조직에 녹을 수 있는 지용성비타민으로 분류된다. 지용성비타민에는 비타민 A, D, E, K가 있으며 과량 섭취 시 체내 지방조직에 축적된다. 반면 수용성비타민은 비타민 C와 비타민 B군[티아민(B1), 리보플라빈(B2), 니아신(B3), 피리독신(B6), 엽산, 코발라민(B12)]이 있으며 과다 섭취 시 소변으로 배출된다[표 6-4]. 비타민의 주된 기능은 조직의 성장과 복구, 생식기능의 유지와 지지, 면역반응 등을 들 수 있다. 실제로 인체가 필요로 하는 비타민의 양은 매우 소량이지만, 여러 식품을 골고루 섭취해야만 우리가 필요로 하는 여러 종류의 비타민을 섭취할 수 있다. 과일이나 채소는 비타민이 풍부한 식품이지만 신선도가 떨어지면 비타민의 함량도 감소하므로 신선한 상태에서 섭취하는 것이 바람직하다.

5) 무기질

인체의 5% 정도는 무기질로 구성되어 있으며, 이러한 무기질은 수분균형 조절, 신경전도, 근수축, 혈액 응고, 단백질 합성 및 적혈구 형성과 같은 다양한 체내 대사과정 조절에 중요한 필수적인 영양소이다. 그 필요량에 따라 다량 무기질과 미량무기질로 나눌 수 있다. 다량 무기질은 신체에서 요구되는 양이 하루에 100mg을 넘는 무기질로 칼슘, 인, 마그네슘, 소디움, 포타슘, 염소, 유황 등이고, 소량 무기질은 하루 필요량이 매우 소량이지만 건강에 필수적인 요소이며 철, 아연, 구리, 요오드, 불소, 망간, 셀레늄, 크롬, 몰리브덴 등이다. 몇 가지 무기질의 기능과 결핍증은 [표 6-5]와 같다. 무기질은 비타민과 마찬가지로 균형잡힌 식사를 통해 섭취하는 것이 결핍예방을 위한 가장 적합한 방법이다. 그러나 칼슘의 경우 골다공증 예방을 위해 보조제를 통해 섭취할 수도 있다.

6) 물

신체의 약 60% 정도는 물이다. 사람에게 다른 영양소들은 공급이 중단되더라도 수주에서 수개월까지 버틸 수 있지만 물 없이는 불가능하다. 체수분의 2%가 손실되면 갈증을 느끼게 되고, 4% 정도가 손실되면 근육이 피로해지고 집중하여 신체활동을 할 수 없으며, 20% 정도를 손실하게 되면 사망하게 된다. 근육, 피부, 심장, 간 등 체내 대부분의 조직에서 수분이 차지하는 비율은 70% 이상인 데 반해 지방조직에서의 수분함량은 20% 미만으로 체내 지방 함량이 증가할수록 상대적으로 체내 수분함량은 감소한다. 물은 음식물에 포함된

[표 6-5] 필수무기질

무기질	주요기능	급원식품	결핍증
칼슘	뼈 및 치아의 생성과 유지, 근육과 신경기능의 조절, 혈압과 혈액응고 조절	유제품, 강화된 오렌지주스, 두부, 두유, 뼈를 가진 생선, 브로콜리	뼈의 쇠약과 성장 저하, 근경련, 경련
칼륨	수분균형 조절, 신경기능에 필수	곡물, 과일, 채소, 요거트, 우유	근쇠약, 경련, 사망
나트륨	수분균형 조절, 신경기능에 필수	소금, 간장, 통조림 육류, 가공된 치즈, 절인 음식, 스낵, 통조림 스프	근경련, 두통, 경련, 혼수상태
마그네슘	효소활동 조절, 신경기능에 필수	잎줄기채소, 콩, 곡물, 땅콩버터	식욕감퇴, 근쇠약, 신경장애
아연	다수의 효소와 인슐린의 구성 요소, 면역기능 유지, 성숙과 생식	육류, 생선, 가금류, 곡물, 채소	성장 저하, 성적으로 성숙 저하, 상처회복 지연
셀레늄	항산화제 효소의 구성 요소, 면역기능	해산물, 간, 채소, 셀레늄이 풍부한 땅에서 자란 곡물	심장병과 암의 위험 증가
철	에너지 방출에 수반되는 산소 운반	조개, 굴, 간, 붉은 육류, 빵과 시리얼	피로, 쇠약, 철 결핍성 빈혈

출처: Alters, S., Schiff, W. Essential Concepts of Healthy Living, 3rd ed. Sudbury, MA: Jones and Bartlett Publishers, 2003, 214

물과 음료수의 물을 통해 얻으며, 호흡, 발한, 소변과 대변과 같은 요인에 의해 손실된다. 인체의 수분 비율은 노화와 함께 낮아지게 되는데 이는 근육조직의 감소 때문이다. 체내에서 물의 기능은 다음과 같다.

- 노폐물의 수송과 분비
- 체액의 전해질 농도와 산, 염기의 평형 유지
- 영양소의 소화와 흡수
- 체온유지

2. 에너지대사

인체는 세 가지 에너지 시스템을 통해 직접적인 에너지원인 ATP를 합성한다. 인원질과정(ATP-PC 시스템), 무산소성 해당과정(젖산 시스템), 그리고 유산소 시스템이 그것이다. 이 세 가지 방법은 산소의 이용 유무에 따라서 무산소성 과정과 유산소성 과정으로 구분된다. 세 가지 시스템의 특성과 다양한 신체활동의 에너지 시스템 사용 비율은 각각 [표 6-6]과 [표 6-7]과 같다.

1) 인원질 과정(ATP-PC 시스템)

근수축을 하는 동안 ATP가 사용되면 ADP와 Pi로 분해된다. 더 많은 에너지를 얻기위해 ADP에서 ATP로 바뀌어야 하는데 이때 크레아틴인산(phosphocreatine: PC)이 필요하다. 크레아틴인산이 분해될 때 방출되는 에너지는 ADP와 Pi를 결합시켜 ATP를 합성한다.

[표 6-6] 에너지 시스템의 특성

	에너지 시스템		
	무산소성		유산소성
	인원질 과정 (ATP-PC 시스템)	무산소성 해당과정 (젖산 시스템)	유산소 시스템
산소사용여부	사용하지 않음	사용하지 않음	사용함
활동 지속시간	0~10초	10초~2분	2분 이상
활동 강도	높음	높음	저~중 정도
ATP 생산율	즉시, 매우 빠름	빠름	느리지만 지속적
연료	아데노신삼인산(ATP), 크레아틴인산(PC)	근 글리코겐과 포도당	신체에 저장된 글리코겐, 포도당, 지방, 단백질

출처: Brooks, G. A., et al. Exercise Physiology: Human Bioenergetics and its Application, 3d ed. Mountain View, Calif; Mayfield, 2000, Copyright Mayfield Publishing Co. Reproduced with permission of The McGraw-Hill Companies.

[표 6-7]다양한 신체활동에서 각 에너지 시스템 사용 비율

신체활동	인원질 과정(%)	무산소성 해당과정(%)	유산소 시스템(%)
100m 달리기	98	2	-
4.8km 달리기	10	20	70
마라톤	-	5	95
50m 수영	98	2	-
400m 수영	20	40	40
1,500m 수영	10	20	70

출처: Thygerson, A. L. Fit to be Well-Essential Concepts: Jones and Bartlett Publishers, Inc. 2005.

PC(phosphocreatine) → Pi + Creatine + E
↓
ADP + Pi → ATP

근육 속에 저장된 ATP 및 PC의 합은 남자는 0.6몰, 여자는 0.5몰로 매우 작은 양으로, 근육운동을 시작하고 10초 이내에 사용되는 정도의 에너지양이다. 단시간 최대 강도로 수행되는 운동(예: 100m 달리기, 투척운동 등) 시에 거의 대부분의 에너지를 인원질 과정(ATP-PC 시스템)에 의존하여 공급받는다. 그러므로 운동이 지속될 경우 무산소적 해당과정(젖산 시스템)과 유산소 시스템으로부터 에너지 공급을 받아한다.

2) 무산소성 해당과정(젖산 시스템)

무산소성 해당과정은 글루코스(glucose)가 젖산(lactate)으로 분해되는 과정이다. 글루코스는 우리가 흔히 포도당이라고 알고 있는 단당류의 탄수화물로 혈중에 있을 때는 혈당이라고도 한다. 글루코스 1분자가 무산소성 해당과정에 의해 2개의 젖산으로 분해되고, 이 때 생성되는 자유에너지가 ADP와 Pi를 결합시켜 ATP를 합성한다. 일반적으로 혈액과 근육에는 적은 양의 젖산이 존재하지만 무산소성 해당과정을 거치면서 젖산이 축적되어 근피로가 나타나기 시작한다. 고강도 운동이 지속되게 되면 근피로는 3~5분 내에 일어나지만, 운동강도가 낮아지면 젖산은 근육에서 사라진다.

글루코스 → 젖산 2분자 + 자유에너지
↓
ADP + Pi → ATP

3) 유산소 시스템

무산소성 해당과정을 통해 단시간에 다량의 ATP를 합성하여 고강도 운동에 필요한 ATP를 공급할 수는 있지만, 근육 내 한정된 인원질이 고갈되고 피로물질인 젖산이 축적되기 때문에 장시간 지속하는 것은 매우 어렵다. 유산소 시스템은 혈액으로부터 활동근으로 공급되는 산소를 이용하여 ATP를 합성하는 과정으로, 산소가 충분히 공급될 때 미토콘드리아는 탄수화물, 지방, 단백질로부터 에너지를 생성한다. 순환하는 혈액이나 근육 내에 저장된 글리코겐과 중성지방이 연료공급원이다. 낮은 강도로 장시간 운동을 하게 되면 근 글리코겐보다는 지방이 에너지로 더 많이 사용된다.

3. 운동과 영양소

1) 운동과 탄수화물, 지방, 단백질

인체는 신체활동을 위한 에너지를 다양한 영양소를 함유한 음식물 섭취를 통해 얻게 된다. 탄수화물, 지방, 단백질은 3대 열량영양소로서 체내 흡수를 위해 작은 분자로 소화(분해)되는 과정이 필요하다. 이들 영양소는 에너지 급원이 되는 동시에 다양한 대사적 기능을 가지고 있으며, 그 외 비타민과 무기질은 신체를 구성하고 대사를 조절하는 등의 역할을 한다. 운동을 실시할 때 체내에서는 다양한 대사 변화가 유발되고 섭취한 영양소에 따라서 그 활성도를 증가시킬 수도 저하시킬 수도 있으므로 운동과 영양의 관계는 매우 중요하다.

탄수화물은 우리 몸이 에너지를 필요로 할 때 가장 먼저 동원될 수 있는 에너지원이다. 포도당은 체내의 대사과정에서 탄산가스와 물로 분해되어 화학에너지인 ATP(adenosine triphosphate)를 만들어낸다. 따라서 한 분자의 포도당은 체내 산화과정을 거처 총 36 혹은 38ATP가 생성된다.

$$C_6H_{12}O_6 + 6O_2 \rightarrow 6CO_2 + 6H_2O + 38ATP$$

이렇게 만들어진 ATP는 근육수축, 신경작용, 심장박동, 호흡 등의 작용에 사용된다. 에너지로 이용되는 양보다 많은 양을 섭취했을 경우에는 간과 근육에 글리코겐으로 저장되거나 지방조직에서 중성지방으로 전환되어 저장된다.

운동을 할 때 사용되는 근육은 골격근 안에 저장되어 있는 글리코겐이나 혈당을 에너지원으로 한다. 운동 강도가 높을수록 에너지원으로서의 탄수화물 의존도는 높아져서 최대 산소섭취량(VO_2max)에 도달하는 시점에서는 거의 유일한 에너지원으로 쓰인다. 가벼운 운동을 할 경우 유산소의 지구력 운동이 지속됨에 따라 지방조직에 저장되어 있던 중성지방이 분해되어 생기는 지방산이 주된 연료로 사용되고, 중강도의 운동을 할 경우 지방과 당질이 거의 같은 비율로 에너지원으로 쓰인다. 고강도 운동을 할 경우에는 운동에너지의 3분의 1이 지방조직에 저장되어있는 중성지방으로부터, 나머지는 당질에 의해 충당된다. 따라서 운동 강도가 높아질수록 지방과 당질 사이에는 역관계가 성립되어 에너지원으로서의 탄수화물의 기여도는 높아진다.

다량의 당질과 단백질을 섭취하면 소장을 통하여 흡수되고 간에서 분해되어 다른 조직의 에너지원으로 사용된다. 이때 사용하고 남은 에너지는 간에서 글리코겐 지방산, 중성지방을 합성하여 지방세포에 저장된다. 지방은 산소가 공급되는 상태에서 에너지원으로 이용될 수 있고, 이때 사용되는 지방은 음식물섭취로부터 직접 온 것이 아니라 지방조직에 저장된 것을 이용하는 것이므로 운동수행능력을 향상시키기 위해 지방의 섭취를 증가시킬 필요는 없다. 총열량의 25% 정도를 넘지 않으면서 필수지방산을 공급하기위해 식물성 지방을 섭취하는 것이 바람직하다.

탄수화물은 무산소과정이나 유산소과정에 모두 이용되는 에너지원이지만 지방의 대사에는 반드시 산소공급이 필요하다. 근육과 지방조직에 축적되어 있는 중성지방과 간소장에서 합성된 지단백질로부터 유리된 지방산이 근조직에서 산화과정을 통하여 지방이 에너지원으로 이용된다. 운동 시 혈중 중성지방은 지단백리파제(lipoprotein lipase: LPL)라고 하는 지단백분해효소의 작용에 의해 혈관벽을 통과하여 유리지방산으로 분해된다. 이렇게 분해되어 혈관 벽을 빠져나온 유리지방산은 지단백리파제에 의해 근육세포로 들어가 미토콘드리아 내 β-산화계(지방산이 산화되는 메커니즘)에서 이산화탄소와 물로 분해되면서 ATP를 생성하여 에너지로 활용되어진다. 운동을 하지 않을 때는 혈중 유리지방산은 다시 지방으로 저장된다. 장시간 운동 시 혈중 중성지방, 인지질, 콜레스테롤이 감소되는 것은 산화과정을 위해 유리지방산의 흡수가 증가하기 때문이다.

탄수화물과 지방의 에너지 대사를 요약하면, ① 운동강도가 클수록 인원질과정〉젖산시스템〉유산소과정(탄수화물〉지방)의 순으로 에너지 의존도가 높아지며, ② 운동지속시간이 길어질 수 유산소과정〉젖산시스템〉인원질과정(지방〉탄수화물) 순으로 에너지 의존도가 높아진다.

단백질은 일반적인 조건에서 에너지원으로 사용되는 경우가 매우 적고, 심한 기아상태나 장시간 운동을 할 때 근 단백질을 포함하는 일부 단백질이 분해되어 에너지원으로 참여하게 된다.

3) 운동과 비타민, 무기질, 물

인체 내 정상적인 대사과정 중에도 자유기(free radical)는 생성된다. 자유기는 세포에 해로운 효과를 주는 짧은 수명의 화학물질로 세포막을 손상시키고 생체 내의 단백질, 지질 및 DNA와 쉽게 결합하여 구조를 변경시킴으로 인체에 유해한 영향을 준다. 산소 소비량이 증가할수록 자유기의 생성도 늘어나는 것으로 밝혀져 운동 시에도 그만큼 자유기의 양이 증가할 수 있음을 시사하고 있으며, 과도한 운동으로 인한 근육손상 또한 염증반응을 일으켜 자유기를 생성할 수도 있다.

비타민 C, 비타민 E, 셀레늄은 베타-카로틴과 더불어 대표적인 항산화 영양소이다. 이들 항산화 영양소는 자유기를 제거하는 효과가 있으므로 다양한 과일과 채소들을 통하여 항산화제(antioxidant)를 섭취하는 것이 바람직하다.

서늘한 환경에서는 체내 대사과정 중 생긴 많은 열이 대류와 전도를 통하여 제거되지만, 운동 시에는 운동강도가 증가하면 체내에서 발생한 열은 대류와 복사를 통해 더 이상 제거되지 않고 땀을 통해 제거된다. 땀의 분비로 인한 체액의 손실이 2~3ℓ 이상이 되면 인체는 체내 수분보유를 위해 땀분비가 감소하고 그 결과로 체온이 상승하게 된다. 발한을 지속시키고 체온을 낮게 유지하기 위해서는 체액의 보충이 필수적이라 할 수 있다. 따라서 운동 전, 중, 후에 적절한 수분을 공급해주는 것이 중요하다. 운동을 시작하기 2시간 전에 약 0.45ℓ 정도의 물을 섭취하여 운동 시 충분한 수분 상태를 유지하고 과다한 수분의 배설에 대처한다. 운동 중에는 발한을 통해 손실되는 수분을 보충하기 위해 규칙적인 간격으로 물을 마시는 것이 좋고, 대기온도보다 차가운 물이 흡수가 빠르다. 운동 후에 갈증을 느낀다면 이미 체액의 1~2% 정도가 탈수된 것이므로 수분을 보충해주는 것이 바람직하다. 탄수화물과 전해질을 포함하는 스포츠 음료는 1시간 이상의 운동 시 도움이 될 수 있으나, 1시간 미만의 운동에서는 전해질 손실이 크지 않고 음료에 포함된 당성분이 원하지 않은 열량을 공급하므로 물만으로도 충분하다.

참고문헌

김성수, 정일규(2001). 운동생리학. 대경북스.

김현숙, 박태선, 백일영, 성미경, 신정희, 이명숙, 조성숙, 진영수, 치언수(2003). 21세기 스포츠 영양. 교문사.

주왕기, 김형춘, 주진형(2004). 조화로운 삶, 행복한 삶을 위한 건강학. 라이프사이언스.

차광석, 조정호, 이대택, 김원중, 김재호, 이승범, 강익원, 박상규, 김원식, 이명천, 김찬회(2006). 웰니스를 위한 맞춤운동. 라이프사이언스.

최혜미, 김정희, 이주희, 김초일, 송경희, 장경자, 민혜선, 임경숙, 이홍미, 김경원, 김희선, 윤은영(2006). 21세기 영양과 건강 이야기. 라이프사이언스.

Coyle E.F.(1995). Substrate utilization during exercise in active people. *Am J Clin Nutr, 61,* 968.

Gollnick P. D. and Saltin B.(1996). Effect of fluid ingestion of muscle metabolism during prolong exercise, *J Appl Physiol, 80,* 363.

Harrison, M. H.(1986). Effect on blood volume. *Sports Med, 3,* 214.

단원문제

1. 인체에 필요한 필수 영양소가 아닌 것은?

(가) 탄수화물　(나) 지방　(다) 무기질　(라) 전해질

2. 인체에서 사용되는 에너지의 기본적인 형태는?

(가) GTO　(나) ATP　(다) ADP　(라) Pi

3. 에너지 시스템의 세 가지 유형에 속하지 않는 것은?

(가) 젖산 시스템　(나) ATP-PC 시스템
(다) 광합성 시스템　(라) 유산소 시스템

4. 유산소 시스템에서 에너지원으로 사용하는 물질은?

(가) 글루코스　(나) 크레아틴인산
(다) 글리코겐과 중성지방　(라) 젖산

5. 수분은 어떤 온도에서 신체에 가장 잘 흡수되는가?

(가) 실내온도보나 시원한 온도
(나) 실내온도보다 따뜻한 온도
(다) 실내온도와 같은 온도
(라) 온도와는 무관

6. 산소 소비량이 증가할수록 많이 만들어지는 화학물질로, 세포막을 손상시키고 생체 내의 단백질, 지질 및 DNA와 쉽게 결합하여 구조를 변경시킴으로 세포에 유해한 영향을 주는 것은?

(가) 항산화제　(나) 자유기　(다) 전해질　(라) 중성지방

정답 1. (라) 2. (나) 3. (다) 4. (다) 5. (가) 6. (나)

제07장 운동과 면역

단원목표

- 면역의 기본적인 개념의 이해를 목표로 한다.
- 림프계의 서술 및 이해를 목표로 한다.
- 면역계의 서술 및 이해를 목표로 한다.
- 운동과 감염에 미치는 영향을 이해한다.
- 내분비계와 면역계의 이해
- 영양과 면역계에 관한 이해
- 운동과 면역에 관한 이해를 서술한다.
- 스트레스와 면역의 종합적인 이해

1. 면역의 개념

면역계는 병원균에 대한 방어를 제공하는 구조와 반응 시스템을 가지고 있다. 이와 같은 방어는 선청성(비특이) 면역과 적응(특이) 면역으로 나눈다. 특히 선천성 방어의 기전은 각 생물체 구조의 일부로 유전이 된다. 각 개체는 어떤 병원균에 대해 이전에 한 번 노출이 되면 그 특정 병원균에 대해 방어하는 능력을 획득을 할 수가 있다. 이와 같은 적응 또는 특이 면역반응은 림프구의 기능이다. 내부 특이와 비특이 방어기전은 식세포와 협동적으로 상화 작용하는 림프구와 함께 감염에 대한 방어를 한다. 선천성 면역에 관련된 유전자수가 제한되어 있기 때문에 선천성 명역기전은 전체 부류의 병원균과 싸워야 한다. 면역(immunity)의 어원은 라틴어에서 유래한 법률 용어로서 면제 받는다(immutias)는 뜻을 가지고 있으며, 의학적인 면에서는 특정 질환으로부터 안전하게 보호받는 것을 의미한다.

면역학은 인간이나 동물들이 외부 생물체에 의한 침입으로부터 자신의 몸을 방어하기 위하여 사용하는 생리기전에 대한 연구이다.

이러한 주제가 생기게 된것은 "전염병이 창궐하는 가운데 살아 남은 사람은 같은 질병이 다시 퍼질 때에도 안전하다. 즉 감염에 대한 면역이 생겼다"는 역사적 관찰과 의학적 경험에서 기인한다.

감염질환은 인간 숙주보다도 훨씬 빠르게 번식하고 진화하는 장점을 가진 미생물들에 의해 생긴다. 감염의 과정 중에 미생물은 호모사피엔스 개인에 대항하여 자기 종을 엄청난 숫자로 확장을 할 수 있다. 이에 대한

> **세포는 농을 어떻게 둘싸고 있으며 그 이유는 무엇인가?**
> - 어떤 부위가 감염이 되었을 때 염증 반응에 관련된 세포들은 2가지 일을하는데 일단 병원체를 죽인다. 병원체와의 싸움에서 계속적으로 세포는 죽어가고 죽은 세포들과 분비물들이 감염부위에 농으로 모이게 된다.
> - 세포들은 감염된 잔해를 주위로 조직의 벽을 쌓는다. 이렇게 둘러싼 것을 농양(ABSCESS)이라고 한다. 농양은 몸의 전체로 감염이 퍼지는 것을 억제하는 역할을 한다. 큰 농양은 절개하여 배농하는 수술이 요구가 된다.

반응으로 인간의 몸은 방어에 전념하는 세포를 무한정 만들게 하고 이들이 결국 면역계를 이루게 된다.

인체에 미생물이 침입하면 저항성이 생기게 되는 이를 면역이라고 부르며 일종의 생체 방어기전이다. 인체의 방어기전 중에서 일차적인 방어는 균이 침범하지 못하게 하는 해부학적 생리학적인 장벽이다. 만약에 운동에 의해서 이러한 장벽이 상처를 받는다면 비특이성 방어기전은 거의 영향을 받지 않을 것이다.

인체의 방어기전은 선천성 방어 기전과 후천성 방어기전으로 구분된다. 이 후천성 방어기전이 면역의 실체가 된다. 특히 후천성 방어기전은 특히 자극을 받기 전까지는 대기상태로 놓여 있는 면역반응의 실체이다. 또한 면역반응은 세포성 면역반응(cellular immune response)과 체액성 면역반응(humoral immune response)으로 나눈다.

2. 림프계

1) 림프관

림프계(lymphatic system)는 순환계와는 달리 조직으로부터 체액을 운반해 나가기만 하며, 들여오지는 않는다. 림프계는 아주 미세하며, 단순한 비늘모양의 상피조직으로 이루어진 폐쇄된 혈관인 조직 내 림프 모세관에서 시작한다. 체액은 모세혈관으로 나온 뒤 조직 공간으로 이동하는 경향이 있고, 그 후 조직공간에서 나와 림프 모세관으로 이동한다.

림프 모세관은 합쳐져서 보다 큰 림프관을 형성한다. 작은 림프관은 정맥과 같이 한 방향으로만 열리는 밸브를 가지고 있다. 이 밸브에 의해서 림프관이 압축되었을 때 림프 모세관으로 림프액이 역행하는 것이 방지된다. 결국, 림프액의 이동을 돕는다.

① 활동 중인 주변 골격근의 수축,

② 림프관벽의 평활근 수축,

③ 호흡시 나타나는 흉부의 압력 변화.

림프관은 한 곳으로 모여서 결국은 인체 내의 두 장소에서 혈액 내로 림프액을 보낸다. 그 하나는 우림프관으로서 오른팔 전부와 머리 · 목 그리고 가슴의 오른쪽 반은 우쇄골하정맥으로 림프액을 보낸다. 다른 하나는 흉관으로서, 나머지 신체부위에서 오는 림프액을 좌쇄골정맥으로 보낸다.

2) 림프기관

림프기관(lymphatic organs)에는 많은 림프구, 대식세포와 다른 세포들로 이루어진 림프조직이 있다. 림프구는 적색골수에서 나오며 혈액을 통해 림프기관으로 이동한다. 인체가 미생물이나 외부 물질에 노출되면 림프구는 분화하여 수적으로 증가한다. 림프구는 미생물이나 외부물질을 파괴하는 면역시스템 반응의 한 예이다.

3) 편도

세 그룹의 편도선이 있다. 구개편도(palatin tonsils)는 보통의 편도를 의미하며, 구강 후부 입구의 양옆에 위치해 있다. 인두편도(pharyngeal)는 비강의 내부 입구 근처에 있다. 비대된 인두편도를 아데노이드(adenoid)라고 하는데, 이것은 정상호흡을 방해할 수 있다. 설편도(lingual tonsil)는 형의 후부 가장자리 근처에 있다.

편도는 병원균과 기타 코와 입을 통해 들어올 수 있는 물질에 대해 방어작용을 한다. 종종 편도 또는 아데노이드(adenoid)는 만성적으로 감염되기도 하는데, 그렇게 되면 반드시 제거해야 한다. 성인은 편도의 크기가 감소하여 결국은 사라진다.

4) 림프절

림프절(lymph node)은 작고 둥근 형태로 여러 림프관에 분포되어 있다. 대부분의 림프액은 혈액으로 들어가기 전에 적어도 한번은 림프절을 통과한다. 림프절은 몸 전체에 분포되어 있지만, 그 중에서도 인체 피부 가까운 곳에 림프절이 모여 있는 주요부위는 세 부위이다. 그것은 서혜부의 서혜림프절, 겨드랑이 부위에 있는 액와림프절, 그리고 목의 경림프절이다.

림프액은 구심성 관을 통해 림프절로 들어가서 림프 조직을 지나서 도출성 관을 통해 배출된다. 림프액이 림프절을 통과할 때, 다음의 두 가지 기능이 수행된다.

첫 번째 기능은 면역 시스템의 활성화이다. 림프액 내의 미생물이나 다른 외부물질은 림프조직 내에서 림프구의 분화를 촉진시킨다. 림프구가 급속히 분화하는 부분을 종지중시(germinal centers)이라고 한다. 새롭게 생성된 림프구는 림프액으로 유입되어 결국은 순환하는 혈액 내로 들어가서 다른 림프조직으로 들어간다. 림프구는 미생물이나 다른 외부물질은 파괴할 수 있는 능력이 있다.

두 번째 림프절의 기능은 림프액에 들어 있는 미생물이나 외부물질을 대식세포에 의해서 제거(식균작용)하는 것이다.

5) 비장

비장은 보통 주먹 크기 정도이며, 복강 위쪽에 위치해 있다. 비장은 혈액을 여과하며 미생물이나 외부물질, 그리고 오래된 적혈구를 파괴한다. 비장의 림프구는 림프절에서와 같은 방법으로 자극된다. 그러므로 비장의 기능도 역시 미생물과 외부물질에 대해 반응하여 면역 시스템을 활성화시키는 역할을 한다. 비장에 있는 대식세포는 미생물과 외부물질, 그리고 오래된 적혈구를 식균작용을 통해 제거한다.

한편, 비장은 소량의 혈액을 비축함으로서 혈액 저장 기관으로서의 기능도 한다. 대량출혈과 같은 비상 상황에서는 혈관 내부와 비장 외부를 형성하는 평활근이 수축한다. 이렇게 하여 비장 내에 저장된 혈액을 일반 혈류순환으로 보내준다.

비장은 늑골에 의해서 보호되지만, 복부 외상에 의해 종종 파열된다. 비장 손상은 심한 출혈, 쇼크, 그리고 죽음에까지 이르게 할 수 있다. 다른 림프조직과 간은 비장의 기능상실에 대한 보상을 한다.

6) 흉선

흉선(thymus)은 삼각형 모양의 2엽의 선(bilobed gland)으로, 흉골의 상부에 위치하며 흉강의 좌 · 우 부분으로 분리된다. 흉성의 크기는 개인의 나이에 따라 매우 다르다. 신생아의 흉선은 흉곽 길이의 반 정도까지 위치해 있다. 신체의 다른 기관처럼 급속하게 자라지는 않지만, 사춘기까지 자란다. 사춘기 이후에는 크기가 작아지며, 노년기의 성인에게서는 찾기 힘들 정도로 작아질 수도 있다.

많은 수의 림프구가 흉선에서 만들어지지만, 알려지지 않은 이유로 대부분의 림프구가 쇠퇴된다. 흉선은 림프구의 성숙과 가공을 하는 장소로서의 기능을 한다. 흉선에서 림프구는 외부물질에 대한 반응을 하지 않는다. 그러나 흉선 림프구가 성숙되면 혈액으로 유입되어 다른 림프조직으로 이동되어 그곳에서 미생물이나 외부물질에 대한 보호작용을 돕게 된다.

3. 면역계

면역은 비특이적 저항(nonspecific resistance)과 특이적 저항(specific resistance)으로 분류된다. 비특이적 저항과 특이적 저항간의 구분은 특이성과 기억작용에 관계된다. 비특이적 저항에서는 인체가 어떠한 물질에 노출될 때마다 그 반응은 동일하다. 예를 들어, 세균세포가 인체에 침입할 때마다 동일한 속도와 효율로 식균된다. 반면, 특이적 저항에서는 두 번째 노출시의 반응은 첫 번째 반응보다 더욱 빠르며 효율적이다. 예를

발적(RUBER), 발열(CALCOR), 종창(TUMOR) 및 통증(DOLAR)이란?

이러한 단엇들은 염증의 전형적인 증상인 발적, 발열, 종창 및 통증을 나타내는 라틴식 표현이다. SWELLING은 종창에 대한 라틴어 TUMOR이다 과거에는 국소적인 종창(SWELLING)으로부터 부종(EDEMA)까지도 종창(TUMOR)라는 용어를 함께 사용하였지만 현재는 암같은 고형 덩어리를 의미 할 때 종양(TUMOR)이라는 용어를 사용하고 있다.

들어, 어떠한 바이러스에 대한 첫 번째 노출에서 인체는 며칠에 걸쳐 그 바이러스를 제거한다. 이러는 동안 바이러스는 조직을 파괴하며, 병의 증상을 나타낸다.

하지만, 동일한 바이러스에 대한 두 번째 노출에서는 면역 시스템이 특정 바이러스를 인식하여 파괴할 수 있기 때문에 반응은 매우 빠르며 효율적이다. 그 바이러스는 병으로 인한 증상이 나타나기 전에 제거되므로, 면역을 지니게 된다. 특이성과 기억작용, 특정물질을 기억하고 인식하는 면역 시스템의 능력 때문에 특이적 저항이 가능하다. 특이적 저항에는 세포성 면역과 체액성 면역이 있으며, 이 두 가지가 면역의 중요한 근간을 이룬다.

면역은 병원체를 죽이고 제거하는 파괴적인 효과기전(effector mechanism)의 동원이다. 효과기전은 세균을 삼키고 바이러스 감염세포를 죽이고 원충 기생충을 공격하는 효과세포와 병원체를 분지깃발로 표시하여 효과세포를 돕거나 직접 병원체를 공격하기도 하는 보체(complement)라 불리는 일련의 혈정단백질로 구성이 된다.

이러한 기전을 통틀어 내재면역(innate immunity) 혹은 내재면역반응(innate immune response)이라 부른다. 이후 이러한 계속되는 내재면역반응에는 적응면역반응이 첨가가 된다.

이러한 병원균의 제거를 위한 기전을 간단히 살펴보면 아래와 같다.

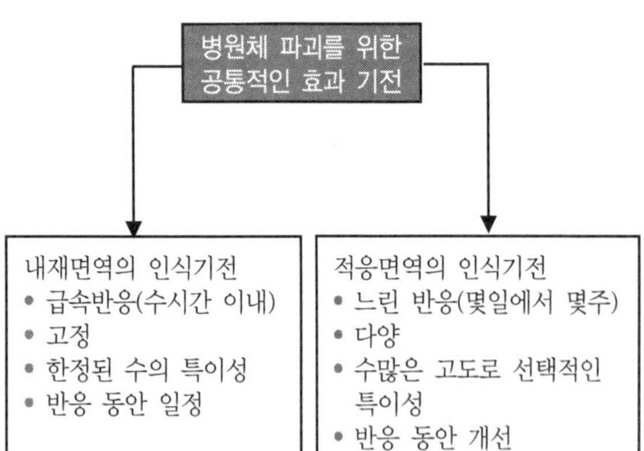

[그림 7-1]

세포성 면역은 세포매개 면역반응이라고도 하며, T 림프구에 의해 면역반응이 일어날 때 항원에 의해 자극된 T 림프구가 림포카인(lympokine)이라고 불리는 단백질성 인자를 방출하면, 대식세포가 활성화되어 살균능을 갖게 되는 일련의 반응을 말한다. 세포성 면역은 세포 내의 기생세균, 바이러스, 암세포, 알러지 반응, 자기면역질환 등에 관여한다. 체액성 면역은 항체매개 면역반응이라고도 하며, B 림프구가 주관하여 이루어지는 반응으로 B 림프구가 항체(면역글로불린)를 만들면 항체가 항원을 공격하여 제거하는 반응이다.

1) 비특이적 반응

비특이적 저항(nonspecific resistance)은 기계적 장벽, 화학적 매개물, 세포, 그리고 염증성 반응을 포함한다.

(1) 기계적 장벽

기계적 장벽(mechanical barrier)은 미생물의 인체 내 진입을 막는다. 미생물이 인체에 들어오지 못하면 질병을 일으킬 수 없다. 피부와 점막층은 미생물의 진입을 막는 막을 형성한다. 눈물, 침, 그리고 소변은 체내로 침입한 미생물을 배출시키는 작용을 한다. 호흡기관에서의 점막층은 섬모층으로 되어 있으며, 점액에 가두어진 미생물은 목 뒤로 이동되거나 삼켜진다. 기침이나 재채기 역시 호흡기관에 있는 미생물을 제거한다.

(2) 화학적 매개물

화학적 매개물은 면역 시스템의 반응을 유발시키는 물질이다. 세포 표면에서 발견되는 몇몇 화학적 매개물은 미생물을 죽인다. 눈물이나 침 속에 있는 라이소자임(lysozyme)이 그 예이다. 예를 들어, 히스타민(histamine)과 같은 화학적 매개물은 혈관확장과 혈관 삼투성을 증가시켜 염증을 촉진한다.

(3) 보체

보체(complement)는 혈장에서 발견되는 적어도 11개 정도 되는 단백질 그룹이다. 일반적으로 보체 단백질은 비활동성 형태로 혈액 내를 순환한다. 어떠한 보체는 외부물질과 결합에 의하여, 또는 항체와의 결합에 의하여 활성화 될 수 있다. 활성화가 되면, 연속반응이 일어나는데, 그 과정에서 각각의 보체는 옆에 있는 보체를 활성화 시킨다. 활성화된 보체는 염증과 식균작용을 촉진하고 직접적으로 세균 세포를 파열시킬 수 있다.

인터페론(interferons)은 바이러스 감염에 대해 인체를 보호하는 단백질이다. 바이러스가 어떤 세포에 침입하면, 그 세포는 자신을 침입한 바이러스와 비슷한 바이러스 핵산(viral nucleicacid)과 단백질을 복제하게 된다. 이어서 바이러스는 감염된 세포에 정상적인 기능을 중지하거나 사멸하게 된다. 한편으로는 다행스럽게도 바이러스에 감염된 세포는 인터페론 생산을 촉진한다. 인터페론은 자신들을 생산한 세포를 보호하는 것이 아니라, 이웃에 있는 세포 표면에 결합하여 항바이러스 단백질을 생산하도록 촉진한다. 이러한 항바이러스 단백질은 다양한 바이러스 핵산과 단백질의 생산을 막음으로써 이웃한 세포 내에서 바이러스 복제가 일어나지 못하도록 한다. 이러한 인터페론의 작용은 비특이적 이다. 또한, 인터페론은 식균작용을 자극하며, 종양의 성장이나 삼염에 대항하는 다른 세포들의 활성을 증가시켜 준다.

(4) 열

열(fever)은 강력한 보호작용을 한다. 바이러스나 박테리아 감염은 림프구의 증식을 촉진하고, 인터루킨-1(IL-1)이라고 하는 발열인자를 분비하는 세포들을 생산하도록 한다. 내인성 발열인자(endogenous pyrogen)는 뇌 시상하부에 있는 체온조절중추의 기준값(set point)을 상승시켜 체온을 높게 유지시킨다. 체온이 높아지면 간이나 비장이 철분(iron)을 거두어 들여서 혈중 철분수준을 감소시켜 간접적으로 미생물의 성장을 억제시킨다. 왜냐하면, 박테리아 등은 온도가 오르면 더 많은 철분을 필요로 하기 때문에, 체온이 오르면 철분부족으로 인해 성장이나 증식이 늦추어 지거나 정지되기 때문이다. 반면, 식균성 세포(호중구, 대식세포)는 온도가 상승하면 더 높은 활성을 갖는다.

(5) 세포

백혈구와 백혈구에서 유도된 세포는 면역시스템에서 가장 중요한 세포의 구성요소이다. 백혈구는 적색골수와 림프조직에서 생산되며, 혈액으로 유입된다. 미생물이나 손상된 조직으로부터 분비된 화학물질은 백혈구를 유인하고, 백혈구는 혈액에서 나와 감염된 조직으로 들어간다. 이 때, 보체 단백질과 같은 화학적 중재자는 백혈구를 감염조직으로 유도한다.

호중성 백혈구(neutrophils)는 혈액에서 감염된 조직으로 이동하는 첫 번째 세포인 작은 식균세포이다. 호중성 백혈구는 하나의 미생물을 식균한 후에 사멸한다. 고름(pus)은 대부분 감염된 부위에서 죽은 호중성 백혈구의 축적물이다. 단백구는 감염되었을 때 혈액으로부터 조직으로 나와 5배 정도 커져서 대식세포(macrophage)로 전환된다. 대식세포는 호중성 백혈구가 먹는 것보다 더욱 큰 것을, 그리고 더욱 많이 잡아 먹을 수 있다.

대식세포는 감염된 부위에서 호중성 백혈구가 나타난 이후에 나타나며, 죽은 호중성 백혈구의 처리를 포함한 감염의 마지막 단계에서 식균작용의 대부분을 담당한다.

호염기구(basophils)는 염증을 촉진하는 히스타민과 같은 화학적 중재자를 방출한다. 또한 염증성 화학물질을 방출하는 비만세포(mast cells)라 불리는 결합조직 내에서 발견되는 세포가 있다. 반면에, 호산구(eosinophils)는 염증성 화학물질을 분해하는 화학물질은 방출한다. 염증이 시작되는 동시에 호산구는 염증성 반응을 감소시켜 염증을 처리하는 작용을 한다. 염증은 미생물에 대항하여 싸움을 하는 과정에서 유익한 것이지만, 너무 많은 염증은 해로울 수 있으며, 미생물은 물론 건강한 조직까지도 불필요하게 손상시킬 수 있다.

면역을 담당하는 면역세포는 크게 과립형 백혈구와 무과립형 세포로 구분할 수 있으며, 무과립형 세포는 다시 림프구와 단핵구로 나누어진다.

(6) 식균작용

가장 활발한 식균작용을 갖고 있는 면역세포는 호중구와 단핵구(monocytes)이다. 이들 세포들은 혈관벽 상피세포들 사이를 빠져나올 수 있으며, 손상조직에서 분비된 화학물질에 의해 유도된다. 호중구는 상대적으로 작은 입자를 삼키며, 단핵구는 보다 큰 입자를 식작용한다. 단핵구는 혈관 밖으로 나오면서 대식세포(macrophage)가 되는데, 호중구가 20여개 정도의 박테리아를 삼킬 수 있는 것에 비해 대식세포는 100여개의 박테리아를 삼킬 수 있다.

(7) 염증성 반응

염증성 반응(inflammatory response)은 앞에서 논의된 많은 화학적 매개물과 세포가 연관된 사건의 복잡한 결과이다.

염증성 반응을 설명하기 위하여 여기에서는 세균성 감염의 예를 들어보기로 한다. 박테리아, 또는 조직손상은 히스타민, 프로스타글라딘(prostaglandin), 보체 등과 같은 화학적 매개물을 활성화시키거나 방출한다. 화학적 매개물은 여러 가지 효과를 나타낸다.

① 혈관확장(vosodilation)을 통하여 혈액순환을 증가시켜 식균세포와 백혈구를 감염부위로 이동시키고,

② 식균세포들을 혈액으로부터 조직으로 나오도록 유도하며,

③ 섬유소(fibrin)와 보체가 혈액에서 나와 조직으로 유입되도록 혈관의 투과성을 증가시킨다.

섬유소는 감염된 부위를 둘러쌈으로서 감염이 퍼지는

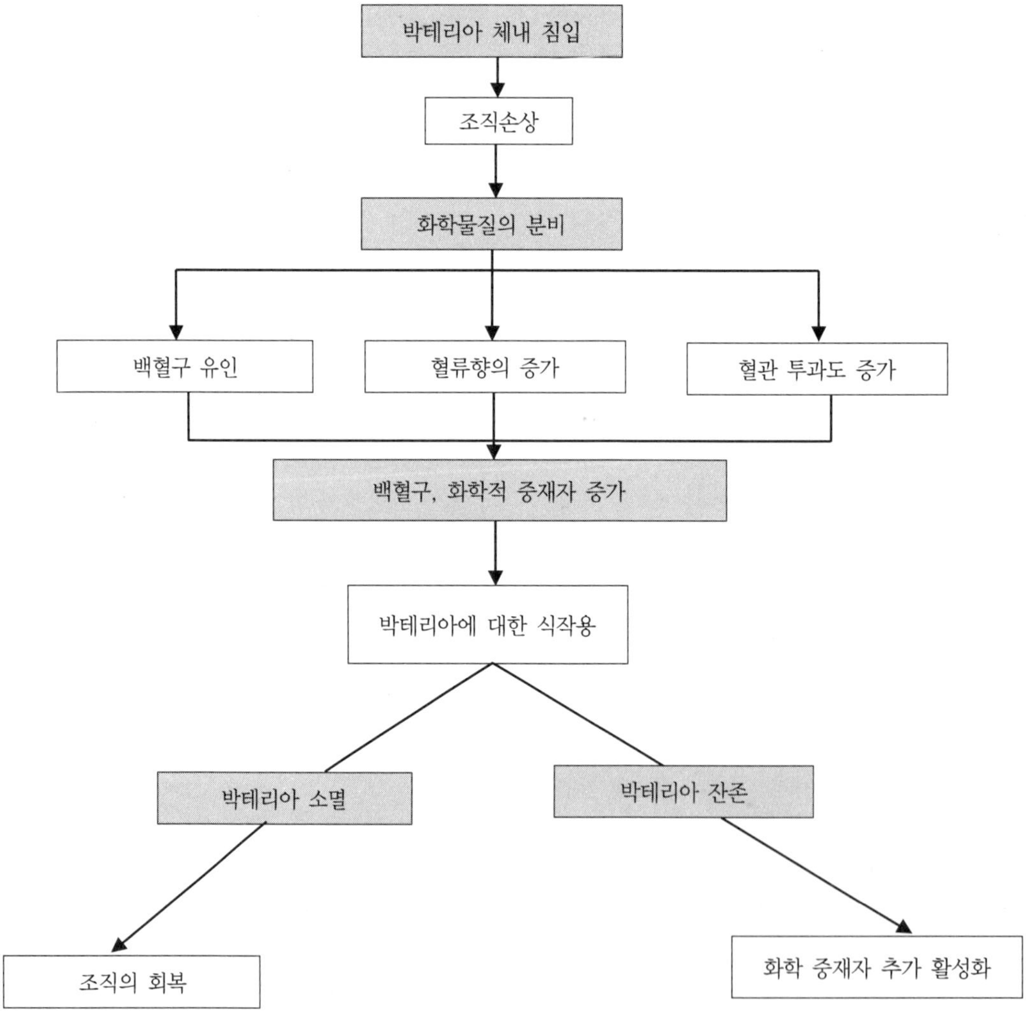

[그림 7-2]

것을 방지한다. 보체는 염증성 반응을 증가시키고 식균세포를 추가적으로 유도한다. 화학적 매개물의 방출과 식균세포와 백혈구의 유도과정은 박테리아가 파괴될 때까지 계속된다. 식균세포(주로 대식세포)가 미생물과 죽은 조직을 제거함으로써 손상된 조직은 회복된다.

일반적으로 염증은 붉어짐, 열, 부종, 통증, 그리고 기능부전 증상을 일으킨다. 혈관확장과 혈관투과성의 증가는 붉어짐, 열, 그리고 부종 증상의 원인이 된다. 염증성 화학적 매개물과 부어서 발생한 압력은 기능부전을 수반하는 통증의 원인이 된다.

2) 특이적 저항

특이적 저항(specific resistance)은 특정 물질을 인식하고 반응하며 기억하는 능력을 포함한다. 특정 저항반응을 자극하는 분자를 항원(antigens)이라고 하는데, 항원은 외부항원과 자기항원의 두 그룹으로 나누어질 수 있다. 외부항원은 인체 외부에서 유입된다. 박테이라, 바이러스, 그리고 다른 미생물 성분들이 질병을 일으키며, 면역 시스템의 파잉반응을 일으킨다. 외부항원을 포함하고 있는 이식된 조직이나 기관은 이식거부반응(rejection of transplant)을 일으킨다.

자기항원은 면역반응을 자극하는 인체에서 생산된 분자이다. 자기항원에 대한 반응은 이로울 수 있다. 예를 들어, 종양 항원의 인식은 종양을 파괴할 수 있다. 반대로, 자기항원에 대한 반응은 해로울 수 있다. 자기면역질환(autoimmune disease)은 자기항원이 정상 조직을 파괴하도록 자극하는 질환이다. 한 예로 관절 내 조직의 파괴를 초래하는 류마티스 관절염이 있다.

특이적 저항은 림프구의 활성 때문에 나타난다. 특이적 저항에는 T 림프구의 작용에 의한 세포성 면역과 B 림프구의 작용에 의한 체액성 면역이 있다. B 세포(B cell)는 항체라 불리는 단백질의 생산을 담당하는 림프구이다. 그 항체는 혈장에서 발견되며, 이러한 형태의 특이적 저항은 항체중재 면역이라고 불린다. T 세포(T cell)는 세포중재 면역을 담당하는 림프구이다. 또한, 몇몇의 T 세포는 항체중재 면역과 세포중재 면역 모두를 조절하는 데 관련되어 있다. 예를 들어, 조력 T 세포(helper T cells)는 B 세포와 T 세포의 활성을 모두 촉진한다.

비록, 면역 시스템의 다른 부분으로 나누어지지만, 특정 면역 양상을 강조하기 위해 인위적으로 분리한 것으로서 질병으로부터 대항하는 인체의 면역시스템은 상호 유기적으로 연결되어 있다.

T 림프구와 B 림프구는 모두 적색골수의 미분화된 림프구로부터 분화된 것이다. 태아기에 적색골수는 미분화된 림프구를 순환계로 방출한다. 이들 림프구 중 절반은 흉선에 도달하여 한 동안 머무르게 된다. 여기서 흉선 림프구(thymocyte)는 T 림프구로 성장한다. T 림프구는 림프조직에 머무르게 되는데, 특히 림프절, 흉관, 비장에 많이 있다. 다른 림프구는 B 림프구로 분화되는 것으로 볼 수 있다. 순환림프구의 70~80%는 T 림프구, 20~30%는 B 림프구로 구성되어 있다. B 림프구는 T 림프구와 같이 림프조직에 머물게 되어 림프절, 비장, 골수 그리고 장의 내벽에 많이 존재한다.

(1) 세포중재 면역[세포성 면역]

① T 세포와 사이토카인

T 세포는 세포성 면역을 담당하는 세포로서 박테리아와 같은 외부의 항원을 갖는 세포와 직접 접촉하여 이를 처리하는 작용을 한다. 또한, T 세포(그리고, 일부 대식세포)는 사이토카인(cytokine)이라고 하는 폴리펩타이드(단백질)를 합성하여 분비한다. 사이토카인은 특정 세포의 반응을 강화시켜서 항원(antigen)에 더욱 효율

[표 7-1] 사이토 카인의 종류

사이토카인	기 능
집락자극인자(CSF)	림프구를 생산하는 골수를 자극/바이러스 복제 차단, 대식세포의 식균작용을 촉진
인터페론	B 세포의 항체생성 자극, 암세포 공격
인터루킨	림프구 증식과 성장의 조절
종양괴사인자(TNF)	암세포 성장 억제, 박테리아 감염에 수반되는 열(fever) 생성, 림프구 증식 자극

적으로 대항하도록 한다. 사이토카인을 보다 특정지어 림포카인(lymphokine)이라고 부르기도 한다. 대표적인 사이토카인인 인터루킨-1과 인터루킨-2는 다른 T 세포들이 여러 사이토카인을 합성하도록 자극한다. 즉, 인터루킨-1은 T 세포들을 활성화시키고, 인터루킨-2는 T 세포의 증식을 자극하고, 세포독성 T 세포를 활성화시킨다. 집락자극인자(colony-stimulating factors : CSFs)라고 불리는 사이토카인은 적색골수 내에서 백혈구의 생성을 자극하며, B 세포의 성장과 성숙, 대식세포의 활성화를 유발시킨다. 인터페론(interferon)은 종양괴사인자(tumornecrosis factor : TNF)와 함께 암세포 성장을 억제하는 데 중요한 역할을 하는 사이토카인이다.

② T 세포의 종류와 활성화

항원의 일부가 항원표지세포(antigen-presenting cell)라고 불리는 세포의 표면에 부착되어 나타날 때 T 세포는 활성화되는데, 대식세포나 B 세포 등을 항원표지세포라고 한다.

T 세포에는 몇 가지 주요 유형이 있는데, 그것은 조력 T 세포(helper cel), 기억 T 세포(memory cell), 세포독성 T 세포(cytotoxic cell), 그리고 억제 T 세포(syppressor cell)이다.

첫째, 조력 T 세포는 여러 단계를 통해 면역 시스템을 움직여 박테리아 감염을 막는다. 우선 대식세포가 박테리아를 식작용으로 삼키고, 라이소솜(lysosome) 내에서 소화시킨다. 박테리아의 항원(antigen)이 라이소솜에서 나와서 대식세포의 세포막 표면으로 이동한다. 이 항원은 대조직 적합성복합체(the major histocompatibility complex : MHC)라고 하는 세포막 표면에 존재하는 나타난 외부 항원과 접촉한다. 만일, 표지된 항원이 조력 T 세포의 항원 수용체와 잘 맞게 되어 결합하면, 조력 T 세포는 활성화된다. 조력 T 세포의 역할은 B 세포를 활성화시키는 것인데, 이에 대해서는 뒤에 더 상세히 설명하기로 한다.

조력 T 세포는 CD4세포로 불리기도 하며, HIV (AIDS의 원인 바이러스)의 주목표가 된다. 조력 T 세포는 외부항원을 표지하고 있는 대식세포를 인식할 수 있는 능력을 갖고 있다.

둘째, 기억 T 세포(memory T cell)는 항원에 처음 노출될 때 생성되는 많은 T 세포 중 일부로서 항원에 직접 반응하지 않는 세포들이다. 이들 세포들은 그 후에 동일한 항원에 노출될 때에는 즉각적으로 반응하여 세포독성 T 세포(cytotoxic T cell)로 분화된다. 이러한 반응을 통하여 신체가 질병의 증세를 나타내기 전에 침입한 유기체는 파괴된다.

셋째, 세포독성 T 세포는 암세포 또는 감염된 세포가 자신의 세포막 표면위의 MHC 단백질 가까이에 비자기 항원(nonself antigen)을 나타내면, 이를 인식하는 작용을 한다. 세포독성 T 세포가 자신의 항원수용체와 맞는 항원과 결합하면 활성화되고, 이어서 증식하기 시작한다. 세포독성 T 세포가 항원을 갖고 있는 세포와 결합하면 퍼포린(perforin)이라고 하는 단백질을 분비한다. 퍼포린은 이들 항원을 보유한 세포에 구멍을 내서 파괴한다.

또 다른 형태의 세포는 자연살해세포(natural killer cell : NK cell)인데, 역시 퍼포린(perforin)을 이용하여 암세포를 파괴한다. 세포독성 T 세포와 자연살해세포(NK cell)는 세포를 용해하는 다른 방법도 역시 갖고 있다. 세포독성 T 세포는 지속적으로 신체의 세포들을 감시하고 바이러스에 감염된 세포나 종양세포를 인식하여 제거한다.

넷째, 억제 T 세포(suppressor T cells)는 또 다른 T세포와 B세포의 반응을 억제한다. 억제 T 세포는 다른 형태의 T세포보다 활성화되는 데 오랜 시간이 걸리기 때문에, 그들은 초기면역반응 이후에 활동한다. 사실상 이러한 세포는 제동을 걸어 단일 자극에 대한 면역반응의 정도를 제한하는 역할을 한다.

(2) 항체중재면역[체액성 면역]

① B세포와 항체생성

B세포는 T세포와는 달리 여러 면에서 다양한 방법으로 외부 항원을 공격한다. B세포는 형질세포(Plasma cell)로 분화되며, 형질세포는 항체(antibody) 또는, 면역글로불린(immunoglobulin)이라고 불리는 커다란 구형의 단백질을 생산하여 분비한다. 형질세포는 커다란 골지체(Golgi apparatus)를 갖고 있는 실질적인 항체생산공장

이다. 감염이 최대한에 이르렀을 때 형질세포는 초당 2,000개의 항체를 생산 · 분비한다. 분비된 항체는 체액에 의해 운반되고, 항체는 여러 가지 방법으로 박용하여 특정 항원이나 항원을 보유한 입자들을 파괴한다.

B세포는 자신의 항원수용체와 모양이 적합한 항원을 만나게 될 때 활성화된다. 수용체와 항원이 결합하면 B세포는 반복적으로 복제 · 증식된다. 그러나 대부분의 B세포들이 항원에 의해서 활성화되는 데에는 T세포의 도움이 필요하다.

조력 T 세포(helper T cell)가 항원과 결합하고 있는 B세포를 만나게 될 때, 조력 T 세포는 특정 사이토카인을 분비한다. 이 사이토카인은 B세포의 증식을 촉진한다. T세포는 B세포의 기능을 억제하는 사이토카인을 분비하여 항체생산을 억제할 수도 있다. 항원이 B세포의 세포막 표면에 있는 항체결합 수용체(antigen-binding receptor)에 결합될 때, B세포는 여러 번의 분화를 거쳐 형질세포(plasma cells)와 기억 B 세포(memory B cells)로 분화된다. 형질세포는 항체를 생산한다. 항원에 대해 효과적으로 대항할 수 있을 만큼 충분한 항체가 생산되기 위해서는 주요 반응은 약 3~14일 정도 걸린다. 그 동안 항원은 조직손상을 일으킬 수 있는 시간이 있기 때문에 사람은 대개 질병증상을 나타내게 된다.

기억 B 세포는 면역 시스템이 이미 한 번 노출되었던 항원에 대해서 두 번째 반응을 담당한다. 항원에 다시 노출되었을 때 기억 B 세포는 항체를 생성하는 형질세포를 만들기 위해 빠르게 분화한다. 두 번째 반응은 첫 번째 반응보다 두 가지 면에서 더욱 개선되었다고 할 수 있다. ① 항체를 생산하기 시작하는 데 걸리는 시간이 줄어들며, ② 보다 많은 항체가 생산된다. 그 결과, 항원은 빨리 파괴되며, 어떠한 질병증세도 나타내지 않게 된다. 즉, 그 사람은 면역이 생긴 것이다.

면역기억세포는 특이성 저항의 기초이다. 항원을 파괴시킨 이후에 형질세포는 사멸하고, 그들이 방출한 항체는 퇴화하며, 항체의 수준은 더 이상 적절한 보호를 제공하지 못하는 수준까지 떨어진다. 그러나 면역기억세포는 경우에 따라 계속해서 살거나 몇 년 동안 잔존하기도 한다. 만약, 면역기억세포 생산이 자극되지 않거나, 생산된 면역기억세포가 오래 살지 못하면, 같은 병의 반복적인 감염도 가능하다. 예를 들어, 동종의 감기 바이러스는 동일인에게 한 번 이상 일반적인 감기를 일으킬 수 있다.

[표 7-2] 항체생산 단계

B 세포 활성
① 항원보유체(antigen-bearing agent)의 인체 내 침입
② B 세포가 자신의 항원수용체의 모양과 같은 항원보유체를 만났을 때 활성화됨
③ B 세포는 증식하고 성장함
④ 새로 형성된 B 세포 중 일부는 형질세포(plasma cell)로 분화됨
⑤ 형질세포는 항체를 생산하여 분비함
⑥ 항체는 항원보유세포와 결합하여 이를 파괴시킴
T 세포 활성
① 항원보유체의 인체 내 침입
② 대식세포와 같은 식균작용이 있는 항원표지세포(antigen-presenting cell)는 항원보유체를 삼키고, 라이소솜에 의해 소화시킴
③ 분해된 항원보유체에서 나온 항원이 항원표지세포의 세포막 표면에 나타남
④ 조력 T 세포가 자신의 항원수용체와 모양이 같은 표지된 항원을 만났을 때 조력 T 세포는 활성화됨
⑤ 활성화된 조력 T 세포는 사이토카인을 분비
⑥ 사이토카인은 B 세포의 증식을 촉진함

② 항체(면역 글로불린)와 보체

항체는 혈장 단백질의 감마 글로불린 분획을 구성하는 구형의 수용성 단백질로서 면역 글로불린(immunoglobulin : Ig)이라고도 한다. 항체는 삼차원의 입체구조를 갖고 있어서 특정 항원과 결합할 수 있는 결합부위를 갖고 있으며, 그 결합부위를 이디오 타이프(idiotype)라고 한다. 면역 글로불린의 다섯 가지 종류 중에서 특히 세 가지가 순환항체의 대부분을 차지한다. 면역 글로불린G(IgG)는 항체의 80%를 차지하고, 면역 글로불린 A(IgA)는 13%, 그리고 면역 글로불린 M(IgM)은 6%를 차지한다. 나머지 항체는 면역 글로불린 D(IgD)와 면역 글로불린 E(IgE)인데, 소량으로 나머지 부분을 구성한다.

면역 글로불린 G(IgG)는 혈장과 체액 내에 존재하며, 박테리아나 바이러스, 독성물질에 대한 저항에 특히

[표 7-3] 면역 글로불린의 종류와 작용

종 류	발생지	주요기능
IgG	조직액과 혈장	박테리아, 바이러스, 독성물질에 대한 저항 보체(complement)의 활성화
IgA	외분비액	박테리아, 바이러스에 대한 저항
IgM	혈장	특정 혈액 수혈에 뒤 이어서 적혈구막에서 자연적으로 발생하는 항원에 반응, 보체 활성화
IgD	대부분의 B 세포	B 세포 활성화
IgE	외분비액	알러지 반응을 촉진

효과적이다. IgG는 또한 보체(complement)라고 불리는 효소군을 활성화시킨다.

면역 글로불린 A(IgA)는 외분비액에서 발견된다. 즉, 모유, 눈물, 콧물, 위액, 장액, 담즙액과 소변 중에 존재한다.

면역 글로불린 M(IgM)은 박테리아나 음식 내의 특정 항원과 접촉하였을 때 생성되면, 보체(complement)를 활성화시키는 작용을 한다.

면역 글로불린 D(IgD)는 대부분의 B 세포 표면, 특히 어린이의 B 세포에서 발견되면, B 세포를 활성화시키는 작용을 한다.

면역 글로불린 E(IgE)는 IgA와 함께 외분비액에서 발견되어 알러지 반응(allergic reaction)에 관여한다. 이들 면역 글로불린의 작용을 아래에 요약하였다.

일반적으로 항체는 세 가지 방법으로 항원과 반응한다. 항체는 직접 항원을 공격하거나, 항원을 공격하는 보체(complement)를 활성화시키거나, 항원이 확산되는 것을 막기 위해 특정 부위의 변화를 유발시킨다. 항체의 직접적인 공격방법으로는 항원과 결합하여 항원이 서로 엉겨 붙도록 하거나 불용성 물질을 형성하도록 하는 것이다. 이러한 작용은 식작용 세포들로 하여금 항원 보유체를 보다 쉽게 삼킬 수 있도록 한다.

또 다른 예로써, 항체가 항원분자의 독성부분을 덮어서 독성을 중화시키는 것이다. 그러나 항체의 가장 중요한 기능은 보체를 활성화시키는 작용에 의해 이루어진다. 보체는 혈장의 체액에 존재하는 일군의 단백질이다. IgG나 IgM 항체들이 항원과 결합하면, 이들 항체들은 항체로부터 반응부위(reactive site)를 노출시킨다. 그로 인해 보체 단백질을 활성화 시키는 일련의 반응이 촉발된다. 즉, 항원-항체 복합체를 코팅하여 이 복합체가 보다 쉽게 식작용에 의해 처리될 수 있도록 하며, 대식세포와 호중구를 감염부위로 인도하고, 항원보유체를 응집시키며, 외부세포의 세포막을 파열시키고 바이러스 분자구조를 변화시키기도 한다. 또는 염증반응을 촉진하여 감염체(infectious agent)가 번지는 것을 막

[표 7-4] 결합조직세포와 비만세포

결합조직세포	비만세포
결합조직은 다양한 종류의 세포를 갖고 있다. 이들 세포들은 섬유아세포(fibroblast)와 비만세포처럼 수가 안정적으로 유지되는 고정세포가 있으며, 대식세포처럼 손상이나 감염에 반응하여 조직에 일시적으로 나타나기도 하는데, 이를 유주세포(wandering cell)이라고도 한다. 섬유아세포는 결합조직의 기질 내에 단백질을 분비하여 섬유(fibers)를 생산한다. 대식세포(macrophage)는 단핵구로부터 유래하며, 보통은 섬유에 붙어 있다. 그러나, 감염이나 손상이 일어날 때 섬유로부터 떨어져 나와 활발하게 이동할 수 있으며, 식작용(phagocytosis)과 항원표지세포로서의 기능을 통해 면역작용을 한다.	비만세포(mast cell)는 결체조직에 널리 분포하는 커다란 세포로서 혈관 근처에 위치하고 있다. 비만세포는 혈액응고를 막는 해파린(heparin)을 분비한다. 또한, 히스타민(histamine) 분비기능도 갖고 있는데, 히스타민은 천식이나 고초열(알러지성비염 : hay fever)과 같은 알러지 반응 및 염증반응과 관련된 반응들을 촉진한다. 히스타민은 비만세포 외에도 호염구에 의해 분비되며, 모세혈관의 투과성을 증가시키거나, 폐 · 기관지벽의 평활근을 수축시키고 위액과 점액분비를 증가시키는 등의 작용을 한다.

기도 한다.

IgE는 염증반응을 촉진하는데, 때로는 너무 반응이 강해서 조직손상이 유발되기도 한다. 이 항체는 광범위하게 분포되어 있는 비만세포(mast cell)를 자극하여 히스타민(histamine)을 분비하도록 한다. 히스타민은 혈관확장과 부종과 같은 염증반응과 관련되어 변화를 일으킨다.

3) 면역반응

B 세포나 T 세포가 항원(antigen)을 처음 만나 활성화될 때 일차면역반응(primary in-mune response)이 일어난다. 이러한 과정에서 형질세포(plasma cell)는 항체들(IgG에 뒤이어 IgM)을 림프액에 분비한다. 그러면 항체들은 혈액으로 들어가서 전신을 순환하며 항원보유

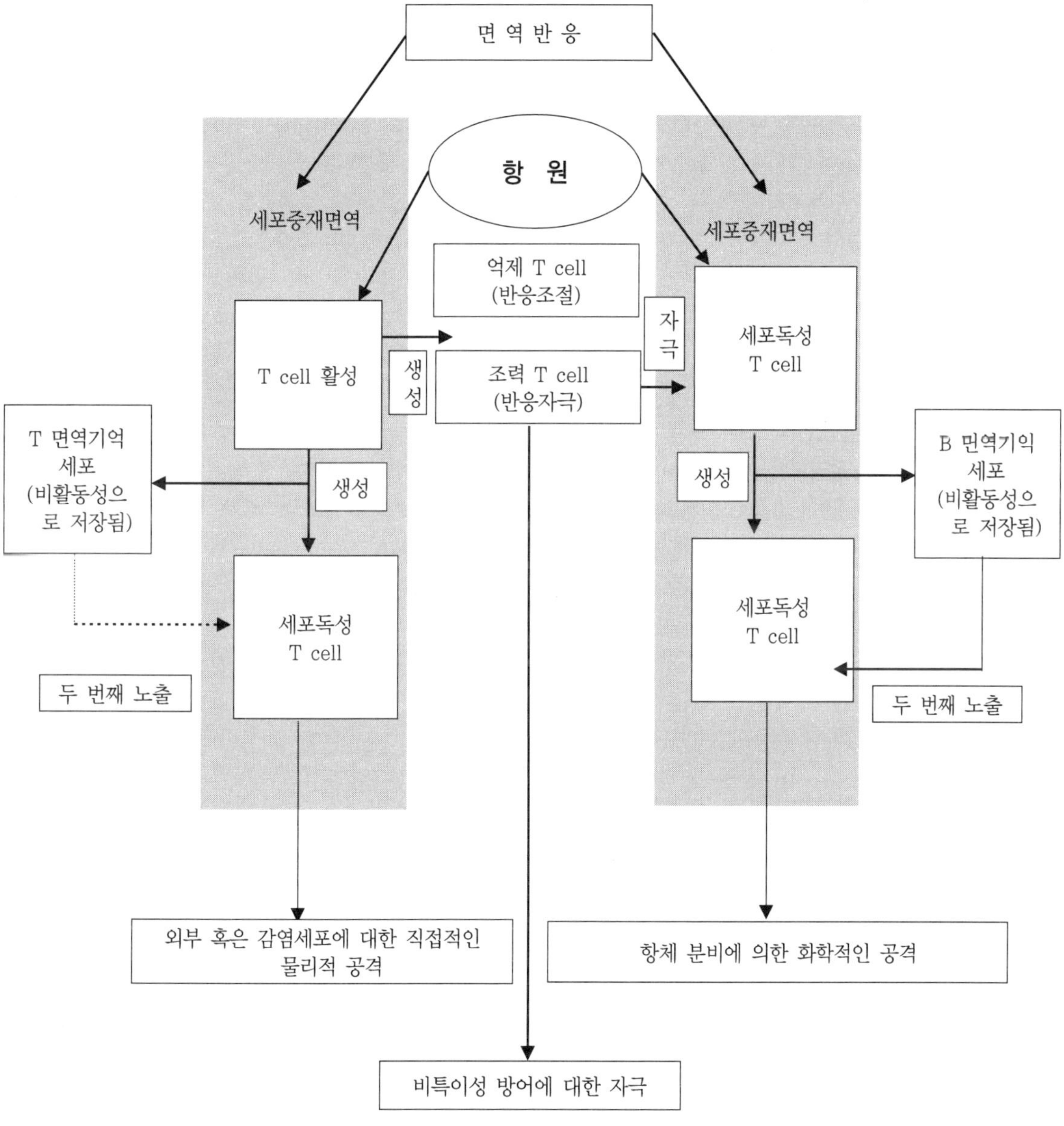

[그림 7-3]

체를 파괴한다. 항체의 생산과 분비는 수주일간 지속된다.

일차면역반응에 뒤이어서 증식된 B 세포 중 일부는 휴면(비활성) 상태로 남아서 기억세포(memory cell)로 기능한다. 만일, 이후에 동일한 항원이 침입하였을 때, 이 기억세포들의 복제가 가속화되고, 그 항원에 대해 IgG를 분비하여 신속하게 대응할 수 있게 된다. 앞서 설명한 기억 T 세포와 함께 기억 B 세포는 이차면역반응(secondary immune response)을 담당한다.

림프절에 있는 특수한 세포들(follicuar dendritic cells)은 첫 번째 감염 이후에 바이러스 항원을 서서히 분비함으로써 계속적인 기억을 돕는다. 이러한 과정은 계속해서 기억 B 세포를 자극하고, T 세포에 항원을 제공하여 면역(immunity)이 유지되도록 한다.

면역반응의 개요를 살펴보면 [그림 7-3]과 같다.

4) 알러지반응

알러지반응(allergic reaction)과 면역반응(immune response)은 림프구의 인식과정 또는 항체와 항원의 결합을 수반한다. 그러나 알러지반응은 해롭지 않은 물질에 대한 면역계의 공격이며, 조직에 손상을 초래할 수 있다. 알러지 반응을 유발하는 항원을 알러젠(allergen) 또는 알러지항원이라고 한다.

지연반응알러지(delayed-reaction allergy : Type Ⅳ)는 누구에게나 영향을 줄 수 있다. 이 알러지반응은 집안이나 작업장에서 흔히 접촉할 수 있는 화학물질에 피부를 반복적으로 노출시킬 때 초래된다. 반복적으로 접촉한 후에 외부물질은 T 세포를 활성화시키고, 많은 T 세포들이 피부에 모여들게 된다. 이어서 T 세포와 대식세포는 화학인자들을 분비함으로써 피부의 발진과 염증을 유발한다. 이러한 반응은 약 48시간이 걸리므로 지연반응 알러지라고 한다.

자가면역반응(autoimmunity)은 자기 항원을 용납하는 능력이 상실된 것으로, 일종의 과민성 반응이다. 때때로 면역시스템은 자기(self)와 비자기(nonself)를 구분하지 못하고 자가항체(autoantibody)라고 하는 항체들을 생산한다. 이어서 세포독성 T 세포는 신체의 정상적인 조직과 기관을 공격한다.

이러한 일이 발생하는 원인은 바이러스가 인체세포 내에서 복제되는 동안 세포막 표면으로부터 특정 단백질을 빌려서 자신의 표면으로 덮어쓰기 때문에 일어나는 것으로 생각된다. 이단 면역시스템이 변장한 바이러스의 표면단백질을 학습하여 바이러스를 파괴하면, 그 다음부터 그 특정 단백질을 갖고 있는 정상세포들을 공격하여 파괴하기 시작한다. 또 다른 설명으로는 일부 흉선에서 탈출하여 자기와 비자기를 구분하는 학습을 받지 않은 T 세포들이 자기면역반응을 일으키는 것으로 설명되고 있다. 또는, 비자기항원이 우연하게도 자기항원과 닮았을 때 일어나기도 한다.

즉각반응알러지(immediate-reaction : Type Ⅰ)는 알러젠과 접촉한지 수분만에 일어난다. 이러한 종류의 알러지를 갖고 있는 사람은 특정 알러젠에 반응하여 IgE항체를 과대생산하는 유전적 형질을 갖고 있다. 즉각 반응 알러지는 알러젠을 처음 접촉할 때 B 세포를 활성화시키고 인지하도록 한다. 그 후에 알러젠에 노출될 때 알러지 반응을 유발한다. 처음 항원에 접촉할 때 IgE는 광범위하게 분포되어 있는 비만세포(mast cell)와 호염구의 세포막에 붙게 된다. 뒤 이은 알러젠-항체반응이 일어날 때, 이들 세포들은 히스타민, 프로스타글라딘 D2(prostaglandin D2), 그리고 류코트라이인(leukotrienes)과 같은 알러지반응 매개물을 분비한다.

이들 물질들은 혈관확장, 혈관투과도 증가, 기관지와 내장근의 수축, 점액분비 증가와 같은 다양한 생리적 반응을 유발한다. 아나필락시 쇼크(anaphylactic shock)는 심각한 형태의 즉각반응 알러지로서 비만세포가 알러지 매개물을 인체 전반에 걸쳐 분비한다. 그러면 우선 설명할 수 없는 불안감을 느끼게 되고, 갑자기 전신이 가렵고 빨간 두드러기가 나타나게 된다. 구토와 설사가 뒤이어 나타날 수 있고 얼굴, 혀, 후두가 부어올라 숨쉬기 힘들게 된다. 때때로 에피네프린 주사를 맞거나 기관절개로 호흡할 수 있게 하지 않으면 의식을 잃고 5분 내로 사망할 수 있다. 아나필락시 쇼크는 페니실린이나 벌침 등에 대한 알러지 반응으로 유발될 수도 있다.

[표 7-5] 면역반응세포의 요약

세 포	기 능
대식세포	식균작용, 외부항원을 처리하여 T 세포에 내보임 T 세포 성장을 자극하는 단백질 성장인자(protein growth factors)를 분비
조력 T 세포	세포독성 T 세포 활성화, 식균세포 유인, B 세포의 형질세포로 전환을 촉진
세포독성 T 세포	표적세포의 용해를 유발하는 화학물질 분비, 표적세포의 DNA 파괴, 대식세포 유인과 식균활성 강화
억제 T 세포	조력 T 세포와 세포독성 T 세포의 활성 억제, 식균작용 억제, 형질세포에 의한 항체보호작용 감소, 자가면역반응 차단
기억 T 세포	림프조직에 남아서 최초에 침입한 항원 기억
자연살해(NK) 세포	용해에 의해 외부세포 파괴
B 세포	항체생성 형질세포로 전환
형질세포	B 세포가 전환되어 생성, 항체의 생산
기억 B 세포	초기 항원에 노출될 때보다 동일한 항원이 재차 침입할 때 더욱 빠르고 강력하게 반응

5) 조직이식과 거부반응

조직이나 장기이식수술에서 가장 위험한 것은 장기나 조직을 이식받는 사람의 면역시스템이 이식된 장기나 조직을 비자기(non-self)로 인식하고 공격하여 파괴하는 것이다. 이러한 반응을 조직거부반응(tissue rejection reaction)이라고 한다. 한편, 이식된 조직은 이식받은 사람의 다른 조직에 해를 끼칠 수 있는 물질을 생산할 수 있는데, 이를 공급-수용자 질병(graft-versus-host disease)이라고 한다. 조직거부는 비자기 항원에 대항하는 세포매개성 반응과 유사하다. 공급과 수용자 사이의 조직 항원의 차이가 크면 클수록 거부반응은 더욱 빠르고 심하게 일어난다.

면역억제제는 이식된 조직에 대한 거부반응을 감소시키기 위해 사용된다. 면역억제제는 T 세포의 생산 또는 항체 생성을 억제하여, 세포성 또는 체액성 면역반응을 감소시킨다. 불행하게도 면역억제제는 수용자의 면역시스템을 약화시켜 감염에 대해 취약한 상태가 되도록 한다.

4. 운동과 감염

소아마비가 감염되었을 때 격렬한 신체적 운동은 병세를 악화시켜 환자를 위험하게 할 수 있다. 몰스(Morse)는 감염성 간염(infectious hepatitis)이 대학축구팀의 97명 중 90명에서 발생하고, 베론(Baron)은 고등학교 축구팀에서 70%가 무균성 뇌막염(aseptic meningtits)에 이환된 경우를 보고하면서 선수군이 일반군보다 질병에 걸릴 확률이 높다고 하였다. 니만(nieman)은 마라톤 경주 후에 그 주간에는 상기도 감염(감기)에 걸릴 위험성이 높다고 하였다. 그러므로 감염

나이가 들면 떨어지는 면역기능은 어떻게 변하나?

- T세포와 B세포의 기능은 나이가 들면 감소를 한다. 림프구 기능이 감소되면 대식세포의 활동도 감소가 발생한다. 결국 나이가 들면 감염이 발생할 가능성이 많아지고 회복도 느려진다. 림프구 작용의 감소는 고령자들에게서 암의 발생이 높다는 것을 설명하여 준다.
- 나이가 들면 순환하는 자기 항체(자기를 공격하는 항체)의 농도가 상승을 한다. 이는 고령자에게서 자가면역질환이 발생할 가능성이 높다는 것을 설명한다.
- 나이가 들어감으로써 면역을 감소시키는 약제를 투여 받거나 치료를 받을 가능성이 많아진다. 예를 들면 류마티스 관절염 치료를 위해 사용한 스테로이드나 암 치료에 사용하는 약제와 방사선의 사용이 면역기능의 억제를 유발한다.

초기에는 운동도 경한 질환을 심하게 할 수 있으므로 심한 운동은 피해야 한다고 하였다.

한편, 적당한 중등도 운동은 감염질환이나 종양성장에 저항력을 보여준다는 연구들도 있으나, 운동과 질병에 대한 문제는 아직도 명확하게 해결되어 있지 않은 상태라고 할 수 있다.

5. 내분비와 면역계

1) 내분비계의 상호작용

스트레스 반응이 시상하부-뇌하수체-부신축(hypothalamic pituitary adrenal axis: HPA)에 의해 중개되고 조절된다고 알려져 있다. 중추신경계 및 말초신경계가 물리적, 정서적 및 화학적 자극과 같은 인지적 자극(cognitive stimuli)과 바이러스, 세균, 종양, 세균 내 독소 등과 같은 비인지적 자극에 의하여 이 축(HPA)을 활성화 하거나 이와 관계없이 면역계를 활성화할 수 있다.

면역계와 신경내분비 관계에 대한 연구에서 호르몬이 림파구 조절에 관계되는 것으로 알려졌다. 호르몬이 면역계와의 연관성에 관한 연구는 면역세포(immunoco, petent cells)에서 많은 내분비계 요소들의 특이적 수용체가 발견됨으로서 이루어졌다.

스미스(Smith)가 말초 림파구에서 부신피질자극 호르몬(ACTH), 감마 엔돌핀(gamma-dedorphin)과 유사한 물질이 분비되어 림파구가 자극됨으로써 여러 종류의 면역반응성 호르몬 분비 가능성을 시사하였다. 블라록(Blalock)은 바이러스에 감염된 림파구에서 면역반응성 호르몬들이 인터페론과 같이 분비되는 것을 발견하고 림파구가 내분비계에 역통로가 있다는 것을 시사하였다. 휄튼(Falten)은 림파기관에 교감신경섬유의 존재를 밝혔다. 이러한 발견은 면역계의 세포에 신호를 전달할 수 있는 뇌와 면역계에 해부학적 연결이 존재함을 뜻한다. 이는 림파구와 교감신경계와의 연관, 림파구의 호르몬 분비능력, 림파구의 호르몬에 대한 수용체의 존재 등은 곧 면역계와 신경내분비계의 사이에 완전한 조절회로가 존재한다는 것을 지적하는 것으로 면역성 신경내분비 조절회로(immunonuroendocring regulatory circuits)가 있다는 것을 시사하는 것이다. 이러한 조절회로에서 면역계의 주된 역할은 비인지적 자극에 반응하여 감각적 기능을 수행하는 것이다.

이와 같이 면역계, 신경계 내분비계가 서로 상호방향 연관(bidirectional communication)을 하고 있다. 또한 면역계가 세균이나 바이러스, 항원과 같은 비인지적 자극을 인지하는 내부감각기관으로 여겨지고 림파구로부터 나온 호르몬을 통하여 신경내분비계에 정보를 전달할 수 있다는 것이 알려졌다. 이러한 사실은 운동에 의하여 변화되는 호르몬, 신경물질 등이 면역계에 영향을 줄 수 있음을 뜻한다.

인체가 질병에 대하여 반응하는 감수성의 차이는 이러한 신경내분비를 포함한 면역조절기능의 정적, 부적 균형에 의존한다고 볼 때, 건강을 위한 운동이 신체적 스트레스로서 내분비계와 면역계에 어떻게 연관되어 있는지 앞으로 해결해야 할 숙제이다.

2) 운동과 면역내분비계의 관계

운동은 여러 호르몬과 신경전달물질, 대사물질 등을 분비케 하는데 이러한 물질들 중 많은 성분이 면역조절물질로 생각되어 진다. 면역조절 물질로 여겨지는 호르몬들은 코르티코스테로이드(corticosteroid), 카테콜라민(catecolamine) 등이 있고, 성장호르몬, 성호르몬도 관계된다. 예컨대 운동에 의하여 코티졸이 증가되며, 코티졸분비는 운동의 강도와 시간과 관계된다. 그런데 코티졸은 면역변인에 대한 억제제로 사용되고, 코르티콜스테로이드의 치료적 효과가 면역기능 저하를 가져오며, 특히 림파구 수나 기능에 영향을 준다. 그러나 운동시에는 안정시에 코티졸을 투여할 경우에 나타나는 반응과 다르다. 이것은 운동에 의하여 분비된 다른 면역조절 물질에 영향을 받기 때문이다. 에스콜라와 무디(Escola & Moothy)는 지구성 달리기 후에 코티졸이 배가되고 동시에 림파구증가와 호중구증가를 보고하였다. 호프만(Hoffman)은 훈련된 쥐에서 비장세포의 림파구는 유발물질에 대한 증식반응이 증가되나 운동 직후의 림파구 증식반응은 감소된다고 하였으며, 운동직후 혈장 코르티코스테론의 농도는 비장의 림파구증식의 면역억제나 항진과는 관계가 없는 것으로 나타났다. 운동에 의한 비장림파구의 반응은 운동의 강도나 시간과 관계된다고 하였고, 또한 운동에 의하여 증가되는 카테콜라민은 배혈구증을 일으킨다. 이것은 카테콜라민을 체내에 주사한 경우에서 보는 양상과 비슷하다.

운동에 의하여 호르몬과 같은 다양한 물질이 분비되고 이러한 물질이 상호작용을 통하여 면역계에 영향을 준다. 이러한 작용기전을 이해하기 위해서는 운동과 호르몬, 면역계 상호관계에 대하여 정확한 지식과 많은 정보가 필요하다.

6. 영양과 면역계

후진국에서는 약 1/3의 어린이가 영양결핍 상태에 있고 감염과 더불어 이러한 저 영양이 5세 미만의 어린이 사망에 약 반을 차지하고 있다. 현재 우리나라에서 유아의 사망이 크게 줄어든 것은 위생환경의 개신으로 병원균과의 접촉기회가 적어진 원인도 있겠지만, 영양개선으로 인한 생체방어기능의 증강이 더욱 큰 기여를 하였다.

그러나 만성질환과 면역이상, 노화 등으로 인한 새로운 질병의 양상이 나타나고 있다. 이는 생체방어기능의 저하와 직결되어 기회감염(opportunisttic infection)과 악성종양을 일으킬 수 있다. 이것을 극복하는 것이 현대의학의 큰 과제가 되고 있다.

태아 때에는 모체 안에서 외부환경으로부터 차단되어 있지만, 태어남과 동시에 수많은 미생물에 노출될 수밖에 없다. 신생아 때에는 외부침입물에 대한 생체 방어기구의 일부를 모체로부터 공급받는다. 그 하나가 태아기에 태반을 통해 받은 면역글로불린 G(IgG)이고, 다른 하나는 모유에 들어있는 분비형 면역글로불린(IgA)이다. 이후로는 자신의 생체방어 스스로 기능을 발휘하여야만 하는데, 이때 자신의 영양상태가 가장 중요하다.

생체 방어기구의 기전은 매우 다양하고 방어인자가 출현하는 시기와 발현양식은 순서적으로 일어나며 서로 서로가 독특한 역할을 담당한다. 어떤 경우에는 서로 상호작용하여 외부로부터의 감염물질과 침입물질을 협동적으로 배제한다. 이러한 방어기구는 왜래성 침입 이물질에 대하여 작용할 뿐만 아니라 자체의 이상세포나 노후세포를 제거하여 개체를 건전하게 유지하는데 있어서도 중요한 역할을 한다.

이물질이 생체로 들어오는 경로에서 1차 장벽(barrier)은 피부, 점막 등의 상피조직과 정상균상(normal flora)이다. 이것은 기계적, 생리적 장벽이라고도 부르는데 이물질을 기계적으로 배제하고 분비물은 체표면의 pH를 낮추어 세균이 증식하기 어려운 환경을 만든다. 눈물, 타액, 요 중에는 리소솜(lysosome)효소가 있어 세균의 세포막을 융해하여 세균을 죽인다. 이와 같은 방어작용으로 약90%가 제거된다.

최근 영양상태와 생체방어에 관한 문제가 주목받고 있는데 이는 생체방어기구가 충분히 그 기능을 발휘하기 위해서는 개인의 영양조건이 매우 중요하다는 것이 인식되고 있기 때문이다. 예를 들면, 음식물 섭취의 감소로 인한 저영양상태로 생체방어기능이 저하되어 신생아나 노약자에서 감염이 쉽게 일어난다. 이 같은 경우 저영양상태에 의한 자체방어기능의 저영양은 감염증을 유발하게 되고 또다시 감염으로 저영양이 악화되는 악순환이 계속된다. 저영양과 이것에 기인하는 저항력의 감퇴와 감염과의 상호관계에 대해서는 일찍부터 연구되어 왔지만, 영양과 감염의 복잡한 상호작용 때문에 그 상호작용 때문에 그 상호관계를 역학적으로 증명하는 연구는 많지만, 그 작용기전에 대해서는 아직까지 충분히 연구되지 않았다.

예전부터 임상에서는 저영양이 감염증의 원인을 만들고 그 과정에 있어서 합병증, 증상의 중증화, 사망률의 증대 등을 초래한다는 것이 관찰되어 왔다. 이들 증상은 부분적으로는 저영양 자체가 원인인 경우도 있지만, 오히려 저영양이 시발이 되어 2차적으로 면역기능의 저하를 유발하는 것이 주원인이다.

이들의 다각적인 상호관계로 이 악순환은 일어난다. 개인적으로 이와 같은 악순환을 저지하려면 영양상태를 개선하여 개인의 생체방어능력을 스스로 증강시키는 것이 바람직하다.

사람에 있어서 영양상태는 늘 복합적으로 일어나기 때문에 단일 영양소만이 결핍되거나 과잉되는 경우는 드물고 더구나 단일 영양의 결핍이 생체방어의 각 인자에 직접적으로 영향을 주는 경우는 드물다. 비타민C의 경우 저항성 증강에 대하여 폴링(Pauling)이 비타민C의 대량 투여를 제창한 이래 사람과 동물에서 많은 실험이 진행되어 왔지만 각인자에 미치는 대량투여의 효과는 가지 가지여서 통일된 견해를 얻지 못하고 있다.

미량영양소에 대해서는 최근 철분과 아연의 연구가 급속히 진전되고 있지만, 정상인에 대한 연구는 적은 실정이다.

일반적으로 독성물질(toxin)이라고 하면 식품에서 필요없는 성분을 지칭하고 그것을 섭취하는 모든 사람들에게서 독작용을 나타낸다. 그러함 독작용은 일반적으로 섭취한 양에 비례해서 나타나는 것이 통례이다. 알레르겐(allergen)이라고 하는 것은 정상식품 성분으로 일부의 사람들만이 면역된 반응성(알레르기)을 나타내는 성분을 일컫는다. 이 반응의 강도는 섭취한 알레르겐의 양과는 상관이 없고 섭취란 사람의 과민성(hypersensitivity)에 비례한다. 따라서 알레르기 체질인 사람에서는 매우 적은 양으로도 격렬한 증상을 타나내지만 가역성이 적은 사람에게서는 다량을 섭취하여도 증상이 미약하고 정상인(비알레르기성)에서는 똑같은 식품을 섭취하여도 해로운 효과가 나타나지 않는다.

식품에 대한 알레르기 반응은 자발적으로 일어나는 장해로서 하등동물에서는 잘 나타나지 않는다. 이 알레르기 반응은 유전적인 경향이 있고 항원(알레르겐)과 항체의 상호작용 결과로 일어난다.

식품으로 일어나는 가장 일반적인 알레르기는 즉시형 과민증(immate hypersensitivity), 체액성 면역, 지연형과민증, 또는 세포성 면역이다, 가끔 다량의 식품을 섭취하거나 알레르겐이 들어있는 유기성 먼지를 흡입하였을 때 면역복합체 질환(immune complex disease)이 일어나기도 한다.

알레르기 반응에 있어 림프세포의 역할이 최근에 밝혀졌는데 B림프세포는 항체생산과 체액성 반응에, T림프세포는 세포성 반응과 관계가 있다. B림프세포와 T림프세포 사이에는 서로 상호작용도 일어난다.

7. 운동과 면역

운동과 면역계의 관계에 대해서는 과서 십수년간 매우 광범위한 연구가 이루어져 왔고, 질적 · 양적으로 점차 증가하고 있는 추세이다. 현재까지의 연구결과를 살펴보면, 대체적으로 운동에 따른 면역계의 반응에서 상반된 결과가 보고되는 경우가 많아서 일관된 결론을 도출하기 힘든 상황이다. 그 이유는 면역계에 포함되는 연구의 범위가 매우 광범위하여 운동으로 유발되는 일부의 변화가 인체저항력이라고 하는 포괄적 개념에 어떠한 의미를 갖고 있는지 해석하기 쉽지 않다는 점에 있다. 더구나, 그러한 변화조차도 대상자의 연령, 체력수준, 운동강도와 지속시간, 운동기간, 운동형태, 계절적 요인 등에 따라 매우 다양하기 때문이다.

따라서 본 장에서는 운동과 면역계의 관계를 설명할 때 다음의 두 가지 관점을 구분짓기로 한다.

첫째, 일회적 운동에 따라 나타나는 면역계의 급성반응으로, 운동 전에 비해 운동 중과 운동 후 시간경과에 따른 변화에 대한 것이다. 또한 저강도에서 고강도의 최대 운동에 따른 일회성 변화에 대해 살펴보는 것이다.

항암제가 단백질 합성에 어떠한 영향을 주는가?

- 많은 항암제는 단백질 합성을 방해한다. 만약 약물이 암세포 내 단백질 합성을 차단하면 세포사멸이 일어나 세포는 제 기능을 하지 못한다. 항암제는 단백질 합성경로를 따라 많은 부분에서 단백질 합성을 저해한다.
  ① 건강한 DNA의 합성을 저해
  ② mRNA 합성을 차단
  ③ 리보솜을 따라 아미노산이 모이는 것을 방해
- 항암제가 단백질 합성을 차단하더라도 암세포는 성장하여 심각한 독성 반응으로 정상세포가 파괴되는 것도 항암제와 연관이 있다.

둘째, 일정 기간 동안 반복적으로 운동을 수행하였을 때, 보다 장기적으로 나타나는 면역계의 변화를 고찰하는 것이다.

면역계의 변화를 설명하기 위해서는 면역계의 여러 구성 요인을 다음과 같이 나누어 고찰할 수 있다.

(1) 과립형 백혈구(호중구, 호산구, 호염기구)에 미치는 운동의 영향
(2) 무과립형 백혈구에 미치는 운동의 영향
  ① 단핵구와 대식세포에 미치는 영향
  ② 자연살해세포(NK cell)에 미치는 영향
  ③ T 림프구에 미치는 영향
  ④ B 림프구에 미치는 영향
(3) 면역글로불린(항체)에 미치는 운동의 영향
(4) 사이토카인에 미치는 운동의 영향
(5) 면역과 신경내분비 반응에 미치는 운동의 영향

1) 과립형 백혈구에 미치는 운동의 영향

일회적 운동 중과 운동 후에 백혈구 수의 증가 현상을 운동유발성 백혈구증가증(exercise-induced leukocytosis)이라고 한다. 운동으로 인한 일시적인 백혈구 증가현상은

① 심박출량의 증가와 같은 혈액의 변화,
② 수분손실에 따른 혈액농축(hemoconcentration),
③ 에피네프린의 작용 등이 상호작용한 결과로서 생각되고 있다.

이러한 운동유발성 백혈구증가 양상은 운동 초반부의 카테콜라민의존성 림프구 증가와 후반부의 코티졸의존성 과립구 증가에 의한 것으로 밝혀지고 있다.

과립구 중 특히, 운동에 반응하여 수가 증가하는 백혈구는 호중구이다. 호중구는 순환백혈구 중에서 가장 많은 비율을 차지하며 식균작용을 갖고 있을 뿐만 아니라, 자연살해세포(NK cell)와 더불어 인체의 최전선을 방어하는 역할을 하고 있으며, T 세포와 B 세포의 활성에 영향을 미치는 사이토카인(cytokine)의 합성과 분비를 담당한다. 이러한 호중구 증가의 기전은 운동으로 인해 분비가 증가하는 코티졸과 카테콜라민에 의한 것으로 볼 수 있다.

한편, 호중구의 기능과 관련하여 대체로 중정도의 운동은 긍정적 영향을 보고하고 있는 반면, 탈진적인 지구성 운동은 부정적 영향을 보고하는 경우가 많다. 호중구의 기능 중에서 혈류로부터 빠져나오기 위해 결관에 유착하는 능력(adherence capacity)은 보편적으로 변화가 없거나 감소하는 것으로 보고되고 있으나, 화학적 매개물에 유도되어 백혈구가 이동하는 능력인 주화성(chemotaxis)과 식작용(phagocytosis), 그리고 살균성 활성은 중정도 이상의 운동에서 증가하는 것으로 보고하고 있다. 그러나 대상자와 수행한 운동의 강도에 따라서 많은 예외가 존재한다.

2) 무과립형 백혈구에 미치는 운동의 영향

(1) 단핵구와 대식세포에 미치는 영향

전체 백혈구에서 3~7%의 비율을 차지하는 단핵구(monocyte)는 식균작용을 갖고 있는 초기 면역반응에 중요한 백혈구이다. 주된 임무는 항원을 처리하고 조력 T 세포에 항원을 제공한다. 단핵구에서 분화된 다식세포는 비특이적 면역반응에 참가할 뿐만 아니라, 조력 T 세포를 통한 특이적 면역기전에 중요한 역할을 한다.

운동이 단핵구와 대식세포에 미치는 영향에 대한 연구는 상대적으로 적으며, 그 결과도 일관되지 않으나, 대체로 일회적 운동에 의해 대식세포의 살균능이나 식작용(phagocytosis)을 증가시킨다. 그러나 운동에 의해서 혈중 단핵구 수와 단핵구 비율에는 변화가 없는 것으로 보고되고 있다.

(2) 자연살해세포(NK cell)에 미치는 영향

세 가지 중요한 림프구아형(T, B 및 NK 세포) 중 하나인 자연살해세포(natural killer cell : NK cell)는 혈액 림프구의 약 15%를 차지하며, 악성질환 확대에 대한 최일선 방어에서 중요한 역할을 하며, 운동에 대해 가장 높은 반응성을 보인다. 대체로 중정도의 운동은 NK 세포 수와 비율을 증가시키는데, 이러한 반응은 운동 중 T 림프구의 기능저하를 보상하는 것으로 해석되고 있다.

그러나 마라톤이나 철인 3종경기와 같은 지구성 운

동 중에 NK 세포의 절대수와 비율이 감소한다. 이처럼 격심한 운동에 따른 T 세포와 NK 세포의 기능억제 현상은 면역계의 취약성이 일시적으로 매우 높아져서 기회감염(opportunistic infection)의 위험성이 높아짐을 의미한다.

또한, 자연살해세포의 독성활성(NK cytotoxic activity: NKCA)은 바이러스 감염에 대해 최일선 방어체계를 구성하는데, 대부분의 운동에 대해 40~100% 증가한다고 보고되고 있다.

그러나 마라톤과 같은 탈진적 운동이나 격렬한 트레이닝은 NKCA의 감소를 보고하고 있다.

한편, 대체로 신체적성 수준이 높은 집단이 좌업적 집단에 비해 안정시의 NKCA가 높다는 것이 일반적인 보고이다.

(3) T 림프구에 미치는 영향

림프구(lymphocytc)는 특이면역에 중심역할을 하며, 세포성 면역을 담당하는 T 세포와 체액성 면역을 담당하는 B 림프구로 구분된다.

림프구는 운동의 초기에 증가하고 운동 후 회복기에 감소하는 것으로 보고되고 있는데, 림프구수와 비율은 지구성 운동 후 30분 이내에 안정시 수준보다 30~50%가 감소하고, 3~6시간 동안 낮은 수치로 남아 있게 된다.

T 림프구아형 중에서 조력 T 림프구(T4)와 억제 T 림프구(T8) 등은 세포성 면역기능을 알아보는 좋은 지표가 된다. 조력 T 림프구(T4)는 TH1과 TH2아형으로 구성되는데 TH1은 사이토카인인 인터루킨-2(IL-2)와 인터페론-r(IFN-r)를 생산하고 세포성 면역반응에 기여하는 반면, TH2는 인터루킨-4, 5, 6(IL-4, 5, 6)과 인터루킨-10(IL-10)을 생산하고 체액성 면역기능에 중요하다.

면역기능의 한 지표로서 억제 T 림프구에 대한 조력 T 림프구의 비율(T4/T8)이 중요시되고 있는데, 조력 T 림프구(T4)의 증가와 억제 T 림프구(T8)의 감소로 인한 이 비율의 증가는 면역반응의 향상으로 해석되고 있다. T4/T8 비율의 정상적 범위는 연구자에 따라 차이가 있으나 1.5~2.2 수준으로 제시되고 있다. 이 비율이 운동에 의해 임계치(critical value)인 1.5 이하로 떨어지면 면역기능이 약화되고 감염이나 질병의 위험성이 높아진다고 볼 수 있다.

대체로 최대산소섭취량(VO_2max)의 40~60%에 해당하는 저 · 중강도 운동은 T 림프구아형의 절대수와 비율에 긍정적 영향을 미치며, 마라톤, 철인 3종경기와 같은 격심한 운동시에는 호르몬환경의 교란, 심리적 스트레스, 근육상해 등과 관련된 부정적 반응이 나타난다.

(4) B 림프구에 미치는 영향

B 림프구는 림프구의 15%를 차지하며 항체매개 면역반응을 담당하는 항체(antibody)를 생산한다. B 세포와 운동에 대한 연구는 많지 않으나, 대체로 고강도의 지구성 운동에 의해서도 B 세포수는 변화가 나타나지 않는다는 보고가 우세하다

3) 면역글로불린[항체]에 미치는 운동의 영향

총혈잘단백질의 약 20%는 면역글로불린이다. 면역글로불린은 당단백의 일종으로 세포막 표면에서 항원수용체로 작용하기도 하며, 일부는 항체로서 혈청이나 림프액에 존재한다. 다섯 종류의 면역글로불린(IgG, IgM, IgA, IgD, IgE)은 단시간의 운동에 의해서는 일관된 변화가 나타나지 않지만, 격심한 탈진적 트레이닝에 의해서 감소된다고 보고되고 있다.

운동과 관련해서 가장 뚜렷한 변화를 보이는 면역글로불린은 점액에서 발견되는 IgA로서, IgA는 점막상피에 대한 바이러스와 박테리아의 부착을 억제하고 바이러스 복제를 억제하여 상기도호흡감염(upper respiratory tract infections : URTI)을 예방하는 역할을 한다.

중정도 운동은 타액 중 IgA에 영향을 주지 않으나 마라톤, 노르딕스키, 장거리 사이클이나 수영과 같은 격심한 지구성 훈련은 타액 중 IgA를 감소시킨다. 특히, 전형적인 실험실 조건에서 75% VO_2 max 이상으로 90분 동안 트레드밀 운동을 한 육상 선수들에게서 IgA 분비량이 20~50% 감소했고, 뒤이어 2, 4일째 현저히 감소하는 것으로 나타났다는 보고도 있다(Mackinnon 등, 1994).

이러한 보고들은 매일 격렬한 운동이 연속될 때 상기

[표 7-6] 중강도 이하의 운동과 탈진적 운동이 면역반응에 미치는 일시적 영향

중강도 이하의 운동	탈진적 고강도 운동
① 백혈구수, 호중구수 증가 ② 호중구 기능의 활성 ③ 대식세포기능의 활성 ④ NK 세포수와 세포독성(NKCA) 증가 ⑤ 림프구 증식(유사분열 물질자극) ⑥ 감염에 대한 저항력, 종양성장 억제 ⑦ 혈청면역글로불린 항진	① 림프구아형(T, B, NK 세포) 절대수와 비율 감소 ② T4/T8 비율 감소 ③ 항체합성 감소 ④ 타액 중 IgA 감소와 상기도호흡감염율 증가 ⑤ 자가면역질환 유발 ⑥ 사이토카인의 면역조절기능 약화

도호흡감염(URTI)의 위험성이 높아질 수 있음을 보여준다. 운동량과 운동강도가 상기호흡감염과 갖는 관련을 나타내주는 일명 'J형 패턴'을 보여준다. 즉, 여러 역학적 연구들은 중정도의 운동이 상기도호흡감염의 위험을 낮추어 주지만, 고강도의 격렬한 운동은 감염의 위험성을 크게 한다는 것을 증명하고 있다. 이러한 J형 패턴은 단순히 상기도호흡감염뿐만 아니라 전반적인 면역기능과 운동강도와의 관계에 적용될 수 있을 것으로 생각된다.

4) 사이토카인에 미치는 운동의 영향

사이토카인(cytokine)은 T 세포, B 세포, 대식세포 등의 면역세포에 의해서 주로 분비되는 펩타이드(단백질)로서 지금까지 인터루킨(IL-1부터 IL-13), 집락자극인자(colony stimulating factor : CSF), 인터페론(IFN), 종양괴사인자(tumor necrosis factor : TNF) 등이 발견되었다. 격렬한 신체활동은 근육통이나 손상을 초래하는데, 운동 후 조직손상에 대한 반응은 염증반응과 유사하게 나타난다. 즉, 격심한 운동은 IL-1, IL-2, 그리고 IL-6, TNF-α 와 같은 염증반응에 참여하는 몇 가지 사이토카인에 현저한 변화를 유발한다.

대체로 일회적 운동은 IL-1과 IL-6의 증가를 유발하는데, 단축성 운동에 비해서 골격근 통증과 손상과 관련이 깊은 신전성 운동(eccentric exercise)에 의해 더욱 뚜렷한 증가가 유발된다. 반면에, 세포독성 T 세포와 NK 세포 활성을 유발하는 IL-2는 대체로 감소하는 양상을 보인다.

한편, 인터페론(IFN)은 일회적 운동이나 훈련에 따른 일관된 변화가 나타나지 않고 있으므로 잘 통제된 더욱 많은 연구가 필요하다.

이상과 같은 결과들은 대체로 저 · 중강도의 운동은 면역반응에 긍정적으로 작용하는 반면, 고장도의 장시간 운동은 오히려 면역기능 약화를 의미하는 여러 가지 부정적 반응이 나타남을 알 수 있다. 그러나 여기에서 의미하는 고강도의 운동이란 절대적인 운동강도가 아니라 신체적성수준이 다양한 개인에 따라 지나치게 높은 강도의 운동을 의미하는 것이다.

저 · 중강도의 운동과 고강도의 운동이 면역반응에 미치는 영향을 비교하여 아래에 제시를 하였다. 지나치게 무리한 운동은 T 림프구의 일시적 감소를 유발하며, 한편으로는 면역반응을 지나치게 항신시키기도 한다. 즉, 면역계의 과잉활동 중에 대식세포(macrophage)의 과잉활동을 들 수 있는데, 대식세포가 염증유발인자인 종양괴사인자(TNF-α)를 과잉분비하면 이는 여러 가지 신체반응을 유발한다. 즉, 체온상승과 함께 땀을 분비하도록 하고, 식욕을 감퇴시키며, 체단백질 분해작용을 촉진시킨다.

고강도의 연속적인 운동과 감염간의 관계에 대한 가설은 [그림 7-4]과 같다

5) 면역과 신경내분비 반응에 미치는 운동의 영향

면역계와 신경내분비계가 관련되어 있다는 증거가 1980년대에 발견된 이후 면역계는 신경내분비계와 관련시켜 연구되고 있다. 신경내분비계와 면역계의 관련성은 다음과 같은 증거에 의해 증명되고 있다.

① 림프기관에 교감신경섬유가 존재하는데, 이는 면역계의 세포에 신호를 전달할 수 있는 뇌와 면역계에 해부학적 연결이 있음을 의미한다.

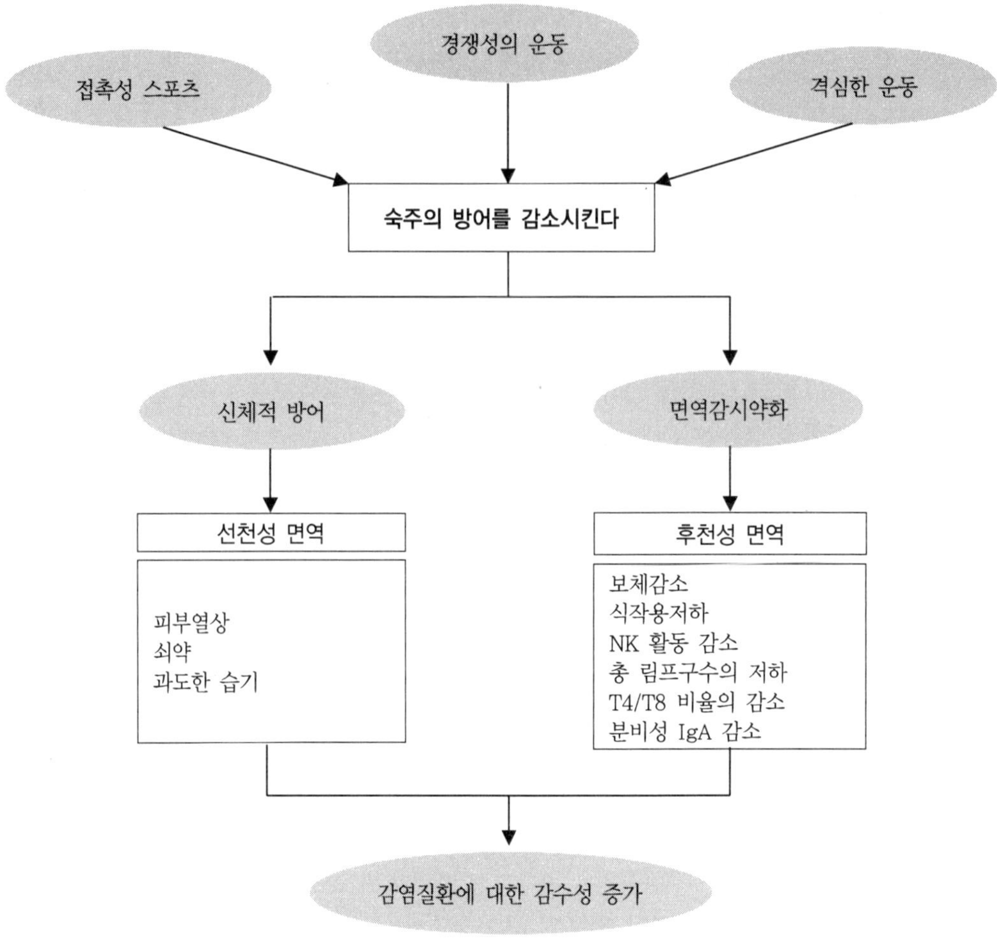

[그림 7-4]

② 여러 가지 호르몬 수용체들이 면역세포의 세포막에서 발견되고 있다. 즉, 베타 엔도르핀(β-endorphin)의 수용체, β-2 에피네프린 수용체와 부신피질자극호르몬(ACTH)의 수용체가 림프구에서 발견되고 있다. 그리고 이러한 수용체의 밀도는 림프구아형에 따라 다른데, 예를 들어 NK 세포와 T8 세포는 T4 세포에 비해서 β-2 아드레날린 수용체를 2~3배 더 많이 갖고 있다.

③ 림프구에서 ACTH, 감마-엔도르핀(γ-endorphin)과 유사한 물질이 분비되고 있음이 발견되고 있다.

이러한 증거들은 면역계와 신경내분비계 사이에 완전한 조절회로 즉, 면역성 신경내분비조절회로(immunoneuroendocrine regulatory circuit)가 존재함을 말해준다.

면역계와 신경내분비계와의 관련은 스트레스반응과 관련하여 연구되고 있다. HPA축에 의해서 ACTH와 코티졸 등이 분비되며, 교감신경 경로의 부신수질에서는 에피네프린과 노에피네프린이 분비된다. 이들 호르몬들은 일반적으로 면역반응의 억제자로서 작용하는데, 코티졸과 같은 부신피질 호르몬은 항원유발성 증식반응이나 IL-2의 합성을 억제하며, 에피네프린은 억제 T 세포와 NK 세포수는 증가시키는 반면, 조력 T 세포와 T4/T8 세포비율, NK 세포독성(NKCA), 항체생산 감소와 관련되어 있다.

운동에 따른 스트레스 호르몬들의 반응은 대체로 면

역기능을 감소시키는 방향으로 작용하는 것으로 보이지만, 운동 중에는 그 외에도 뇌하수체로부터 프로락틴(prolactin)과 베타엔도르핀을 비롯한 아편양 펩타이드 호르몬, 성장호르몬(growth hormone)의 분비가 촉진되며 갑상선 호르몬의 분비도 증가하게 된다. 이들 호르몬들은 반대로 면역자극성 작용을 갖는 것으로 보인다.

즉, 베타 엔도르핀은 자연살해세포독성(NKCA)과 림프 구증식을 증가시키며, 시험관 내에서 림프계 세포에 의한 IL-1과 유발성 IL-2의 생산을 증가시키는 것으로 밝혀졌다.

8. 스트레스와 면역의 종합적인 이해

스트레스와 면역과의 관계는 이미 Seyle의 스트레스 학설의 주장에 의해서 연구가 이루어졌다. Seyle은 스트레스에 대처하는 생체의 적응반응으로써, 흉선과 림프기관의 위축, 위·십이지장 궤양, 부신 비대의 3 가지 반응을 보고하였다. 이들 중에서 흉선은 명확히 밝혀지지 않은 장기로써 스트레스에 의해서 면역의 중추 장기가 위축이 일어나는 것은 스트레스가 생체의 방어 기능을 담당하고 있는 면역 기능에도 영향을 미치고 있음을 나타내고 있다.

면역기능은 감염, 알레르기, 자가면역질환, 암 등에 대한 생체측의 저항을 담당하고 있으며 스트레스는 면역계를 통하여 이들 질환에 영향을 미친다. 즉, 인간에게 있어서 비애. 억울. 불안상태나 행동양식에 의한 스트레스는 자기의 면역능력에 dudgidd을 주어, 생체의 저항력을 저하시켜서 발병을 촉진시키든가 예후를 악화시키게 된다. 예전에는 스트레스와 생체의 반응계로서 자율신경계 및 내분비계가 중시되었으나, 근래에는 여기에 면역계를 더하여 '호메오스타시스의 삼격형(the triangle of homeostasis)' 으로서 스트레tm 병의 발병기전에 새로운 견해를 나타내고 있다.

1) 중추신경과 면역

정신적 스트레스와 면역계의 관계를 알아보는 방법의 하나로서, 시상하부의 파괴 실험에 의하여 면역반응의 변화를 관찰한 연구가 있다. 즉, 시상하부 전엽을 전기로 파괴한 실험군, 시상하부에 전극만을 심은 실험군 및 아무런 처치도 하지 않은 대조군으로 나누어 면역반응을 비교하였다. 각각의 모르모토를 나백 알부민으로 감작시키고 난백 알부민에 대한 항체 생산 능력을 측정하든가, 감작 후에 항원을 재토여하고 아나필락시스(anaphylaxis)를 일으켜서 사망률이나 쇼크의 정도를 비교하였다. 또 지연형 알레르기인 세포성 면역을 알아보기 위하여 염화 피크릴이나 결핵균에 의한 피부내에 반응을 비교하였다. 결과는 시상하부 파괴군에서는 즉시형 반응, 지연형 반응 모두가 면역반응이 억제되어 있었다. 즉, 항체 생산이 낮고, 아나필락시스의 정도나 사망률도 저하되었으며, T-림프구의 반응인 지연형의 피부내의 반응도 억제되어 있었다. 이 실험에서는 어떻게 하여 면역반응이 저하되는가에 대하여는 구체적으로 기술되어 있지 않으나, 중추신경의 파괴가 말초의 면역반응에 크게 영향을 준다는 것을 나타내고 있다.

최근의 연구는 뇌 내의 신경전달물질인 세로토닌, 카테콜라민, 아세틸콜린, 엔돌핀 등과 면역반응과이 연관성을 보고하고 있다.

세로토닌의 전구물질인 5-HTP를 생쥐에 주사하면 항체 생산이 억제된다. 한편, 트립토판 결핍식으로 사육된 생쥐는 뇌내 세로토닌 농도가 저하되어, 항체 생산이 항진되고, 수명이 연장되며, 발암물질에 의한 발암실험에서도 발암의 시기가 늦추어진다. 그러나 세로토닌이 많이 포함되어 있는 송과체를 제거하면 T-세포 의존의 지연형 반응에 장애가 일어나고, 암의 발육이 촉진되는 등 이식조직에 대한 거부반응이 저하된다. 이와 같이 뇌내 세로토닌 농도와 면역반응과의 연관성에 대해서는 아직 의문점이 많으나, 신경전달물질과 중추신경 및 면역계와 깊은 관련이 있는 것으로 생각되다.

도파민에 대한 연구에서는, 파킨슨 병 환자에서 도파민의 많은 흑질(substantia nigra)에 장애가 일어나면 T-림프구의 감소, T-세포 의존성 피부 반응의 저하, IgG 및 IgA의 상승이 초래도는 것을 나타났다. 동물실험에서는 뇌 내에 도파민이 저하된 생쥐에서 유방암의 빈도가 높게 나타났다.

노르에피네프린과 에피네프린에 대한 연구에서는 T-림프구, B-림프구, 대식세포(macrophage)의 막 표면에 B-아드레날린 수용체가 존재하고 있고, 그 수용체가 자극되면 세포내 cyclic AMP가 상승하여 면역반응이 억제되는 것으로 나타났다.

정신약물의 투여가 면역계에 미치는 영향에 대한 연구에서는, 모르핀 투여에 의해 T-림프구의 로셋(rosette) 형성이 억제되고(로셋 형성에 필요한 세포막 표면의 Fc 수용체에 변화가 일어난다), 중추각성제인 암페타민은 스트레스 상태에서 항진된 대식세포의 탐식 능력이나 ADCC(antibody dependent cell mediated cytotoxicity)의 작용을 더욱 항진시켜는 것으로 나타났다.

2) 감염과 스트레스

시험 전 수험생이 감기에 걸리기 쉽다는 사실은 잘 알려져 있으며, 이는 스트레스와 생체 방어기능의 관련을 잘 나타내고 있다. 여기에는 스트레스, 면역기능의 저하, 감염의 결로가 고려된다.

Meyer 등은 16 가족을 12년간 걸쳐서 관찰하였는데, 그 기간의 스트레스를 득점화 하여 보았더니 용련균 감염에 의한 발병과 ASLO(antistreptolysin O)치의 상승 및 그 득점이 서로 관련되어 있는 것으로 나타났다. 또 스트레스에 가득 찬 가족에서는 상기도 감염이 4배나 높았다고 한다.

미국 웨스트포인트 육군사관학교의 생도를 대상으로 한 연구에서는, 엡스타인-바 바이러스(Ebstein-Brr virus, EBV) 항체 음성자 중에서 전염성 단구증다증(IM)에 이환된 군과 이환되지 않은 군의 심리적 배경을 비교한 결과, 이환군에서는 부친의 기대가 너무 커서 열심히 훈련에 임하여도 성적이 오르지 않는, 학업상의 스트레스를 경험하고 있는 것이 특징으로 나타났다.

3) 면역질환과 스트레스

기관지 천식의 발작이 정신적 스트레스에 의해 유발된다든가, 만성 담마진의 증상이 암시에 반응한다든가, 만성 류마티스성 관절염의 증상이 심신의 고로로 악화된다든가, 베체트 병에서의 안증상이 심한 피로로 인해 하룻밤 사이에 실명으로까지 진전 되었다든가 하는 보고들이 있다.

이렇듯 스트레스는 알레르기나 자가면혁질환에 영향을 미치고 있다. 스트레스가 알레르기나 면역질환의 신체 증상을 형성하고 신체화하는 데에는 다음과 같은 개체측의 두 가지 주요인이 작용하는 것으로 생각된다. 하나는 개체의 유전적. 선천적 소인이며, 다른 하는는 스트레스가 생겨 직속되는 환자의 심리적 요소로서, 이는 심신의학적으로 중요하다. 체질적 소인에 의하여 스트레스가 신체화하기 쉬운 정형적인 예로서는 유전성 혈관신경성 부종(hereditary angioneurotic edema, HANE)이 있다. 또 면역질환이 발생하기 쉬운 환자의 심리적 요인에 대한 연구에서는 만성 류마티스성 관절염에 대한 많은 보고 있는데, 발병에 선행한 요인으로는 긱정. 일에 대한 중입감. 부부간의 불화. 육친과의 이별 등이 있고, 증상의 악화인자로서는 경제적 어려움. 분노. 대수술. 이혼. 친족의 죽음. 능력의 소실. 치열한 경쟁 등의 요인이 작용한 것으로 나타났다.

4) 암과 스트레스

암의 발병이나 예후에 환자의 정신적 스트레스가 관여한다는 생각은 고대 그리스 시대로부터 계속되어 왔으며, 그 이후에도 암과 중추신경과의 관계를 밝히려는 연구를 비롯하여 암환자의 성격 및 행동양식, 가족 내의 정신역동 등과 같은 심리사회적 인자의 영향에 대한 연구가 계속 이루어지고 있다.

근래 면역계가 암의 병태에 중요한 역할을 하고 있음이 밝혀져 스트레스, 면역, 암의 관련성이 주목되고 있다. 우선, 스트레스를 받은 동물에서는 암종의 발육이 촉진된다는 보고가 많다. 동물들에게는 분리 사육, 회전 스트레스, 바이러스 감염 등이 스트레스로 작용하며, 이런 스트레스를 받은 동물들에서는 부신의 비대와 혈중 코티솔의 상승 및 면역기능의 억제가 나타난다. 사림의 암에 있어서도 스트레스의 영향이 큰 것으로 알려져 있다. 만성 류마티스성 관절염의 경우와 마찬가지로, 심리

사회적 스트레스가 암의 발병이나 예후에 관계가 있다는 연구 보고들이 많다.

참고문헌

김상국, 김시덕, 김영수, 박정근, 윤성원, 이덕분, 이용수, 이명천 (1995). 운동과 건강. 대한미디어.

김성수 (2007). 운동과 건강. 서울. 홍경출판사.

나재철 (2004). 운동생리학. 대경북스.

정일규, 윤진환 (2006). 휴먼퍼포먼스와 운동생리학. 대경북스

김기진 (1990). 운동이 면역기능에 미치는 영향. 체육과학연구과제보고서. 한국체육과학연구원, pp. 3-32..

박진순 (1993). 식이지방의 종류 및 함량이 마우스의 면역기능에 미치는 영향. 한국영양학회지, 제 26, 제1호, 3-12.

윤재량 (1994). 운동수행과 인체의 면역기능, 스포츠과학, 제 50호, 12-16.

나재철 (2002). 운동면역학. 대경북스.

곽이섭 (2002). 운동과 면역. 대한미디어.

정태호, 김정철, 김문규 (1996). 최신 면역학 강의. 경북대학교출판부.

김세종 (2000). 면역학 길라잡이. 고려의학.

Goldsby, Kindt, and Osbome (2000). Kuby Immunology. 4th ed. Freeman and company.

MaCarthy and Dale (1988). The leucocytosis of exercise: A review and model. Sports medicine, 6, 333-363.

Shephard and Shek (1996). Impact of physical activity and sport on the immune system. Rev. Environ. Health, 11(3), 133-147.

Paredi, Kharitonov, and Barnes (2000). Elevation of exhaled ethane concentration in asthema. Am. J. Respir. Crit. Care Med, 162, 1450-1454.

Zhou, Chrest, Alder, Munster, and Winchurch (1993). Increased production of TGF-beta and IL-6 by aged spleen cells. Immunol, Lett, 36, 7-12.

Woods (2000). Exercise immunology: aging, nutrition, and athletes. Int. J. Sports Med, 21 supplement: s3.

Woods, Davis, Smith, and Nieman (1999). Exercise and cellular innate immune function. Med Sci Apt Exerc, 31, 57-66.

Wong, Smith, Thong, Opdebeeck, and Thormton (1992). Effects of stress on various immune function in horses. Am. J. Vet. Res, 53(8), 1414-1417.

Gleson (2000). Elite athlete immunology: the importance of nutrition. Int. J. Sports Med, 21, s44-s50.

Beck (2000). Infectious diseases in sports. M. Sci. Sports. Exerc, 7, s431-s438.

Brenner, Shek, Zamecnik, and Shephard (1998). Stress hromones and the immunological responses to heat and exercise. Int. J. Sports Med, 19, 130-143.

Fabris, Mocchegiani, and Provinciali (1995). Pituitary-thyroid axis and immune system- a reciprocal neuroendocrine-immune interaction. Horm. Res, 43, 29-38.

Alam (1998). Brief review of the immune system. Prim. Care: Clin Office Pract, 25, 727-738.

단원문제

1. 면역의 개념에 대해서 기술하시오.

2. 면역기구의 종류와 기능을 기술하시오.

3. 림프계에 해당하지 않는 것은 아래 중 어느 것인가?

(가) 편도　(나) 비장　(다) 흉선　(라) 과립세포

4. 면역의 저항성을 분류시 어떻게 분류를 하는가?

5. 세포성 면역을 담당하는 세포로서 박테리아와 같은 외부의 항원을 갖는 세포와 직접 접촉하여 이를 처리하는 작용을 하는 것은?.

(가) T 세포　(나) B 세포　(다) 사이토카인　(라) 인터루킨

6. 사이토카인에 해당하는 것을 모두 고르시오

(가) 집락자극인자 (CSF)　(나) 인터페론　(다) 인터루킨　(라) 종양괴사인자(TNF)

7. 아래의 (가)와 (나)에 해당되는 항목은?

종 류	발생지
IgG	조직액과 혈장
IgA	외분비액
(가)	혈장
IgD	대부분의 B 세포
(나)	외분비액

8. 면역조절 물질로 여겨지는 호르몬들을 고른다면 무엇이 해당하는가?

(가) 코르티코스테로이드(corticosteroid)　(나) 카테콜라민(catecolamine)

(다) 성장호르몬　(라) 성호르몬

9. 태아 때에는 모체 안에서 외부환경으로부터 차단되어 있지만, 태어남과 동시에 수많은 미생물에 노출될 수밖에 없다. 신생아 때에는 외부 침입물에 대한 생체 방어기구의 일부를 모체로부터 공급받는다. 다음 중 올바른 것을 고르시오.

(가) G(IgG)　　(나) IgD　　(다) IgM　　(라) IgA　　(마) IgE

10. 중강도 이하의 운동과 탈진적 고강도 운동에서의 면역반응의 대표적인 예를 나타내었다. A 및 B의 내용을 선택하여 답을 내리시오

A. 중강도 이하의 운동	B. 탈진적 고강도 운동
① 백혈구수, 호중구수 (감소) 혹은 (증가) ② 호중구 기능의 (활성) 혹은 (억제) ③ 대식세포기능의 (활성) 혹은 (억제) ④ NK 세포수와 세포독성(NKCA) (감소) 혹은 (증가) ⑤ 림프구 (증식 증가) 혹은 (증식 감소) ⑥ 혈청면역글로불린 (억제) 혹은 (항진)	① 림프구아형(T, B, NK 세포) 절대수와 비율 (감소) 혹은 (증가) ② T4/T8 비율 (증가) 혹은 (감소) ③ 항체합성 (감소) 혹은 (증가) ④ 타액 중 IgA 감소와 상기도호흡감염율 (감소) 혹은 (증가) ⑤ 자가면역질환 (유발) 혹은 (유발억제) ⑥ 사이토카인의 면역조절기능 (약화) 혹은 (강화)

정답 **1.** 인체에 미생물이 침입하면 저항성이 생기게 되는 것으로써 일종의 생체 방어기전으로 특정 질환으로부터 안전하게 보호를 받는 것 **2.** 백혈구계 - 림파구, 형질세포, 식세포, 과립세포 등, 림프기관 - 림프결절, 비장, 흉선, 골수 등 **3.** (라) **4.** 특이적인 저항성과 비특이적인 저항성 **5.** (가) **6.** (가)(나)(다)(라) **7.** (가) IgM (나) IgE **8.** (가)(나)(다)(라) **9.** (가)(라) **10.** A - 증가, 활성, 활성, 증가, 증식 증가, 항진 B - 감소, 감소, 감소, 증가, 유발, 약화

제08장 운동과 질환

단원목표

- 질환이 생기는 원인에 대하여 간략히 설명할 수 있다.
- 당뇨병의 유형별 원인과 진단기준 및 관리방법에 대하여 설명할 수 있다.
- 고지혈증의 원인과 진단기준 및 관리방법에 대하여 설명할 수 있다.
- 고혈압의 원인과 진단기준 및 관리방법에 대하여 설명할 수 있다.
- 고혈압 환자가 금기시해야 할 운동 형태에 대하여 설명할 수 있다.
- 관상동맥질환의 원인과 진단 및 관리방법에 대하여 설명할 수 있다.
- 관상동맥질환자의 재활운동 4단계를 간략히 설명할 수 있다.
- 천식의 원인과 진단 및 관리방법에 대하여 설명할 수 있다.
- 골다공증의 원인과 진단 및 관리방법에 대하여 설명할 수 있다.

인간은 여러 가지 환경 속에서 외부에 대한 자극을 받으며 살고 있다. 이와 같은 자극에 대하여 인체에서는 정상적인 반응과 반응 이후에 적응 혹은 순응 현상이 나타난다. 물론, 앞서 전술한 '자극에 대한 반응 또는 적응 현상'은 건강한 사람에 해당되는 얘기이거나, 그 자극이 신체적·심리적으로 이겨내기에 적절한 정도인 경우를 의미하는 것이다. 즉, 인간에게 있어 어느 정도의 적절한 자극은 심신의 면역력 등을 증가시키는데 도움이 되지만, 매우 과도한 정도의 자극은 심신의 면역력 등을 무너트려 '질병'에 걸리도록 한다.

개체의 단위인 세포는 비교적 좁은 범위의 자극에 대해 '세포 적응'을 통하여 항상성을 유지할 수 있으나 견딜 수 없는 강한 자극이 가해지면 '세포 손상'을 일으킨다고 한다. 세포가 손상되면 조직이 손상되며, 조직이 손상되면 기관이, 기관이 손상되면 전체 계통에도 손상이 일어나게 되는 것이다. 이와 같은 연쇄작용에 따른 손상으로 인하여 그 기능에 문제가 발생하며, 특이적 증상이 동반되는 질병이 일어나게 되는 것이다.

일반적으로 세포를 손상시키는 주원인으로는 '저산소증'이 유력한 것으로 알려져 있다. 이 저산소증은 세포나 조직 등에 혈액공급이 원활히 이루어지지 못하여 출혈이나 혈전의 결과가 되며, 이로 인하여 여러 가지 만성 퇴행성질환을 야기 시키게 된다. 각 기관별 질환의 원인 등과 운동을 포함한 치료방법들을 아래 항목에서 구체적으로 살펴보기로 하자.

1. 당뇨병

1) 당뇨병이란?

당뇨병(diabetes mellitus, DM)이란 췌장의 β 세포에서 분비되는 호르몬인 인슐린(insulin)의 부족 또는 인슐린 저항성에 의해 특징지어지는 대사성 질환이며, 혈중에서 고혈당을 초래한다. 소아를 포함한 젊은 사람의 경우에는 췌장의 랑게르한스섬이 물리적으로 파괴되어 인슐린이 부족한 제1형 당뇨병(TypeI DM) 또는 인슐린 의존형 당뇨병(IDDM; Insulin dependent diabetes mellitus)에 속하며, 당뇨병 인구의 10~15%를 차지하고 있다. 제1형 당뇨병의 원인은 유전성이며, 콕삭키* 나 멈프스* 바이러스에 의해 초래된다는 보고도 있다.

한편, 성인이 되어 발병하는 당뇨병은 조직세포에서 인슐린을 받아들이지 못하는, 즉 저항성의 증가로 인해 초래된다. 이러한 현상은 인슐린수용체(insulin receptor)가 감소하거나, 민감도(sensitivity)가 떨어지는 경우 혹은 세포내 글리코겐 합성을 일으키는 2차 전달자의 기능부전으로 야기된다. 이를 제2형 당뇨병(Type Ⅱ DM) 또는 인슐린 비의존형 당뇨병(NIDDM; Non-insulin dependent diabetes mellitus)이라고 하며, 당뇨병 인구의 85~90%를 차지하고 있다. 제2형 당뇨병은 유전적 요인에 의한 인슐린 저항성 및 비만, 운동부족과 같은 여러 가지 요인들에 의해서 발생하며, 발병 초기에는 인슐린을 필요로 하지 않고 극심한 스트레스 상황을 제외하고는 케톤증(ketosis)*이 나타나지 않는다. 그러나 운동요법, 식이요법, 체중감소 및 경구혈당강하제로도 증상이 호전되지 않는 제2형 당뇨병 환자의 경우는 인슐린 처치가 반드시 필요하다.

한편, 앞서 언급한 두 유형의 당뇨병은 시대가 지남에 따라 개념이 변하고 있다. 첫째, 제1형 당뇨병은 소아뿐만 아니라 모든 연령층에서 발생할 수 있다는 것이다. 즉, 제1형 당뇨병은 보통 30세 이전에 갑자기 발견되지만, 10~20% 정도는 35세 이후에도 발병하기 때문에 유전에 의한 영향을 배제할 수는 없다. 둘째, 제2형 당뇨병은 인슐린을 사용하지 않는다고 하여 '비인슐린 의존형'이라는 용어를 사용해 오고 있었으나, 실제로는 치료과정 중에 인슐린을 사용해야 하는 경우가 종종 있기 때문에 '인슐린 비의존형 당뇨병'이라는 용어를 쓰기에는 다소 혼동의 여지가 없지 않아 있다.

일반적으로 제1, 2형 당뇨병 환자의 증상은 다뇨, 다갈, 다식, 체중 감량, 피로감 증가 등이며, 질환이 인식되지 않아 치료가 안 되었을 경우에는 빈맥, 호흡곤란, 메스꺼움, 구토, 혼미, 기절 등의 증상을 보이거나 심한 경우에는 신경계, 심혈관계, 망막, 및 신장 등에 합병증을 유발시켜 결국에는 사망에 이르기도 한다. 당뇨병의 원인은 현재까지 정확히 알려져 있지 않지만 복부비만, 노화, 임신, 스트레스, 운동부족, 지방세포의 증가, 제지방량의 감소 등으로 보고되고 있다.

당뇨병을 진단하는 절차와 기준은 보고자들에 따라 조금씩 차이가 있으나, 최근 발표되고 있는 자료들을 수합할 경우 [표 8-1]과 같이 요약해 볼 수 있다. [표 8-1]에서 내당능장애란 정상도, 당뇨병도 아닌 중간 범위로서 과도한 알콜 남용, 스트레스, 수면 부족, 다량의 카페인 섭취 등에 의해 일어나는 일시적인 현상일 수도 있다. 그러나 내당능장애가 판명되었는데도 불구하고, 비정상적인 습관을 계속 유지한다면 당뇨병으로 진전될 가능성은 매우 높아진다.

2) 제2형 당뇨병의 특징

성인형 당뇨병이라고도 불리는 제2형 당뇨병은 인슐린 저항성과 간에서의 글루코스 과량 분비가 주된 특징이다. 다시 말해, 환자의 췌장에 있는 베타세포는 인슐

[표 8-1] 당뇨병의 진단 기준

	공복시(fasting)	식후 2시간(pp2)	당뇨병 진단을 위한 다양한 검사 방법과 혈당수치
정상	60~110mg/dℓ	≤140mg/dℓ	· 2회 이상 공복시 혈당이 126mg/dℓ 이상 · 당뇨병의 증상과 함께 무작위 측정시 200mg/dℓ 이상 · 75g의 글루코스 섭취 2시간 후 혈당이 200mg/dℓ 이상 · 식후 2시간 경과한 혈당수준이 200mg/dℓ 이상
내당능장애	111~125mg/dℓ	140~199mg/dℓ	
당뇨병	≥126mg/dℓ	≥200mg/dℓ	

* pp2: postprandial 2 hour

* **Coxsackie virus** : 콕삭키바이러스. 장내 바이러스의 이종군의 하나로 소아마비 등을 일으킴.
* **Mumps viruses** : 멈프스바이러스. 주로 소아에서 발견되며, 지속성 면역을 주는 전염성 피라믹소 바이러스 질환을 야기함.
* **Ketosis** : 케톤증. 제1형 당뇨병 환자는 간에서 글루코스가 에너지원으로 사용되지 못하고, 지방을 에너지원으로 사용하게 되는데 이것은 찌꺼기 등을 남겨 대사적 합병증을 유발시킴.

린 저항성을 보상하기 위하여 더욱 많은 인슐린을 분비하지만, 생성된 인슐린의 양이 인슐린 저항성을 극복하지 못하며, 근육과 같은 조직에서도 인슐린 수용체가 적어 인슐린 저항성이 더욱 높아지게 된다.

결국 에너지원을 만들어 내야 하는 간(liver)은 글루코스를 과량으로 분비 및 이용하게 되어 혈중의 혈당을 급격히 상승시키는 고혈당증(hyperglycemia)을 초래한다. 인슐린 저항성과 고인슐린혈증(hyperinsulinemia)이 나타난 환자들은 지방과 콜레스테롤의 대사적 문제가 야기되어, 중성지방(triglyceride), 초저밀도지단백 콜레스테롤(very low density lipoprotein cholesterol)과 저밀도지단백 콜레스테롤(low density lipoprotein cholesterol)이 증가하는 반면, 고밀도지단백 콜레스테롤(high density lipoprotein cholesterol)이 감소하는 특징을 보인다. 이와 같은 대사적 문제는 요산과다혈증(hyperuricemia)을 초래하여 결국 통풍(gout)을 일으키게 된다. 한편, 제2형 당뇨병 환자들은 내장기관에 지방이 과다하게 축적되어 고혈압 등을 일으키기도 하는데, 이러한 상태는 혈관질환의 위험을 수십 배 증가시키게 된다.

3) 당뇨 합병증

당뇨병은 동맥의 탄성을 감소시키고 혈압을 상승시켜 심장질환, 신장질환, 뇌졸중 등의 합병증을 야기 시킨다. 구체적인 내용은 다음과 같다.

(1) 심장질환

당뇨병은 심장의 근육을 약화시키고 관상동맥질환을 야기 시킨다. 또한 흉통을 일으키지 않고 잠재적인 허혈과 심장마비 등을 일으킨다. 고혈압, 흡연, 혈중지질에 이상이 있거나 또는 직계 가족 중 50세 이전에 관상동맥질환이 발병했던 사람의 경우는 심장마비의 위험이 매우 높다.

(2) 신장질환

당뇨 합병증의 25%가 신부전증이다. 20년 이상 제1형 당뇨병을 앓았던 환자는 신장질환에 걸릴 확률이 30~40%이상인 반면, 제2형 당뇨병 환자의 경우는 일생동안 약 15~20% 정도라고 한다. 신장질환의 초기 징후는 소변에서 단백질이 검출되며 고혈압과 저밀도지단백 콜레스테롤이 높게 나타난다는 것이다. 치료하기 위한 약물로는 ACE억제제가 이용되며, 이것은 혈압을 낮출 뿐만 아니라 신장을 보호하는 효과를 가지고 있다.

(3) 안과질환

당뇨병 환자는 미세혈관의 손상이 초래되기 쉽다. 미세혈관은 우리 인체 중 눈에 가장 많이 분포되어 있어 당뇨병이 발병하면 백내장뿐만 아니라 망막증, 녹내장과 같은 합병증에 노출될 위험이 크다. 즉, 백내장 등이 당뇨병 환자의 실명을 초래하는 주원인이라고 해도 과언이 아니다.

(4) 신경질환

당뇨병은 말초신경과 자율신경에도 장애를 초래 할 수 있다. 첫째, 말초 신경병증(peripheral neuropathies)은 손과 발에서 흔히 나타난다. 일반적으로 얼얼함 또는 화끈거림과 함께 통증이 동반되고, 온도에 대한 감각과 평형감각이 떨어지며, 밤에 심화된다. 둘째, 자율 신경병증(autonomic neuropathies)은 일반적으로 심장에 분포된 신경이 감염된 상태로, 운동시 변시적 무능력 상태를 유발하여 심박수가 증가하지 않거나 심근경색을 가지고 있다 하더라도 통증을 느끼지 못하도록 한다.

한편, 위장에 신경병증이 있을 경우에는 소화시간을 지연시키거나 소화능력을 떨어트려 메스꺼움과 흉통을 동반하지만, 대부분의 장(bowel)에 있는 신경이 감염될 경우에는 내장질환이나 설사 혹은 변비 등이 유발되기도 한다.

(5) 발 질환

당뇨병 환자의 발은 신경과 동맥의 복합적 문제로 인해 손상당하기 쉽다. 특히, 감염과 괴사율이 20배 이상 높아, 발가락과 다리를 절단하는 경우도 있다. 그러므로 피부에 발적(redness)이나, 종창 또는 병변이 관찰되는 경우에는 즉각적인 '항궤양 치료'가 필요하다. 부수적으로 당뇨병 환자가 새 신발을 구입할 경우는 편안하고,

[표 8-2] 당뇨 합병증의 관리지침

항목	관리지침	항목	관리지침
① 체중	· 이상체중의 120% 이하	⑦ 심전도(ECG)	· 일정한 파형/ ST분절/ PVC 주의
② 혈당수준	· 식전 : 80~120mg/dℓ · 식후 1:30분~2시간 : 180mg/dℓ 이하 · 공복시 : 100~140mg/dℓ	⑧ 혈압	· 135/85mmHg 이하 · 매년 측정 · 비정상의 경우 자주 실시
③ HgA1C	· 정상 상한의 2% 이하 · IDDM 3개월마다/ NIDDM은 필요시 측정 · 저혈당 경험 노인은 식사전 혈당을 200mg/dℓ이하/ HgA1C를 3%이내로 조절	⑨ 지질수준	· LDL 130mg/dℓ 이하 · HDL 35mg/dℓ 이상 · TG 200 mg/dℓ 이하
④ 시력 검사	· 매년 동공확대 검사	⑩ 뇨성분/ 알부민	· 매년
⑤ 금연/ 상담	· 가족상담/ 환자교육	⑪ 크레아틴/ 제거율	· 매년
⑥ 뇨검사	· 매년	⑫ 운동	· 주당 3일 20~45분

적절한 크기의 것을 선택해야 하며, 발을 씻은 후에는 잘 말리고 오일성분의 화장품을 바르는 것도 도움이 된다. 위에서 나열한 당뇨 합병증의 관리지침을 요약하면 [표 8-2]와 같다.

4) 당뇨병의 관리

(1) 식이요법

당뇨병 환자는 이상체중을 유지하기 위해 일일 2,000~2,500㎉ 정도를 섭취해야 한다. 특히, 제2형 당뇨병 환자가 비만이라 할지라도, 1,200㎉ 이하로 칼로리를 제한해서는 안 된다. 과다한 칼로리의 제한은 저혈당, 근육량의 감소, 비타민 및 미네랄 결핍 등을 초래하게 한다.

혈당 조절을 위한 식이요법은 복합 탄수화물을 강조하고, 사탕이나 쿠키와 같은 단순탄수화물은 혈당을 급속히 증가시키므로 피하게 하는 것이 바람직하다. 또 높은 수준의 지방과 단백질 섭취도 바람직하지 않다. 단백질은 전체 칼로리의 20%, 탄수화물은 50%, 지방은 30% 미만(포화지방의 경우는 10% 미만)이 적절하다. 특징적으로 당뇨병 환자는 비정상적으로 높은 콜레스테롤 수준을 나타내기 때문에, 지방이 높은 음식물 섭취를 제한하고, 하루 300mg 미만의 콜레스테롤을 제한하도록 하는 것이 좋다.

(2) 운동요법

운동은 모든 당뇨병 치료에 있어 중요한 요소이며, 제2형 당뇨병 환자에 있어서는 더욱 중요하다. 당뇨병 환자에게 운동은 체력의 증가, 비만의 예방 및 감소, 혈중 지질수준의 개선, 혈당의 대사적 조절능력 개선, 관상동맥질환의 위험요인 감소, 스트레스 감소 등과 같은 매우 유익한 장점을 제공해 준다.

당뇨병과 관상동맥질환 사이에는 깊은 관련성이 있으므로 운동을 실시하기 전에 운동부하검사를 반드시 실시해야 한다. 다양한 운동방법이 당뇨병 관리를 위해 권장되고 있으나, 부주의한 운동은 혈당대사의 악화, 저혈당증, 망막증, 근골격계 및 연부조직의 상해, 복합적인 발상해, 심근경색과 같은 건강상의 악화를 초래할 수 있기 때문에 자신의 체력에 맞는 적절한 운동을 선택하여 올바르게 실시하는 것이 중요하다. 특히, 운동을 처음 시작하는 경우에는 약 한 달간 운동 전·중·후에 혈당체크 등을 실시하여 저혈당을 예방하고 안전한 운동이 되도록 해야 한다. 만일 혈당조절이 안정적이라면 주 1회로 측정 간격을 줄이도록 한다. 운동 전 혈당측정 결과에 따른 운동적용 여부의 지침은 [표 7-3]과 같다.

[표 8-3]에서 혈당수준이 300mg/dℓ 보다 높을 때 운동은 대사 상태를 악화시키기 때문에 금기해야 하며, 운동하기 전에 적절한 혈당수준은 150~249mg/dℓ이다.

[표 8-3] 운동 전 혈당측정 결과에 따른 운동 적용 지침표

혈당 수준	운동의 적용 지침
300~≥400mg/dℓ	운동을 수행하지 않음. 보다 상세한 혈당 조절을 위해 전문의와 상담.
250~299mg/dℓ	주의를 요하며 운동 실시. 운동 10분 후 재측정하고 수치가 올라가면 운동중지 한다. 보다 상세한 조절을 위해 전문의와 상담.
150~249mg/dℓ	운동 실시. 치료목적과 부합되지는 않지만, 안전하게 운동을 실시할 수 있는 범위.
100~149mg/dℓ	치료목적과 부합되지는 않지만 주의하여 운동 실시. 고지혈증의 징후와 증상을 주시한다. 필요시 재측정하거나 10~15g의 쥬스를 제공한다.
≤100mg/dℓ	운동을 수행하지 않음. 많은 스낵을 먹도록 환자에게 지시(복합탄수화물). 15분 후 재측정하고, 100mg/dℓ 이상이면 운동을 주의하여 실시한다. 또 운동 전 환자의 약물과 음식 섭취 습관에 대한 상담 실시한다.

특히 제1형 당뇨병의 경우는 운동이 인슐린에 영향을 미치기 때문에 운동 시에는 운동 전 · 중 · 후에 혈당을 측정해야 하며, 운동 전에는 투여 인슐린 단위를 1~2단위 줄이거나, 운동 30분전에 10~15g의 탄수화물을 섭취하고 운동에 참여하도록 한다. 인슐린 주사 시에는 운동시 주로 사용되는 부위를 피해야 한다. 한편, 운동을 처음실시 할 때는 가능하면 운동 중 발생할 수 있는 저혈당을 예방하기 위해 저혈당에 관한 치료, 증상, 징후에 대한 지식이 있는 사람과 함께 운동을 실시하도록 한다. 인슐린 의존형 당뇨병 환자에 있어 운동은 혈당 조절 능력의 개선효과 보다는, 심혈관 질환의 위험요인을 감소시키며, 삶의 질을 개선하고, 체중증가를 조절하는데 더욱 큰 도움을 준다.

(3) 운동프로그램

① 운동종목

걷기 등과 같은 유산소성 운동이 쉬우면서도 선호되는 운동방식이지만, 고정식 또는 옥외 자전거 타기와 수영 또한 권장되는 운동종목이다. 그러나 인슐린 민감도를 향상시키기 위해서는 적절한 강도의 웨이트 트레이닝 프로그램으로 근육량을 증가시키는 것도 바람직한 방법이다. 웨이트 트레이닝은 큰근육 위주의 운동 즉, 벤취 프레스와 레그 프레스 등의 기구 운동이 좋다.

② 운동강도

운동강도는 운동부하검사로부터 개인의 운동중 심박수, 혈압, 자각증상, 심전도, 산소섭취량 등을 실측하는 것이 바람직하다. 당뇨병 환자들에게 권장되는 운동강도는 최대산소섭취량의 40~85%, 혹은 최고산소섭취량의 50~90%, 자각인지도로는 10~16범위를 처방한다. 특히, 자각인지도에 의한 처방은 심박수가 불안정한 자율신경계 환자들에게 매우 바람직한 방법이다. 한편, 근력 운동시에는 10~15회를 반복할 수 있는 가벼운 무게를 이용하고 각 근육군에 대해 1~2세트로 실시한다. 근력 운동 시에도 유산소성 운동과 마찬가지로 RPE 16을 넘기지 않도록 한다.

주의할 사항으로 오랫동안 좌업생활을 해온 노인들의 경우에는 운동시 장애나 제한이 많으므로 초기 운동강도는 최대산소섭취량($\dot{V}O_2max$)의 30~40%로 설정하도록 하며, 65세의 평균체력 수준을 7MET 정도로 생각해볼 때 2~3 MET로 걷도록 한다. 운동강도의 증가는 일반인 보다 더욱 천천히 하여 최대산소섭취량 50~70%까지만 증가시키도록 한다.

③ 운동빈도

운동은 최소 주당 3회를 실시해야 하며, 가능하면 칼로리 소비를 최대로 하고 혈당을 조절하기 위해 매일 실시하도록 한다. 노인의 경우도 최소한 주 3회의 운동(주당 4~7일)을 실시해야 하며 원활한 혈당조절과 건강의 증진을 위해서는 매일 적절한 운동을 실시하도록 한다.

④ 운동시간

당뇨병 환자에게 편안함을 줄 수 있는 시간을 선정한

[표 8-4] 당뇨병 환자를 위한 운동정밀 검사

검사항목		측정항목	권장 중지시점	비고
유산소 파워 능력	▪ 트레드밀 (1~2METs/단계) ▪ 자전거 (25~50watt/3분 단계) (17watt/분) 램프프로토콜	▪ 12리드 심전도	▪ 심증의 부정맥 출현 ▪ 〉2㎜ ST분절 하강/상승 ▪ 허혈성 역치 ▪ ST변화를 동반한 T파 역위	※당뇨병 환자는 고지혈증/ 관상동맥질환/ 뇌졸중에 대한 위험성이 높음.
		▪ 심박수(HR)	▪ 최대심박수의 85%	
		▪ 혈압(BP)	▪ SBP/DBP : 260/115㎜Hg 초과	
		▪ 자각인지도(RPE)	▪ 말초 조직의 통증 출현	
근기능	▪ 등장성/ 등속성	▪ 1RM 혹은 피크토크		※과도 혈압 증가는 대혈관계 합병증 있을 경우에 심각한 문제.
유연성	▪ 측각계 ▪ 좌전굴	▪ 관절가동범위(ROM) ▪ 근육의 이완정도		
신경근	▪ 보행분석 ▪ 평형성 분석 ▪ 신경전도			※말초신경병증의 징후를 찾거나 보정 도구를 고려할 때 적용.

다. 최초에는 10분 정도로 시삭하여 20~60분까지 주당 2~4분씩 점증적으로 증가시킨다. 노인의 경우는 운동에 대한 생리적 적응시간이나 회복시간이 매우 느리므로 운동시간의 급격한 증가는 피하도록 하고, 충분한 준비운동과 정리운동 시간을 갖도록 해야 한다. 한편, 1회 운동시 에너지소모량은 1일 개인 섭취 칼로리의 10%정

[표 8-5] 당뇨병 환자를 위한 관리 프로그램

운동형태		목표	운동강도/빈도/시간	운동기간
유산소 운동	▪ 큰 근육위주의 운동 · 걷기 · 속보 · 로잉 · 자전거 · 수중운동	▪ 유산소 능력의 증가 ▪ 피로유발시간의 감소 ▪ 운동능력의 증가 ▪ 운동에 대한 혈압 반응의 개선 ▪ 심혈관계 위험 요인의 감소	▪ 최고심박수의 50~90% ▪ 최고산소섭취량의 50~70% · RPE로 관찰 ▪ 주당 4~7일 ▪ 20~60분/ 1회 운동	▪ 4~6개월
근기능 운동	▪ 프리웨이트 ▪ 웨이트 장비 ▪ 등속성 장비	▪ 제지방량의 증가 ▪ 근육량의 증가 ▪ 골밀도 수준의 유지	▪ 주당 2~3일	▪ 4~6개월
유연성 운동	▪ 스트레칭 ▪ 요가	▪ 관절가동범위의 증가 ▪ 보행수준의 개선 ▪ 평형성/협응성 개선	▪ 주당 3일 이상	▪ 4~6개월
기능적 운동	▪ 활동 성향 교정 ▪ 체중 관리	▪ 일상생활 활동 ▪ 직무형태의 변화 ▪ 육체에 대한 만족감	▪ 매 식후 10분 산책 ▪ 보행으로 출근/ 퇴근	
고려사항	▪ 간식을 준비할 필요가 있음. ▪ 인슐린 투여량을 운동전 30~60분 이전에 수정할 필요가 있음. ▪ 운동 전과 후에 혈당 수준을 관찰해야 함. ▪ 늦은 밤에 운동하는 것은 야간 저혈당증(nocturnal hypoglycemia)의 위험을 가중시킬 수 있음. ▪ 협심증이나 잠재성 허혈증이 나타날 수도 있음.			

도로 권장하며, 노인들의 경우는 1일 섭취 칼로리를 1,800~2,200㎉로 볼 때 평균 200㎉ 정도가 적당하다. 노인이 200㎉를 소모하기 위해서는 운동 강도에 따라 30분에서 1시간 정도 소요되며, 개인의 적응도에 따라 운동시간을 30분부터 서서히 늘리도록 한다.

궁극적으로 당뇨병 환자들은 [표 8-4]에 나열되어 있는 운동정밀 검사를 통해 [표 8-5]에 제시된 관리 프로그램을 시행하는 것이 바람직하다.

2. 고지혈증

1) 고지혈증이란?

고지혈증(hyperlipidemia)이란 혈청 내 지단백질량이 정상수치 이상으로 증가된 상태를 말한다. 여기에서 지단백질이란 총콜레스테롤, 중성지방, 인지질, 단백질을 포함하며, 지단백질의 밀도에 따라 고밀도지단백 콜레스테롤(HDL-C), 저밀도지단백 콜레스테롤(LDL-C) 및 초저밀도지단백 콜레스테롤(VLDL-C)로 구분한다. 이들 모두 합하여 총콜레스테롤(TC)이라 부르는데, 구성성분 중 LDL-C는 70%가량, HDL-C는 17%, 나머지 VLDL-C는 13%정도를 차지하고 있다. 사실, 우리가 상식적으로 생각하는 콜레스테롤은 나쁜 물질이 아니라, 에너지 저장과 운반 및 세포막을 형성하는 중요한 성분이다. 그러나 지질성분들이 혈관 내에 비정상적으로 높게 축적되면 각종 혈관질환 등을 초래하기 때문에 하나의 질병으로 간주되고 있는 것이다.

한편, 고지혈증은 콜레스테롤과 중성지방이 혈관 내에 높게 축적된 상태를 의미하지만, 그중에서도 콜레스테롤이 높은 상태를 고콜레스테롤혈증(hypercholestrolemia), 중성지방이 높은 상태를 고중성지방혈증(hypertriglyceridemia)이라고 부르며, 두 가지 중 어느 한쪽이나 양쪽 모두 높은 상태를 '고지혈증'이라고 명명한다. 고지혈증은 경도, 중등도, 고도의 3단계 위험으로 나누어진다[표 8-6].

2) 지단백질의 종류와 역할

혈장에 있는 콜레스테롤은 수용성이 아니기 때문에 단백질과 결합하여 운반된다. 이러한 역할을 도맡아 하는 것이 지단백질(lipoprotein)이다. 지단백질은 중심부에 소수성 지질인 콜레스테롤에스터와 중성지방이 있고, 표면에는 친수성 지질인 인지질과 콜레스테롤 및 아포단백으로 구성되어있다. 이중에서도 콜레스테롤과 쉽게 결합하는 주요 지단백질은 HDL, LDL과 VLDL이다. 참고로, HDL은 아포단백 A를 함유하고 있는 반면, LDL은 주로 아포단백 B를 함유하고 있다. 이러한 콜레스테롤들은 간에서 방출되어 각자의 대사과정을 거치게 되는데, HDL은 혈관 벽에 있는 콜레스테롤을 간으로 운반하여 분해하도록 하는 반면, LDL은 그 반대작용을 한다.

구체적으로 HDL-C는 크기가 작고 비중이 크며, 단단한 지단백질로서 50%는 아포단백 A(apoprotein A), 25%는 인지질(phospholipid)이며, 20%는 콜레스테롤과 나머지 5%는 중성지방이다. 인체의 말초조직 세포에는 HDL-C에 대한 수용체가 있고 그 활성도는 세포내 콜레스테롤 함량에 따라 조절을 받으며, 세포내 콜레스

[표 8-6] 고지혈증의 분류(단위 : mg/dℓ)

	총콜레스테롤	저밀도지단백	고밀도지단백	중성지방
3도 : 고도 위험	≥245	≥190†	≤35	≥1,000*
2도 : 중등도 위험	221~244	160~189	36~44	500~999
1도 : 경도 위험	201~220	130~159	45~54	250~499
높은 정상	182~200	100~129	55~65	151~249
낮은 위험	<181	<99	≥65	≤150

* 고중성지방혈증은 췌장염과 복통의 위험을 증가시킨다.
† NCEP 전문가 페널(1993)에서 LDL 콜레스테롤이 190mg/dℓ 이상일 때 약물치료를 시작할 것을 권고하고 있음.

테롤 제거하는데 중요한 역할을 한다. 특히, HDL-C는 그 비중에 따라 HDL1, HDL2와 HDL3으로 구분되며, 이 중에서도 HDL2가 증가하면 말초조직에 있는 플라그(콜레스테롤) 등을 간으로 운반하여 분해하거나, LDL-콜레스테롤이 세포에 유착되는 것을 억제함으로써 동맥경화 등을 예방하는데 기여한다. 이러한 맥락과 일치하는 한 연구에 의하면 HDL-C가 혈중에서 10mg/dℓ 증가할 때마다 심혈관계의 위험도는 50%씩 감소한다는 보고가 있다. 이렇게 인체에 이로운 HDL-C 중 HDL2는 높은 체력수준을 가지고 있거나 규칙적인 훈련에 의하여 증가한다.

한편, 혈중 LDL-C는 VLDL-C가 지단백 분해효소(lipoprotein lipase, LPL)에 의해 중성지방의 대부분을 방출함으로써 생성되는 물질이다. 즉, 50%는 지방질, 70% 가량은 콜레스테롤로 이루어져 있다. LDL-C의 크기는 크고, 주성분은 아포지단백 B(apolipoprotein B)로 구성되어 있으며, 기능은 콜레스테롤, 에스테르형 콜레스테롤, 중성지방 등을 간으로부터 다양한 말초 조직세포로 운반하여 쌓이게 만드는 것이다. 세포 표면에는 LDL-수용체가 있어 LDL-C를 흡수하도록 만들지만 과잉으로 유입되면 수용체의 역할이 떨어져 흡수기능을 상실하거나, 대식세포가 콜레스테롤을 함유하여 결국 동맥경화 등을 초래하게 만든다. 다시 말해, VLDL-C와 LDL-C는 지질을 혈관 벽으로 운반시켜 혈관질환의 위험을 증가시킨다. 이처럼 건강상에 해로운 LDL-C 등은 장기적인 운동을 통해 감소하는 것으로 알려져 있다.

3) 고지혈증 관련 질환

LDL-C를 포함한 인체에 해로운 플라그 등은 고지혈증의 주범일 뿐만 아니라 동맥경화와 지방간 및 기타 관상동맥질환을 유발하는 주요 위험요인으로 밝혀져 있다. 이에 대한 일부 연구에 의하면, 관상동맥질환의 발병과 혈중 HDL-C 수준과의 관계는 부적 상관관계를 보이지만, 중성지방 또는 LDL-C의 수준과는 정적 상관관계를 나타낸다. 일예로 어떤 사망자가 LDL-콜레스테롤 수치가 낮은데도 불구하고, 관상동맥질환으로 사망하였다면, 원인은 아마도 고중성지방혈증 때문인 것으로 의심해 볼 수 있다. 한편, 고지혈증은 뇌에서는 뇌졸중, 심장에서는 관상동맥질환, 간에서는 지방간 및 말초조직에서는 간헐적 파행 등을 초래할 수 있다.

4) 고지혈증의 관리

고지혈증을 예방하거나 치료하기 위해서는 식이요법과 운동요법이 중요하다. 식이요법으로는 포화지방산의 섭취를 권장량 정도로 줄여야 하며, 운동요법의 경우는 규칙적이고, 지속적인 유산소성 운동을 통해 지방량 연소에 목표를 두어야 한다. 그러나 운동요법은 [표 8-6]에 제시되어 있는 혈중 지질성분 수준이 1도(경도) 위험 수준 이하인 경우에만 해당하며, 2도(중등도) 이상 위험군에 속해 있는 경우에는 약물치료를 통해 1도 이하로 떨어진 후 운동 프로그램에 참여하도록 하는 것이 바람직하다. 운동의 형태는 걷기, 속보, 등산, 조깅, 고정식자전거 타기, 수영 등이 좋으며, 운동강도는 자신의 최고운동능력(peak work rate)의 40~70% 수준으로 하고, 심박수 측정이 곤란한 경우에는 자각인지도 11~16 범위에서 운동하는 것이 바람직하다. 한편, 운동시간 및 빈도는 운동강도에 따라 15~40분 정도로 설정하고 일주일에 5회 혹은 매일 실시하는 것이 좋다.

5) 고지혈증 관련 질환의 관리

(1) 동맥경화증의 관리

동맥경화증(atherosclerosis)은 고지혈증을 비롯하여 노화, 고혈압, 흡연, 운동부족, 비만, 당뇨병 및 고요산혈증에 의해 동맥이 약해지거나 동맥 내에 지방질이 쌓여 혈액 공급이 저하된 상태라고 할 수 있는데, 이러한 위험인자들을 많이 갖고 있을 경우에는 생명에 위협적인 합병증을 유발할 수 있다. 그 중에서도 뇌동맥에 경화가 일어나면 뇌경색이나 뇌졸중(cerebral stroke)이 되고, 심장동맥에 일어날 경우에는 심근허혈(ischemia)이나 심근경색(myocardial infarction)등을 일으켜 평생 불구로 지내게 하거나, 수명을 단축시킬 수도 있다. 이러한 동맥경화증을 예방하고, 이미 질환에 노출된 환자의 회복을 위해서는 야채 위주의 식단을 강조하며,

혈압이 일정하게 증가되면서 혈류량만 증가시키는 좌식 고정식자전거 타기(recumbent cycle)와 속보(brisk walk)가 좋고, 운동강도는 최대산소섭취량의 50~70%, 운동시간은 30분 정도로 하여 주당 5~7일을 실시하도록 한다.

(2) 지방간의 관리

간은 체내에 들어오는 대부분의 영양소를 저장하거나 필요한 다른 조직으로 공급한다. 또 약물, 식품 및 체내에서 만들어진 독소를 해독하며, 담즙을 만들어 지방산화를 돕기도 한다. 그러나 과음 등으로 인해 간에 염증이 생기거나 간세포가 파괴된 경우에는 지방을 분해하지 못하고 축적되어 지방간(fatty liver)이 되고 만다.

지방간 환자의 경우는 올바른 생활습관과 야채위주의 식습관으로 체중감소를 유도하고, 유산소성 운동을 강조하여 지방이 쉽게 산화되도록 해야 한다. 이때, 운동형태는 고정식자전거 타기와 같이 운동강도가 일정하게 유지될 수 있는 장비를 선택하여 최고 심박수의 40~60% 수준으로 30분가량 매일 실시하는 것이 바람직하다. 궁극적으로 고지혈증을 비롯한 여러 관련 질환들은 단시간에 효과가 나타나지 않으므로 꾸준히 운동하는 습관을 갖도록 한다.

궁극적으로 고지혈증 환자 및 합병증을 동반한 환자들의 경우에는 [표 8-7]에 나열되어 있는 운동정밀 검사를 통해 [표 8-8]에 제시된 관리 프로그램을 시행하는 것이 바람직하다.

[표 8-7] 고지혈증 환자를 위한 운동정밀 검사

검사항목		측정항목	권장 중지시점	비고
유산소 파워능력	▪ 트레드밀 (1~2METs/ 3분 단계) ▪ 자전거 (25~50watt/3분 단계) (17watt/분)램프프로토콜)	▪ 12리드 심전도	▪ 최고산소섭취량/ 일률 ▪ 심증의 부정맥 출현 ▪ >2㎜ ST분절 하강/상승 ▪ 허혈성 역치 ▪ ST변화를 동반한 T파 역위	※고지혈증환자는 관상동맥질환과 뇌졸증에 대한 높은 위험성을 가지고 있음.
		▪ 심박수(HR)	▪ 최대심박수의 85%	
		▪ 혈압(BP)	▪ 과도한 고/저혈압성 반응	
		▪ 자각인지도(RPE)	▪ 심리적 피로감의 급증	
지구력	▪ 6분 걷기	▪ 거리	▪ 6분	※훈련시간으로 유용.
고려사항	▪ 고지혈증 환자는 심장 및 순환계에 대한 높음 위험성을 보유하고 있음. ▪ 매우 높은 수준의 중성지방과 콜레스테롤은 혈관내벽에 침착되어 허혈성 질환을 야기시킬 수 있음.			

[표 8-8] 고지혈증 환자를 위한 관리 프로그램

운동형태		목표	운동강도/빈도/시간	운동기간
유산소 운동	▪ 큰 근육위주의 운동 · 걷기 · 속보 · 로잉 · 자전거 · 수중운동	▪ 운동능력의 증가 ▪ 지구력의 증가 ▪ 콜레스테롤의 감소 ▪ 중성지방의 감소 ▪ 칼로리 소모의 증가 ▪ 체지방량의 감소	▪ 최고 일률량의 40~70% ▪ RPE 11~16 ▪ 일일1~2회×주당 5~7일 ▪ 15~40분 ▪ 운동강도보다는 운동시간을 연장시킬 수 있도록 강조	▪ 4개월(체력 증가) ▪ 9~12개월(지질 감소)
유연성 운동	▪ 스트레칭 · 신전형/ 굴곡형	▪ 관절가동범위의 증가	▪ 매일 또는 주당 5일	
기능적 운동	▪ 활동 성향 교정	▪ 일상생활 활동 ▪ 직무형태의 변화	▪ 매 식후 10분 산책 ▪ 보행으로 출근/ 퇴근	
고려사항	▪ 고지혈증을 동반한 비만환자는 운동이나 규칙적인 훈련에 대한 제한을 받을 수도 있음.			

3. 고혈압

1) 고혈압이란?

고혈압(hypertension)이란 정기적으로 측정하여 수축기 혈압이 140mmHg, 이완기 혈압이 90mmHg 이상인 경우로 정의한다. 고혈압은 특징적으로 연령이 증가함에 따라 유병율이 증가하는데, 우리나라의 경우는 인구를 4,500만명으로 산정한 경우 약 12%(540만명)가 고혈압 환자인 셈이다.

과거에는 경증 수축기 고혈압(140/90mmHg)을 심각하게 여기지 않았다. 그러나 오늘날 이 분야에 대한 많은 전문의들은 수축기 혈압이 약 140mmHg일 경우 뇌졸중을 일으킬 위험이 42% 증가하며, 심장질환의 위험은 56% 가량 증가시키기 때문에 초기부터 혈압을 낮추어야 한다고 강조하고 있다.

고혈압의 진단은 수개월 동안 3회에 걸쳐 혈압이 꾸준히 높은 경우를 고혈압으로 진단한다. 만일 수축기 혈압이 140~150mmHg, 이완기 혈압이 90~99mmHg사이인 경우는 반드시 2개월 이내에 재측정하도록 한다. 그러나 수축기 혈압이 160mmHg 이상이고, 이완기 혈압 100mmHg 이상인 경우에는 일주일에서 한 달 내에 진단받아야 하며, 지속적으로 높은 수준이라면 반드시 치료를 받아야 한다.

고혈압의 원인은 고염분 섭취와 유전 및 비만이 가장 주요한 인자로 꼽히고 있으며, 유전과 비만도 고혈압에 주요한 역할을 한다. 그밖에 흡연, 음주, 피임약 및 비스테로이드성 항염증제 등이 고혈압을 일으키는 인자로 보고되고 있다.

2) 고혈압의 분류와 원인

고혈압은 1차성 고혈압과 2차성 고혈압으로 나눈다. 1차성 또는 본태성(선천적인 유전형) 고혈압은 고혈압 환자 인구의 약 95%를 차지하며, 발병 원인은 알려져 있지 않다. 그러나 고혈압 환자 인구의 약 5%를 차지하고 있는 2차성 또는 후천성 고혈압은 내분비계 이상이나 신장질환 등에 의해 일어나는 것으로 보고되고 있다.

3) 고혈압의 검사와 수준

고혈압을 판정한 후 혈액검사, 무기질성분 측정을 통한 신장기능 검사, 소변 검사 등을 실시해야 한다. 심전도 검사는 모든 고혈압 환자에게 실시해야 하며, 심초음파 검사는 합병증을 가진 환자에게 실시한다. 만일 선행된 검사에서 이상이 발생하였거나, 합병증이 의심되며, 혈압이 조절되지 않는 경우에는 내분비선 검사, X-ray 및 신장 초음파 검사를 실시할 수도 있다. 고혈압의 수준을 분류하면 [표 8-9]와 같다.

[표 8-9] 18세 이상 성인의 혈압의 수준별 분류.

		수축기 혈압	이완기 혈압
정상	정상	< 130mmHg	< 85mmHg
	높은 정상	130~139mmHg	85~89mmHg
고혈압	1도(경도)	140~159mmHg	90~99mmHg
	2도(중등도)	160~179mmHg	100~109mmHg
	3도(심각함)	180~209mmHg	110~119mmHg
	4도(매우 심각)	≥ 210mmHg	≥ 120mmHg

4) 고혈압 합병증

고혈압은 많은 질환들을 발생시키는 주된 위험 요인이다. 이완기 혈압이 6mmHg 증가하면 합병증의 발병 위험은 두 배가 된다. 따라서 고혈압 치료의 목표는 고혈압과 관련된 합병증을 예방하는데 있다고 해도 과언이 아닐 것이다. 현재까지 알려지고 있는 고혈압 합병증은 고혈압성 심혈관질환, 뇌혈관질환 및 신장질환이 대표적이다. 구체적으로 첫째, 고혈압성 심혈관질환(hypertensive cardiovascular disease)은 심전도나 심초음파에 의해 진단이 가능하며, 심전도나 초음파에서 심근벽의 두께가 증가한 모습을 보이면 '좌심실비대(left ventricular hypertrophy)'로 판정한다. 일반적으로 전문의에 의한 항고혈압 약물치료제를 처방받게 된다. 둘째, 고혈압에 의해 야기된 뇌혈관계 질환을 고혈압성 뇌혈관질환(hypertensive cerebrovascular disease)이라고 한다. 수축기 고혈압은 뇌졸중과 뇌졸중에 의해 야기되는 치매의 가장 주요한 원인이다. 단편적으로 알츠하이머성 치매환자의 대부분은 고혈압을 동반하고 있다. 셋째, 고혈압에 의해 야기된 신장질환을 고혈압성 신장질환(hypertensive renal disease)이라고 하며, 일반적으로 흑인에게서 흔히 나타난다고 한다. 고혈압과 당뇨병은 신장질환을 초래하고, 신장질환은 고혈압을 악화시키기도 한다. 따라서 고혈압을 동반한 신장질환 환자나 당뇨병 환자는 무엇보다 조기 발견과 치료가 중요하다.

5) 고혈압 환자의 관리

혈압을 조절하기 위한 초기단계에는 의사를 자주 방문할 필요가 있다. 만일 혈압이 180/100㎜Hg이하이면 항고혈압제제에 대한 정보를 얻기 위해 1~2개월에 한 번씩 병의원을 방문하도록 한다. 이 보다 높은 혈압수준을 가지고 있을 경우에는 자주 의사를 찾을 필요가 있다. 혈압이 잘 조절되면 방문 횟수를 년 1회로 줄일 수도 있다. 한편, 고혈압 환자는 혈압 측정법을 익히고 자주 혈압을 재도록 한다. 만일 혈압이 지속적으로 높으면 의사에게 재진찰을 받도록 한다. 추후 검사는 개인에 따라 지시되며, 특히 베타차단제 복용환자는 매년 혈중 지질수준을 검사하도록 하고, 심장질환의 위험이 있는 환자들의 경우에는 2~4년마다 심전도 검사를 받아야 한다.

고혈압 치료의 목표는 심혈관질환, 관상동맥질환, 말초혈관질환, 뇌혈관질환, 그리고 신부전의 감소 또는 예방에 있다. 이러한 목표들은 삶의 질 감소나 부작용 없이 수축기 혈압을 140㎜Hg미만, 이완기혈압을 90㎜Hg 미만으로 낮출 때 성취된다. 그러나 노인 환자의 경우는 수축기 혈압을 160㎜Hg 이하로 낮출 경우 부작용이 일어날 수 있으므로 주의를 기울여야 한다. 무엇보다도 이상적인 고혈압의 관리는 많은 약물을 사용하지 않고, 경제성을 고려하여 부작용 없이 혈압을 낮추는 것이라고 할 수 있다.

(1) 고혈압 환자의 약물적 치료

고혈압에 대한 약물적 치료의 선택은 논쟁의 여지가 있지만, 환자 중 40~50%는 하나의 약물을 이용해도 조절이 가능하고, 80~90%의 경우는 두 가지 이상의 약물을 혼용하여 조절해야 한다. 구체적으로 약물에 대한 인체 생리학적 효과를 살펴보면, 혈압의 조절은 심박출량과 말초저항의 결과로 나타나는데, 두 변인 중 하나 또는 두 가지 모두를 감소시킴으로써 혈압을 감소시킬 수 있다.

일반적으로 베타차단제와 이뇨제가 고혈압 환자에게 쓰이는 1차 약물인데, 베타차단제는 심박출량을 감소시키는 반면, 이뇨제는 혈액량과 말초저항을 감소시킨다. 베타차단제의 단점은 혈중지질과 콜레스테롤을 증가시키고, 인슐린 저항성을 증가시키며, 혈중 인슐린 수준을 증가시키기 때문에 덜 선호되고 있는 추세이다. 그러나 베타차단제 중 라베탈롤(labetalol)과 아세부톨롤(acebutolol)은 지질에 중립적이기 때문에 나쁘지 않은 것으로 평가되고 있다. 한편, 안지오텐신-Ⅱ*와 알도스테론*의 순환을 감소시키는 약물인 안지오텐신 전환효소-억제제(angiotensin converting enzyme inhibitor, ACE 억제제)는 혈중지질에 역작용을 하지 않으므로 그 사용이 확대되고 있다. 즉, 현재까지 ACE 억제제가 고혈압 치료에 있어 가장 합리적인 약물로 여겨지고 있다. 아울러 ACE 억제제는 베타차단제 사용시 초래되는 최대산소섭취량의 감소를 일으키지 않기 때문에 고혈압을 가진 운동선수들에게 권장되는 약물이기도 하다.

소량의 이뇨제인 하이드로클로로타이아자이드(25㎎ hydrochlorothiazide)는 혈중지질의 유의한 변화 없이 혈장량을 감소시키고 혈관저항을 낮춤으로써 혈압을 낮춘다. 이 약물은 흑인, 비만, 고령층에 더욱 효과적이라고 한다. 여성의 경우 하이드로클로로타이아자이드는 골다공증의 위험을 감소시키는 부가적인 이득도 취할 수 있다. 이 약물의 가장 중요한 부작용은 '저칼륨증'인데, 이 문제는 적은 양을 사용할 경우에 잘 나타나지

* **Angiotensin-II** : 안지오텐신-II. 아드레날린과 같은 작용을 하는 물질.
* **Aldosterone** : 알도스테론. 신장에 의해 수분과 나트륨을 유지하는 호르몬.

않고, 과일이나 야채를 충분히 섭취함으로써 부작용을 줄일 수 있다. 부수적으로 관상동맥질환을 가진 사람들은 베타차단제로, 당뇨병이나 심부전증이 있는 환자는 ACE 억제제로부터 혈압 감소 이외의 다른 부가적인 이익을 얻을 수 있다고 한다.

(2) 고혈압 환자의 비약물적 치료

고혈압 환자를 위한 비약물적 치료에는 식이요법과 운동요법이 주로 포함된다. 사실 경증 고혈압은 약 없이도 치료될 수 있다. 일반적인 병의원의 운동처방과에서 실시하고 있는 '항고혈압 프로그램' 중 식이요법에는 포타슘과 마그네슘의 함량이 높은 음식물을 섭취하도록 하며, 알코올과 짠 음식을 억제하게 하거나 금연 등을 강조하고 있다. 단편적으로 포타슘이 풍부한 바나나는 동맥을 확장시켜 혈압을 낮추기 때문에 하루에 한 개를 섭취하는 것이 혈압을 낮추는데 도움이 된다고 한다. 또 운동요법을 통한 제중감량의 경우 체중이 약 1kg 감량될 경우 혈압이 2mmHg 감소되기 때문에 고혈압에 대한 비약물적 치료는 약물적 치료만큼이나 중요시되고 있다.

(3) 고혈압과 운동

규칙적인 운동은 고혈압을 포함한 심혈관계 위험인자의 발생과 심각성을 줄이며 항고혈압약물의 섭취를 감소시켜 조기 사망의 위험을 완화시킬 수 있다. 경증 고혈압 환자의 치료 여부는 운동요법의 결과에 의해 달라진다. 최근에 많은 연구는 높은 체력수준이 안정시 수축기 혈압의 감소와 연관되어 있음을 보고하고 있으며, 또 체중감소와 금연, 금주는 혈압을 한층 더 낮추는 것으로 보고하고 있다.

좌업 생활을 일삼는 노인들을 제외하고는 걷기나 정원 손질과 같은 가벼운 신체활동이 혈압을 낮추는데 효과가 없으며, 중등도 운동만이 혈압감소에 도움을 준다. 예를 들어, 최대산소섭취량($\dot{V}O_2max$) 또는 최대능력의 50%에 달하는 중등도 운동은 아침에 혈압이 오르는 것을 막을 수 있는 바람직한 방법이다. 사실, 부교감신경계가 교감신경계로 전이되는 아침은 심혈관계의 유병율과 사망률을 높이기 때문에, 이 시기에 혈압을 낮추는 것은 매우 중요한 일이다.

① 항고혈압을 위한 유산소 운동

고혈압 치료에 이용될 수 있는 운동의 형태는 걷기, 속보, 수영, 고정식자전거 타기 등의 유산소성 운동이 좋고, 단거리 달리기나 줄다리기 등과 같이 일시적으로 힘을 쓰는 운동은 피하는 것이 좋다. 특히, 혈압이 200 mmHg이상 올라가는 운동은 삼가야 한다. 운동강도는 최고산소섭취량의 50~85% 정도가 적당하다고 보고되는 연구도 있으나, 임상적으로 볼 때 최대산소섭취량의 40~70%의 운동강도가 더 적절해 보인다. 운동량은 주당 700~2,000kcal 소모되는 범위로 하여 30~60분가량 점증적으로 실시한다. 운동빈도는 매일 실시하는 것이 좋으나, 여건이 안 되는 경우에는 주당 3일은 반드시 실시한다. 한편, 운동강도의 범위는 최대산소섭취량의 권장된 40~70%와 일치하는 것을 "목표혈압 공식"에 대입하여 이에 맞은 혈압범위에서 운동하는 것이 바람직하다[예문 1].

일반적으로 운동 중 혈압이 250/120mmHg 이상으로 증가하거나 운동 중 자각인지도가 '약간 힘들다'를 넘으면 운동강도를 낮추거나 중지하도록 한다. 궁극적으로 경증 내지 중증 고혈압 환자를 위한 초기 치료 전략에는 규칙적인 운동프로그램이 반드시 포함되어야 한다. 운동에 적절한 혈압수준은 140/90mmHg~159/99mmHg이

예문1] 운동부하 검사에서 안정시 수축기 혈압(SBPresting)이 152mmHg, 최대수축기 혈압(SBPmax)이 215mmHg로 기록되었다. 이 고혈압 환자를 40~70% 강도로 운동시키고자 할 때 이 환자의 운동시 목표혈압은 ?

목표 SBP = %운동강도 × (최대 SBP − 안정시 SBP) + 안정시 SBP
= 0.40(or 0.70)×(215−152)+152
= 0.40(or 0.70)×(63)+152
= 25.2(or 44.1)+152
≒ 177~196mmHg

며, 안정시 수축기 혈압이 180~209㎜Hg, 이완기 혈압이 110~119㎜Hg인 환자는 약물치료 후 위와 같은 수치로 떨어지기 전까지는 운동을 삼가 해야 한다. 그러나 합병증이 없는 경우에는 2 MET 가량의 보행정도는 위험이 없고 좋은 결과를 가져오는 것으로 관찰되고 있다.

② 항고혈압을 위한 중량부하 운동

중량부하 운동은 고혈압을 치료하기 위한 1차적 운동 형태로 권장되지는 않지만, 낮은 무게를 이용한 높은 반복횟수의 근력운동은 고려해볼 만하다. 어느 정도 체력 수준이 증가하여 웨이트 트레이닝을 할 수 있는 정도가 되면 몇 가지 주의할 사항이 있다. 첫째, 무게를 들어 올릴 때 숨을 참지 않는 것이다. 만일 숨을 참고 무게를 들어 올릴 경우에는 발살바 조작(Valsalva manuver)을 유발시킬 수 있기 때문에 혈압 수준은 배가되어 생명에 위험을 초래할 수도 있다. 둘째, 혈압이 조절되지 않는 고혈압 환자(160/100㎜Hg 이상)의 경우는 중량부하 운동을 가급적 삼가는 것이 좋고, 줄다리기와 같은 강한 등척성 운동이나, 100m 달리기와 같은 무산소성 운동은 이완기 혈압을 더욱 증가시킬 수 있으므로 주의를 기울여야 한다. 그밖에 울혈성 심부전*, 조절되지 않는 부정맥*, 심한 판막질환, 5MET*이하의 유산소성 대사능력 요인을 가지고 있는 경우에도 중량부하 운동을 삼가야 한다.

한편, 고혈압 환자에게 적절한 웨이트 트레이닝 방법은 '서킷 트레이닝'이라고 할 수 있다. 서킷 트레이닝은 일정한 간격으로 구간을 이동하는 운동 형태로 근지구력과 근력 및 전신지구력을 발달시킬 수 있다. 구체적으로 서킷 트레이닝은 혈압을 조절하고 심장에 대한 부담을 줄이기 위해 무게를 들어 올릴 때 호흡을 뱉고, 무게를 적절히 조절하여 동작 중간에 멈추지 않도록 해야 한다. 이때 적절한 운동강도는 임의의 무게를 선정하지 말고, 개인의 능력에 근거한 중량을 선택하는 것이 바람직하다. 즉, 1RM을 산출해 주어야 한다. [표 8-10]에 나타나 있는 수정형 1RM 산출식(1RMm, modified one repetition maximum)은 고혈압 환자들에게 안전한 최대근력 측정방법으로 검증된 바도 있다. 이를 토대로 반복세트는 1~2회를 수행하며, 운동의 강도는 초기에 편안히 10~15회를 들어 올릴 수 있는 무게를 선택하고, 15회를 편안히 들 수 있다면, 무게를 10회 가량 들 수 있도록 증량시킨다. 다시 말해, 훈련 초기에는 1RM의 30~50% 부하가 권장되지만, 부하를 점차 60~80%까지 증가시켜 훈련의 효과를 충분히 주어야 한다.

운동강도를 결정하기 위한 위의 방법은 덤벨과 바벨(free weight), 웨이트 장비, 핸드 웨이트(hand weight) 및 탄력밴드(elastic band)와 같이 모든 중량을 이용할 수 있는 것들을 이용할 수 있다. 단, 중량부하 운동으로 유산소성 운동을 하기 위해서는 자각인지도(RPE)의 11(보통이다)~13(약간 힘들다)을 초과하지 않는 것이 바람직하다.

[표 8-10] 고혈압 환자를 위한 수정형 1RM 측정 공식

① 공식 : **100-(반복횟수 × 2)= %1RM** ② 만일 환자가 40파운드를 10회 들어 올렸다면, ③ 공식을 이용하여, {100-(10 × 2)}= %1RM ④ 100-20 = 80% ⑤ 즉, 40파운드가 1RM의 80%라는 뜻이다. ⑥ 따라서 {40파운드÷0.80} = 50파운드가 1RM이 되는 것이다.
※초기에 1RM의 30~50%와 부합하여 들 수 있는 무게는 15~25파운드.

* **Congestive heart failure :** 울혈성 심부전. 숨이 가쁘고 부종이 생기며 나트륨 및 수분의 이상저류를 특징으로 하는 심장쇠약에 의한 임상적 증후군.
* **Arrhythmias :** 부정맥. 심장박동의 정상적 율동에서의 변동, 동성부정맥, 기외수축, 심장블록, 심방세동, 심방조동, 교호맥, 발전성 심빈박증 등이 포함됨.
* **MET :** 에너지소비량/ 대사당량. Metabolic EquivalenT(1MET= 3.5㎖/㎏/mim)

[표 8-11] 고혈압 환자를 위한 운동정밀 검사

검사항목		측정항목	권장 중지시점	비고
유산소 파워능력	▪ 트레드밀 (1~2METs/ 3분단계) ▪ 자전거 (25~50watt/3분 단계) (17watt/분)램프프로토콜	▪ 12리드 심전도	▪ 심증의 부정맥 출현 ▪ >2㎜ ST분절 하강/상승 ▪ 허혈성 역치 ▪ ST변화를 동반한 T파 역위	※약물은 운동 시간대를 피하여 투여하는 것이 바람직함.
		▪ 심박수(HR)	▪ 최대심박수의 85%	
		▪ 혈압(BP)	▪ 과도한 고/저혈압성 반응	
		▪ 자각인지도(RPE)	▪ 심리적 피로감의 급증	
		▪ 호흡가스분석	▪ 최대산소섭취량/환기역치	
근력	▪ 프리웨이트 ▪ 머쉰	▪ 1RM ▪ 최대수의적수축능력		※SBP/DBP 260/115 ㎜Hg를 초과하는지 관찰.
고려사항	▪ Beta-blocker : 분당 30회 가량의 낮은 변시성 반응을 일을 킬 수 있음. ▪ 심근경색 환자를 위한 약물요법 참조.			

[표 8-12] 고혈압 환자를 위한 관리 프로그램

운동형태		목표	운동강도/빈도/시간	운동기간
유산소 운동	▪ 큰 근육위주의 운동 · 걷기 · 속보 · 로잉 · 자전거 · 수중운동	▪ 최대산소섭취량의 증가 ▪ 환기역치 수준의 증가 ▪ 최대 일량/지구력 증가 ▪ 칼로리 소모의 증가 ▪ 혈압반응 조절	▪ 최대 심박수의 40/50~70/85% ▪ RPE 11~13 ▪ 주당 3~7일 ▪ 30~60분/1회 운동 ▪ 주당 700~2,000㎉ 소모	▪ 4~6개월
근력운동	▪ 서키트 트레이닝	▪ 근력의 증가	▪ 높은 반복/낮은 저항	
고려사항	▪ 안정시 SBP >200㎜Hg 혹은 DBP >115㎜Hg인 경우에는 운동을 금함. ▪ 혈압반응이 약물로 잘 조절되고 있을 때 운동에 참여함. ▪ 주당 700㎉ 소모는 초기 목표가 되어야 하며, 2,000㎉ 소모는 장기간의 목표가 되어야 함.			

궁극적으로 고혈압 환자들의 경우에는 [표 8-11]에 나열되어 있는 운동정밀 검사를 통해 [표 8-12]에 제시된 관리 프로그램을 시행하는 것이 바람직하다.

4. 관상동맥질환

1) 관상동맥질환이란?

관상동맥은 심장근에 산소와 영양분을 공급하는 동맥으로 그 내벽에 지질성분 등이 침착하게 되면 다른 혈관과 마찬가지로 내강이 좁아지게 된다. 이렇게 좁아져 발생하는 일련의 질환을 관상동맥질환(coronary artery disease)이라고 하며, 심장근으로의 산소와 영양 공급이 차단되면 협심증(angina factoris)이나 심근경색(myocardial infarction)이 유발된다.

협심증의 증상은 왼쪽 가슴, 어깨, 팔, 목, 턱 부위에서 불쾌하고 죄는 듯한 통증이 20초~30분 정도 지속되는 반면, 심근경색은 협심증과 유사한 증상을 보이지만 통증이 심하고 1시간 이상 지속되며, 잘 사라지지 않는다(13). 특징적으로 운동시 동안에 협심증이 유발되면 관상동맥이 50~70%이상 폐쇄된 경우이며, 안정시에 나타날 경우에는 90%정도 폐쇄된 경우를 의미 한다. 한편, 관상동맥의 혈류량은 안정시보다 운동시에 5배 이상 증가한다. 그러나 관상동맥질환자의 혈류량은 손상된 관상상(coronary beds)까지 유입되지 못하므로 심근의 산소소비량과 공급량사이에 불균형이 초래된다. 이러한 불균형을 초래하는 원인은 관상동맥의 수축과 혈소판 섬유소의 침착 등에 의해 더욱 가중된다. 관상동맥질환을 가진 환자의 경우 심근 산소소비량이 증가하면 손상된 관상동맥의 혈관수축을 야기 시키므로 생명에도 위험할 수 있다.

2) 관상동맥질환자의 관리

(1) 관상동맥질환자의 약물 및 수술치료

관상동맥질환자를 위한 약물은 여러 가지가 있으며, 치료의 목적은 심근산소소비량을 감소시키고 허혈이 있는 심근층까지 관상혈류량을 증가시키는 것이다. 질환자들을 위한 약물을 나열하면 다음과 같다. 첫째, 베타차단제는 심박수, 심근수축력, 혈압을 감소시켜 심근산소소비량을 감소시킨다. 심근산소소비량의 감소는 베타차단제를 복용하는 환자가 심근허혈 증세를 나타내지 않으면서, 높은 강도의 최대하 운동능력을 발휘할 수 있게 해준다. 그러나 베타차단제를 중단하게 되면 불안정성 협심증(unstable angina)을 유발할 수도 있다. 둘째, 칼슘채널차단제는 심근수축력을 감소시키고, 말초혈관을 확장시켜 심근산소소비량을 감소시킨다. 이 효과들로 인해 특정한 운동강도에서 심근산소소비량을 감소시켜 심근허혈의 발생을 상당히 지연시키게 된다. 이와 같은 약물복용에도 불구하고, 증상에 호전이 없는 경우에는 혈관성형술(angioplasty)이나

[표 8-13] CABGs 환자를 위한 운동정밀 검사

검사항목		측정항목	권장 중지시점	비고
유산소 파워 능력	▪ 트레드밀 (1~2METs/ 3분단계) ▪ 자전거 (25~50watt/3분 단계) (17watt/분)램프프로토콜	▪ 12리드 심전도	▪ 심증의 부정맥 출현 ▪ >2mm ST분절 하강/상승 ▪ 허혈성 역치 ▪ ST변화를 동반한 T파 역위	▪ ST분절의 소실은 재협착/국부적 차단과 함께 동반. ▪ 안전한 훈련 강도를 설정하는 것이 중요. ▪ 변시성 장애는 좋지 못한 예후를 보임. ▪ 트레드밀 속도는 최소 1.0mph 로 시작.
		▪ 심박수(HR)	▪ 최대심박수의 85%	▪ 운동시저혈압(≥20mmHg 감소)은 좋지 못한 예후.
		▪ 혈압(BP)	▪ SBP/DBP 260/115mmHg 초과	
		▪ 자각인지도(RPE)	▪ 심리적 불안감의 급증	▪ 운동강도로 심박수와 병행 관찰.
		▪ 호흡가스분석	▪ 최고 산소섭취량	▪ CABG환자가 9METs이상의 최고 일률을 보이면 좋은 예후.
근력	▪ 등속성 ▪ 등장성	▪ 최대수의 적수축 능력의 90%(최대 2~3회 들 수 있는 부하)	▪ 3회 연속 반복	▪ 저항 운동계획 유용. ▪ 근기능의 발달은 침상 안정으로 인한 역효과 방지. ▪ 흉골이 완치될 때까지 근력운동은 금지.
고려사항	▪ 흉부와 하지 상처부위가 완치되려면 4~8주가 소요됨. 한편, 흉골에 압박을 가할 수 있는 상지 암크랭크 에르고미터검사는 상처가 완치될 때까지 금하는 것이 바람직함. ▪ 최고 혹은 증상-제한적 운동부하검사가 종료된 후 길고 적극적인 정리운동은 운동 후 흔히 초래될 수 있는 심혈관계 합병증의 위험을 감소시킬 수 있음. ▪ CABG 후 회복기간을 오래 끌수록 최대산소섭취량을 지속적으로 감소시킴. ▪ CABG 후 운동부하검사는 자기 만족감과 자기 효율성을 증가시킬 수 있음. ▪ PTCA 후 24~48 시간 내에 정상과 가까운 활동을 재개할 수 있음.			

[표 8-14] CABGs를 위한 관리 프로그램

운동형태		목표	운동강도/빈도/시간	운동기간
유산소 운동	▪ 큰 근육위주의 운동 ▪ 암 에르고미터 ▪ 레그 에르고미터	▪ 유산소 능력의 증가 ▪ 최대하 운동시 심박수와 혈압의 감소 ▪ 심근산소요구량 감소 ▪ 관상동맥질환 위험 요인 감소	▪ HRR 혹은 $\dot{V}O_2max$의 40~85% ▪ RPE 12~14 ▪ 강도는 허혈성 역치이하로 ▪ 주당 3~7일 ▪ 20~60분/ 1회 운동 ▪ 5~10분 준비/정리운동	▪ 4~6개월
근력 운동	▪ 서키트 트레이닝	▪ 여가/ 작업 / 일상생활 능력의 증가 ▪ 근력/ 지구력의 증가	▪ 최대수의 적수축 능력의 40~ 50% (발살바조작 금지) ▪ 주당 2~3일 ▪ 1~3세트/ 10~15회 반복 ▪ 1~2lb로 시작하고, 무게를 증량시키기 위해서는 수술후 6주 정도가 되어야 함. ▪ 부하는 점증적으로 증가.	▪ 4~6개월
유연성 운동	▪ 상/하체 ROM 활동	▪ 상해 위험성 감소 ▪ CABG환자 ROM개선	▪ 주당 2~3일	▪ 4~6개월
고려사항	▪ CABG 환자들은 전형적으로 입원시부터 재활을 시작하여야 빠른 속도로 향상될 수 있음. ▪ CABG 환자들은 일반적으로 상지 ROM 운동에 전념할 수 있음. ▪ CABG 혹은 재협착의 증세와 증상을 조심스레 관찰해야 함. 주기적이고 지속적인 EKG 관찰이 도움. ▪ 입원시의 최대 제한시점은 RPE 11~13범위와 안정시 심박수의 30회/분 상승 정도로 설정되어야 함.			

관상동맥우회로술(coronary artery bypass graft surgery, CABGs)과 같은 외과수술을 받아야 한다. 한편, 관상동맥질환으로 수술을 처치 받은 환자는 [표 8-13]에 나열되어 있는 운동정밀 검사를 통해 [표 8-14]에 제시된 관리 프로그램을 시행하는 것이 바람직하다.

(2) 관상동맥질환자의 비약물적 치료

관상동맥질환의 치료는 약물이나 수술치료 이외에도 콜레스테롤 등을 낮추기 위한 식이, 운동, 생활관리 등이 포함된다. 임상적으로는 야채위주의 식단과 지방성분이 낮은 음식물을 섭취하도록 하며 규칙적인 운동을 권장하고 있다. 이것은 식단으로 500㎉의 음식물 섭취를 줄이고, 운동으로 200~300㎉를 소비하여 하루 평균 700~800㎉를 소모할 수 있는 수준을 말한다. 그러나 칼로리 제한은 일일 1,000㎉ 이하로 조정해서는 안 된다. 한편, 규칙적인 운동은 체중조절과 스트레스 해소에도 도움을 주기 때문에 협심증이나 심근경색증과 같은 관상동맥질환을 예방하는데 매우 효과가 크다. 이에 대한 일부 연구들에 의하면 협심증이나 심근경색증을 비롯한 심혈관계 질환으로 병의원에서 수술한 환자들 가운데 규칙적인 운동과 건전한 식습관 및 평소에 겪어야만 했던 스트레스를 줄이게 한 결과 수술 후 회복능력이 그렇지 않았던 환자들에 비해 몇 배 이상 빨랐으며, 후유증과 재발율도 매우 낮았다고 한다. 규칙적인 운동을 통해 관상동맥질환으로 인한 치사율을 30~40% 낮출 수 있다는 연구결과도 있다.

3) 관상동맥질환자의 재활운동 단계

재활운동은 I, II, III, IV 단계로 나누어진다. I 단계는 입원시 재활단계(inpatient rehabilitative phase)로써 심근경색 환자의 병환정도에 따라 그 기간이 달라지며, 이 기간의 목표는 환자의 운동수준이 제한되어 있다 하더라도 '불안정한 협심증'이 나타나지 않는 한, 점증적으로 운동을 도입시켜 나가는 것이다. 수술 후 48시간 이후에 환자는 침대에서 일어나 운동을 시작할 수 있는데, 이때 운동은 병동에서 짧은 거리를 2~3회 가

[표 8-15] 관상동맥질환자가 운동을 실시하더라도 안전한 경우

① 6MET 이하의 운동강도에서 허혈이 없는 경우.
② 운동유발성 심실빈맥, 운동유발성 저혈압, 운동유발성 심부정맥의 병력이 없는 경우.
③ 50%이상의 구출율(ejection fraction)을 가지고 있는 경우.
④ 심근경색, 관상동맥우회로술, 혈관성형술, 절제술로 인한 합병증이 없는 경우.

량 2~3METs 수준으로 걷는 것이 포함된다. 퇴원시기가 다 되어서는 계단을 오르내릴 수 있는 정도가 되며, 이때가 Ⅰ단계 재활운동의 종료시점이다. Ⅱ단계는 외래환자 재활단계(formalized outpatient rehabilitative phase)로써 4~6주가량이 소요된다. 이 시기의 목표는 관상동맥질환과 이 질환에 대한 위험 요인의 수정(금연, 식이 등) 등을 교육하는 것이다. 특히, 지도교안 등을 제공하여 안전한 운동 프로그램이 되도록 해야 한다. 지도교안에 제시되어야 할 운동은 최초 짧은 거리를 걷도록 하며, 걷는 거리를 점차 증가시켜 거의 2Km까지 쉬지 않고 걸을 수 있도록 해야 한다. 이 시점이 Ⅱ단계의 종료시점이다. 특히, Ⅱ단계에서는 운동강도를 느린 걸음(약 2METs)에서 시작하여 빠른 걸음(약 4METs)까지로 적용하고, 운동시 심박수가 안정시 보다 20회/분가량 증가되거나, 자각인지도가 11~12 이상을 넘지 않도록 해야 한다. Ⅲ단계는 외래환자 재활단계의 지속기간(exercise based outpatient rehabilitative phase)로서 8~12주가량이 소요된다. 이 단계의 목표는 환자들에게 자신의 안전한계를 알려주고, 관상동맥질환에 대한 운동의 효과를 인식시켜 주며, 증상을 보이지 않고 안전하게 운동을 지속하도록 하는데 있다. 이때 운동의 강도는 최대심박수의 60~75% 혹은 자각인지도 12~13 정도가 바람직하며, 준비운동을 안정시 심박수보다 20회/분 이내로 조정하여 심근 허혈이나 부정맥이 출현하지 않도록 해야 한다. 본 운동에서는 유산소성 운동과 중량부하 운동을 병행하도록 한다. 중량부하 운동으로는 서키트 트레이닝 방식을 선택하되, 유산소성 운동을 20~30분가량 실시한 이후에 접목하도록 한다. 모든 운동이 끝난 후 정리운동을 10~15분 실시함으로써 심근의 피로현상을 이완시킬 수 있도록 해야 한다. 마지막, Ⅳ단계는 퇴원 후 독립적 능력의 유지기(discharged phase)로써 이 단계에서의 목표는 임상적으로 안전하고, 최소한 5METs 이상의 기능적 능력을 보유한 환자들을 내상으로 스스로가 운동을 조절할 수 있도록 하는데 있다.

궁극적으로 관상동맥질환이 있는 환자일지라도 [표 8-15]와 같은 조건을 갖춘 경우에는 운동이 매우 안전한 수단이 된다. 만일 환자가 표에서 제시한 기준에 부합되지 않는다면 운동시 사망률의 위험이 높아질 수 있기 때문에 반드시 심장전문의나 운동처방사가 처방한

[표 8-16] 천식환자의 단계별 분류와 치료 전에 임상적 특징

	증상	야간 증상	폐 기능
제 1 단계 경증/ 간헐적	▪ 2주 이하의 증상	▪ 2달 이하	▪ FEV_1 80%(예측치) 이하 ▪ PEF 변이성 20% 이상
제 2 단계 경증/ 지속적	▪ 2주 이상 증상이 1회/1일 이하인 경우	▪ 2달 이상	▪ FEV_1 80%(예측치) 이하 ▪ PEF 변이성 20~30% 이상
제 3 단계 중증/ 지속적	▪ 매일 증상이 나타남 ▪ 속효성 β 2작용제 매일 흡입 ▪ 증상악화는 활동에 영향 ▪ 증상악화 ≥2주 혹은 종일 지속됨	▪ 1주 이상	▪ FEV_1 60~80% ▪ 예측치 PEF 변이성 30%이상
제 4 단계 심증/ 지속적	▪ 계속적인 증상 ▪ 신체활동의 제한 ▪ 빈번한 증상의 악화	▪ 자주 발생	▪ FEV_1 60%(예측치) 이하 ▪ PEF 변이성 30% 이상

프로그램에만 참여하는 것이 바람직하다.

5. 천식

1) 천식이란?

천식(asthma)이란 기관지의 과민성을 특징으로 하는 질환으로써 여러 가지 자극에 의해 기도 점막에서 염증반응이 일어나 기관지 평활근을 수축시켜 기도폐색을 일으키게 하는 질환을 말한다. 구체적으로 천식은 기도내에 비반세포(mast cell), 호산구, T-림프구, 대식세포, 중성구 및 상피세포와 같은 세포성분이 만성적인 염증 장애를 일으키는 상태를 말한다(26). 이러한 염증에 민감한 사람들은 천명, 호흡곤란, 흉통을 주기적으로 느끼게 되며, 밤과 새벽에는 기침을 동반하기도 한다. 증상은 자연적으로 혹은 치료에 의해 회복될 수 있는 기류 폐쇄(airflow obstruction)와 관련되어 있으며, 염증은 또한 다양한 자극에 대해 과민성 반응을 보이기도 한다. 천식의 증상과 폐기능에 따른 임상적 특징은 [표 8-16]과 같다.

2) 천식환자의 관리

(1) 천식환자의 약물적 치료

천식환자의 치료 목적과 목적을 달성하기 위한 환자의 행동지침은 [표 8-17]과 같고, 제시된 지침들은 치료의 목적을 충족시키기 위해 매우 중요하다.

지속적으로 알러지에 노출되는 천식 환자들은 알러지 유발 인자의 유무를 알아보기 위해 검사를 받아야 한다. 많은 천식환자들은 음식에 대한 알러지를 경험하기도 한다. 특정한 음식에 대한 알러지가 있는 환자들은 음식물 섭취 후 수 시간 동안 천식을 경험하지만, 그 음식물과 관련된 것인지는 인식하지 못한다. 아울러 항류코트라이인(antileukotrienes)의 역할은 불분명하지만 아스피린에 민감한 천식환자에게는 효과가 있으며, 코티코스테로이드의 복용량을 감소시킬 수 있다. 운동유발성 천식이 있는 대부분의 환자들은 차갑고 건조한 날씨에 민감하다. 사실 과환기로 인한 천식은 누구에게나 일어날 수 있는데, 이것은 차가운 날씨로 인해 호흡열의 손실과 관련이 있다.

우리가 호흡하는 건조한 공기는 호흡 경로에 있는 수분에 의해 습해지고, 폐로 들어오기 전에 따듯하게 된다. 이 따듯해진 공기는 다시 호기시에 수증기와 함께 밖으로 나온다. 실외에서, 천식은 휴대용 Peak flow-meter를 이용하여 발견될 수 있다. 운동 중 또는 후에 Peak flow가 12.5% 감소되는 것은 운동성 천식의 징후를 나타내는 것으로 여겨지고 있다. 많은 연구들에서 운동성 천식은 살메테롤(salmeterol)로 예방이 가능하다고 입증된 바 있지만 운동성 천식을 조절하기에는 부족한 것으로 보인다. 운동성 천식을 치료하기 위해서는 가능하면 따듯하고 습한 환경에서 운동을 실시해야 하며, 알러지의 원인이 되는 것을 피하는 것이 좋다. 치료의 목표는 환자가 알러지 증상이 없이 운동에 참여하도록 하는 것이다. 운동성 천식을 예방하기 위한 가장 효과적인 약물은 살메테롤과 속효성 β 2-작용제가 있다. 한편, 부교감신경차단제(parasympatholytics)와 아트로핀(atropine), 크로몰린(cromolyn) 및 칼슘채널 차단제

[표 8-17] 천식환자를 위한 치료의 목적

치료의 목적	목적달성을 위한 행동지침
▪ 만성적이고 예측불허의 증상 예방. ▪ 정상수준에 가까운 폐기능 유지. ▪ 운동과 기타 신체활동을 포함한 정상적인 신체활동의 유지. ▪ 주기적으로 악화되는 천식 예방과 응급실 및 입원의 최소화. ▪ 부작용이 적거나 없는 적절한 약물 요법. ▪ 환자와 가족의 기대를 만족시킬 수 있는 치료.	▪ 환경의 변화 : 알러지를 일으키는 직업적인 요인과 기도 자극제와 같은 천식유발 요인 등을 조절해야 함. ▪ 기록 관리 : 증상의 범위와 아침/ 저녁에 나타나는 천식의 정도 기록해야 함. ▪ 천식을 악화시키는 5가지의 관리 : 비염/ 부비동염, 위식도 역류, 아스피린, 코르티코스테로이드에 대한 부작용과 바이러스 감염을 관리해야 함.

[표 8-18] 천식환자를 위한 단계별 약물 치료

단계	치료 기간	약물치료의 효용성
제 1 단계 경증/ 간헐적	장기간 조절 : 없음 단기간 안정 : 속효성 β 2작용제 흡입	-
제 2 단계 경증/ 지속적	장기간 조절 : 5세 이상은 Corticosteroids 흡입 단기간 안정 : 속효성 β 2작용제 흡입	Cromolyn, Nedocromil은 대체 항염증제제이지만, Corticosteroids만큼 효과적이지는 못함.
제 3 단계 중증/ 지속적	장기간 조절 : Corticosteroids 흡입 또는 장기 작용성 β 2작용제 흡입 단기간 조절 : 속효성 β 2작용제 흡입	Corticosteroids 흡입량을 2배로 높임/ 전문의 상담/ Theophylline은 대체 장시간 기관지 확장제이나, Salmeterol이 더 효과적.
제 4 단계 심증/ 지속적	장기간 조절 : Corticosteroids 흡입 또는 장기간 작용성 β 2작용제 흡입 단기간 조절 : 속효성 β 2작용제 흡입	Prednison 추가/ 전문의 상담/ Salmeterol와 Theophylline 사용을 고려.

도 운동성 천식을 예방할 수 있으나 효능이 적은 것으로 알려져 있다. 천식환자를 위한 단계별 약물치료 방법은 [표 8-18]과 같다.

(2) 천식환자의 비약물적 치료

운동성 천식은 특정한 운동에 따른 천식을 유발하지 않도록 운동강도를 조절하는 것이다. 이와 상반된 운동을 처방할 경우에는 활동을 제한하게 하여 어떠한 스포츠에도 참여할 수 없게 된다. 기관지 경련을 유발하지 않는 약한 강도의 운동종목은 따듯하고 습한 환경에서의 수영, 중량부하 운동과 같은 단시간의 간헐적 운동이 포함된다. 추운 날씨에 실외에서 조깅하는 것은 운동성 천식을 유발할 수도 있다. 상대적으로 낮은 강도에서 10~15분의 운동 즉, $\dot{V}O_2max$의 40~50%에 해당되는 심박수에서의 운동은 천식증상을 감소시킨다.

준비기 단계의 운동강도는 환자가 코로 편안하게 호흡할 수 있을 정도로 낮아야 하며, 천식환자가 운동을 하게 되면 기관지 수축반응이 일어나기 때문에 부하가 일정하게 주어지는 고정식자전거 타기나 걷기 등도 바람직하다. 특히, 위에서 언급한 수영은 습한 환경을 제공하기 때문에 기관지 수축을 최소화할 수 있는 장점을 제공한다. 천식환자가 수영장에서 운동을 처음 시작하는 경우에는 수중에서 실시하는 간헐적인 걷기 운동이 좋으며, 25m를 걸어간 후 1분 휴식을 취하고, 다시 5분을 걷는다. 이러한 방식을 4~5회 반복한다. 그러나 천식 증상이 심하게 나타나는 경우에는 운동 전과 후에 기관지 확장제를 1회 흡입하고, 단계적으로 점진적인 운동이 되도록 한다. 운동 중간에 미지근한 물을 섭취하는 것이 증상 악화를 예방하는데 도움을 준다. 부득이하게 실외에서 차가운 날씨에 운동을 해야 할 경우에는 마스크를 착용하도록 한다.

운동성 천식을 예방하기 위한 두 번째 방법은 운동 전 β -아느레날린세를 복용하는 것이다. 일일 두 차례의 살메테롤 2퍼프(puff)와 같은 장기간용 기관지확장제의 복용으로 운동성 천식을 예방할 수 있다. 이외에 알브테롤(albuterol) 또는 β -아드레날린제 2~6퍼프(puff)를 운동 전 15분에 복용하는 것도 도움이 된다. 이것은 환자가 중등도에서 고강도의 운동에 참여할 수 있도록 해준다. β -작용제를 운동 직전에 복용하면 심박수가 급격히 상승할 수 있으므로 운동강도는 호흡곤란 척도를 이용하여 처방하고, 환자의 상태를 계속 관찰해야 한다. 심한 운동성 천식환자의 증상이 적절히 조절된다면 격렬한 신체활동에 참여할 수 있으나, 관리가 잘 안 되는 경우에는 운동성 천식이 유발될 수 있는 운동은 하지 않는 것이 바람직하다.

(3) 천식환자와 중량부하 운동

천식환자가 근력운동을 처음 시작하려고 할 때 산소포화도 수준은 매우 중요하다. 운동시 일초율(FEV1)이 50%이하로 탈포화되는 환자는 처방된 운동강도에서 동맥혈 산소분압(PaO_2)이 55mmHg이하로 탈포화되며, 동맥혈 산소포화도(SaO_2)는 85%이하가 된다. 이러한 환자의 경우 추가적으로 산소를 보충해 주지 않는다면 중량부하 운동을 삼가는 것이 바람직하다. 기타 금기사항은 [표 8-19]와 같다.

[표 8-19] 중량부하 운동시 금기사항

① 울혈성 심부전증이 동반된 경우
② 조절되지 않는 부정맥이 있는 경우
③ 심각한 판막질환을 가지고 있는 경우
④ 유산소성 능력이 5MET 이하인 경우

운동의 강도를 설정할 때는 임의의 무게를 선정하지 말고, 개인의 능력에 근거한 중량을 선택하는 것이 바람직하다. 즉, 1RM을 산출한다. 1RM의 산출은 일반적인 방법보다는 수정형 1RM을 이용하는 것이 안전한 방법이다. 1RM이 산출되었다면 초기에 편안히 10~15회를 들어 올릴 수 있는 무게로 1~2세트를 반복한다. 이 운동을 15회 편안히 들어 올릴 수 있다면, 무게를 10회가량 들 수 있도록 조정한다. 다시 말해, 훈련 초기에는 1RM의 30~50% 부하가 권장되지만, 부하를 점차 60~80%까지 증가시켜 훈련의 효과를 충분히 주어야 한다.

6. 골다공증

1) 골다공증이란?

골다공증(osteoporosis)이란 낮은 골량과 골조직의 미세한 구조적 악화로 인해 골의 취약성(bone fragility)을 증가시키고, 골절의 위험성을 증가시키는 질환이다. 구체적으로 인체의 뼈는 99%가 칼슘으로 구성되어 있는데, 노화과정이 시작되면 이 칼슘은 뼈를 빠져나가 마치 구멍이 숭숭 뚫린 스폰지처럼 변하게 된다. 이를 골다공증이라고 한다. 다시 말해, 골다공증이란 뼈의 파괴 또는 재흡수(resorption) 과정이 활발히 진행되고 있는 상태로 뼈의 파골세포(osteoclast)에 의해 칼슘이 혈액 내로 방출되는 것을 말한다.

골다공증이 위험하게 여겨지는 것은 일단 유발되면 조그만 충격에도 쉽게 뼈가 골절되고, 골절된 뼈는 잘 낫지도 않기 때문이다. 골다공증의 증상은 심한 피로감과 더불어 흉추와 요추에 통증을 느끼게 된다. 특히, 특정한 동작을 취했을 때 등에 심한 통증이 일어나면, 이것은 피로골절(stress fracture)이 일어난 상태이므로 즉시 정밀검사를 요한다. 한편, 남성과 여성 모두 골다공증으로 인한 골절의 위험성을 가지고 있으나, 특히 여성들에게 흔히 나타난다. 이에 관한 한 연구에 의하면 70세 이상 노인여성 중 3명당 1명이 척추골절을 경험한 적이 있으며, 85세 이상의 노인여성 중 3명당 1명이 고관절 골절을 경험한 적이 있다고 보고한 바 있다. 이러한 고관절 골절은 85세 이상의 노인 남성 중 6명당 1명 정도가 경험한 적이 있는 것으로 미루어 보아 여성이 남성보다 2배가량 '골다공증성 골절'이 높은 것으로 생각된다.

골절위험에 영향을 주는 요인들로는 골격의 취약성, 낙상의 빈도와 심화 정도 및 골주변의 조직량 등이 포함된다. 따라서 골다공증으로 인한 골절을 예방하기 위해서는 골의 영양분과 구조적 성질을 증가시키고, 낙상을 방지해야 하며, 골주변의 제지방량을 증가시키는데 초점을 맞추어야 한다.

2) 골다공증 환자의 관리

(1) 일반적인 관리

많은 질환과 약물이 골다공증을 일으키는 것으로 알려져 있으나, 대부분의 원인은 아직까지 불분명하다. 일반적으로 골다공증성 골절은 주로 척추, 늑골, 원위 전완과 근위 대퇴골과 같은 주상골(trabecular bone)에서 일어난다. 노인들에 있어 초기의 골량은 퇴행성 골소실과 최대 골량(30대 가량의 골량)에 의해 결정된다. 최대 골량을 유지하기 위해서는 선천적인 요인, 식이섭취, 호르몬, 신체활동, 생활요소, 약물 및 기타질환 등이 고려되어야 한다. 최대골량을 증가시키기 위한 중재방안으로 에스트로겐, 칼슘섭취와 신체활동과 같은 요인들이 포함된다. 에스트로겐 투여는 저에스트로겐 혈증을 보이는 사람들에게 이상적이다. 한편, 칼슘섭취는 과잉으로 섭취할 경우 인체에 별 도움이 안 되며, 오히려 건강상에 악영향을 미칠 수 있으므로 역치수준(1,000~1,500mg/day)정도의 섭취가 바람직하다. 그러나 최근 들어 이러한 칼슘섭취 수준에 관해 많은 연구들이 이뤄지고 있으므로 앞으로 더 지켜보아야 할 것으로 전망된다. 그밖에, 운동은 기계적 부하운동일 경우에 골격주변에 긍정적인 영향을 주어 환자들에게 많은 도움을 줄 수 있다.

(2) 노인여성을 위한 관리

노인여성들의 골소실을 예방하는데 필요한 식이와 운동은 중년층 혹은 그보다 젊은 여성들에게도 후년에 발생할 수 있는 골다공증의 기회를 낮추어 준다. 식이요법에 칼슘이 풍부한 식단을 구성하는 것이 필수적이며, 임신이나 수유기 여성뿐만 아니라 청년기부터 20대 중반에 이르기까지 여성들은 일일 1,200mg의 칼슘섭취가 필요하다. 그러나 폐경기에 접어들지 않은 여성들은 일일 1,000mg정도면 충분하다. 폐경 후 에스트로겐 처치를 받지 않거나, 65세 이상 노인 혹은 임신이나 수유기 여성들은 일일 칼슘섭취를 1,500mg으로 증가시키는 것이 바람직하다. 비타민 D가 풍부한 유제품은 식단에 있어 칼슘섭취에 가장 중요한 원료이다. 또한 녹색식물, 견과류와 해산물도 칼슘이 풍부한 중요한 원료이므로 식단을 구성할 때 반드시 고려해야만 한다. 한편, 1잔의 탈지유는 300mg의 칼슘을 함유하고 있는데, 3.3컵을 마실 경우 1,000mg의 칼슘을 제공하는 셈이 된다. 우유를 섭취하지 않거나, 다른 이유로 충분한 칼슘을 섭취하지 못하는 여성들은 반드시 다른 보충제를 섭취해야만 한다. 반면, 청량음료나 설탕, 사탕, 과자 등 당분류는 뼈의 형성을 억제하므로 피해야 한다. 폐경 후 빠른 골소실을 보이는 여성들은 에스트로겐 공급량이 극도로 떨어진다. 에스트로겐은 골소실을 예방하고, 칼슘섭취를 원활히 하며, 뼈에 대한 운동의 효과를 증가시킨다.

골다공증은 폐경기 연령 이후의 건강한 노인여성에 있어 가장 중요한 건강상의 문제이다. 즉, 연령이 높아질수록 여성들은 골다공증과 골절에 대한 유병율이 증가한다. 실제로 에스트로겐처치는 골다공증과 관상동맥질환을 예방할 수 있으나, 첫 5년 동안은 자궁내막의 육종(endometrial carcinoma)을 일으킬 수 있으며, 위험율이 약 6배나 된다. 한편, 장기간 복용시 위험율은 15배로 증가한다. 또한 에스트로겐은 유방암의 위험율도 증가시킨다. 한 예로 10년 혹은 그 이상 에스트로겐 처치를 받은 여성들은 그렇지 않은 여성들에 비해 유방암으로 사망한 경우가 45% 이상이었다고 보고된 바 있다. 그렇기 때문에, 심장질환을 일으킬 위험이 적은 여성들은 에스트로겐투여가 자궁암과 유방암에 미치는 영향과 투여하지 않았을 경우에 골다공증의 심화정도에 미치는 영향 중 어느 것을 택해야 하는지를 전문의에게 문의 할 필요가 있다. 그러나 에스트로겐 치료의 마지막 12일째 프로게스테론을 보충하면, 자궁내막의 증식(endometrial hyperplasia)과 자궁암(uterine cancer)의 위험을 낮출 수 있다고 한다. 한편, 에스트로겐 대체약물인 타목시펜(tamoxifen)과 랄록시펜(raloxifen)은 과거부터 항암제로 쓰여 오고 있는 약물이다. 타목시펜은 골다공증을 예방하고 유방암을 어느 정도 보호할 수 있으나, 심장질환을 예방하진 못한다. 랄록시펜은 골다공증을 예방하고, 유방암의 위험을 감소시킬 수 있으나, 타목시펜과는 달리 심혈관에 대해 긍정적인 영향을 부여한다. 최근에 각광을 받고 있는 알렌드로네이트(alendronate)는 암을 유발시키지 않고 골성장을 촉진시킬 수 있으나, 에스트로겐이나 랄록시펜과 같이 심혈관계에 도움을 주진 못하는 것으로 보고되고 있다. 알렌드로네이트는 골흡수를 억제하고 골변화율을 정상화시키는데, 이때 10mg은 20mg만큼의 효과가 있고, 5mg보다는 훨씬 큰 효과를 제공한다고 한다.

칼슘과 비타민D 보충제는 운동과 병행했을 때 골다공증과 심혈관질환에 위험을 낮출 수 있는 가장 효과적인 방법이다. 일일 1,000mg의 칼슘과 500~800mg의 비타민 D3 투여는 소변으로의 칼슘배출을 증가시키지 않고, 과칼슘혈증(hypercalemia)을 유발시키지 않는다. 더욱이 이 보충제는 노인여성들에게 흔히 나타나는 대퇴골절을 감소시키고, 소량의 코르티코스테로이드로 치료받고 있는 요추질환 환자들의 골미네랄 밀도를 유지시켜 주는 것으로 보고되고 있다.

[표 8-20] 노인을 위한 운동프로그램

항목	운동형태	운동기간			비고
		0~8주	9~24주	25주~1년	
준비운동	선자세의 스트레칭	10분	10분	10분	*중량부하 종목 및 순서 레그프레스/ 숄더-덤벨/ 레그 익스텐션/ 레그컬/ 암컬/ 백익스텐션/ 어브도미널 플랙션/ 토르소
본 운동	고정식 자전거	20분	25분	30분	
	트레드밀 걷기	20분	25분	30분	
	중량부하 운동*	10회×2세트	12회×2세트	15회×2세트	
정리운동	누운자세의 스트레칭	20분	20분	20분	

3) 골다공증 환자를 위한 운동

수많은 인체실험 및 동물실험을 통해 운동이 뼈의 성분과 기계적 성질에 긍정적인 영향을 주는 것으로 보고되고 있다. 그러나 고강도 운동은 골성장을 지연시켜 피로골절을 유발시킬 수도 있다. 부하에 대한 뼈의 내성 능력은 골밀도 및 골조직의 공간분배와 같은 골기질을 반영한다. 이러한 뼈의 장력은 모두 발달될 수 있으며, 부분적으로 매일 행하는 부하운동을 통해 유지된다.

신체활동을 통한 기능적 부하는 인체에 있어 골량에 긍정적인 영향을 미치지만, 과거에는 골생성 자극 정도를 일으키는 운동프로그램의 유형이나, 신체활동을 증가시킨 후 골량이 개선되었다는 연구 등이 제시되지 못하였다. 그러나 최근에는 일부 연구들에 의해 연령, 호르몬 상태, 영양과 운동량에 따라 다양한 결과들이 속출하고 있다. 이와 유사한 일부 연구들에 의하면 운동선수들은 좌입생활자들 보다 골량과 근력이 높으며, 운

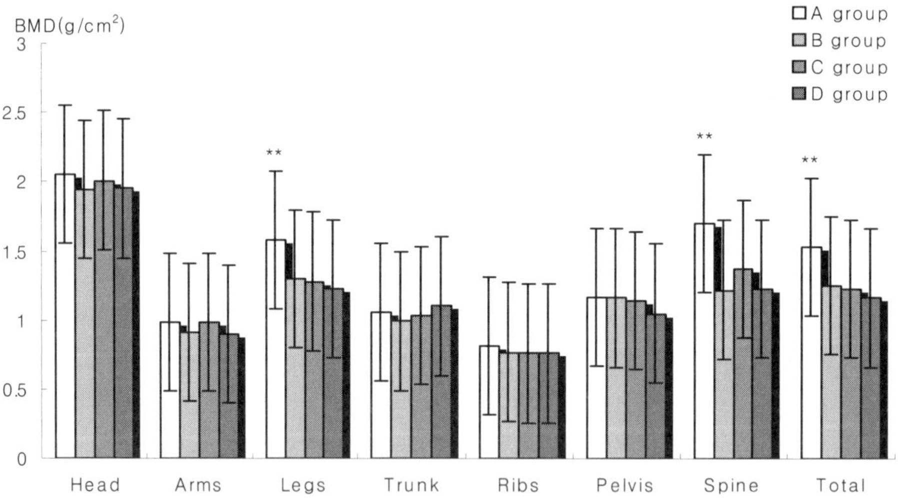

[그림 8-1] 운동프로그램 1년 수행 후 노인남성의 골밀도(BMD)수준의 비교결과
(*: p<.05, **: p<.01)

A group : 운동프로그램에 주당 5일 참여한 집단
B group : 운동프로그램에 주당 2-3일 참여한 집단
C group : 운동프로그램에 주당 1일 참여한 집단
D group : 운동에 불참한 집단

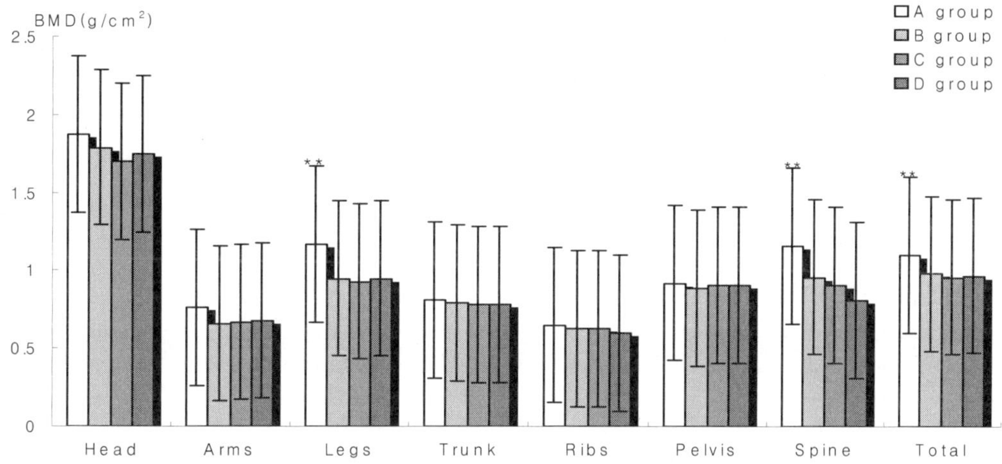

[그림 8-2] 운동프로그램 1년 수행 후 노인남성의 골밀도(BMD)수준의 비교결과 (*: p<.05, **: p<.01)

A group : 운동프로그램에 주당 5일 참여한 집단
B group : 운동프로그램에 주당 2~3일 참여한 집단
C group : 운동프로그램에 주당 1일 참여한 집단
D group : 운동에 불참한 집단

동선수들 중에서도 달리기 선수와 웨이트 리프터들이 수영선수들 보다 강한 뼈를 가지고 있는 것으로 보고되고 있다. 그 이유는 지상에서 수행하는 운동자극이 수중에서 수행하는 것 보다 큰 자극을 부여하기 때문이라고 언급되어 있다.

사실, 골량을 개선시키고, 유지시키기 위해서는 규칙적인 중량부하 운동이 강조되어야 한다. 이것은 모든 연령대 남성과 여성들에게 중요하지만, 특히 운동을 수행해 오고 있지 않던 노인들에게 더욱 강조되어야 한다. 이에 대한 한 연구에 의하면 1년 동안 총 93명(남자 43명, 여자 50명)의 노인들을 대상으로 [표 8-20]에 제시된 운동프로그램에 주당 5일 참여하는 집단(A집단, 남자 14명, 여자 14명), 주당 2~3일 참여하는 집단(B집단, 남자 14명, 여자 17명), 주당 1일 참여하는 집단(C집단, 남자 8명, 여자 13명) 및 운동에 불참하는 집단(D집단, 남자 7명, 여자 6명)으로 분류하여 인체부위별 골밀도 수준을 조사한 결과, 다리의 골밀도 수준이 주당 5일 이상 운동에 참여한 A집단에서 남녀 각각 1.58g/㎠와 1.17g/㎠로 다른 세 집단에 비해 가장 높았으며, 통계적으로 유의한 차이를 나타내었고, 척추의 골밀도 수준 또한 A집단 남녀가 각각 1.7g/㎠와 1.16g/㎠로 세 집단에 비해 가장 높았고, 통계적으로 유의한 차이를 나타내었고 한다[참조 그림 8-1과 8-2].

위와 같은 양상은 Smith 등(1981)이 보고한 규칙적인 운동 후 골밀도 수준이 대조군의 골밀도 수준보다 3.8% 증가되었다는 것과 Drinkwater(1994)가 보고한 50세 이상의 여성 중 규칙적으로 달리는 사람들의 요추 골밀도 수준이 운동에 참여하고 있지 않은 사람의 수준보다 최소 9.2%에서 최대 35%까지 높았다는 보고와 같은 맥락임을 알 수가 있는 것이었다.

한편, 골다공증에 효과가 있는 중량부하 운동 이외에도 현재까지 알려지고 있는 운동종목으로는 걷기, 속보, 수영 및 수중 걷기 등으로 꼽히고 있다. 운동강도는 비교적 낮은 강도나 중등도 강도에서 실시해야 하며, 이 운동강도는 최대 심박수의 40~70% 정도가 된다. 운동시간은 20~30분으로 일주일에 3~5일 실시하는 것이 효과적이다. 특히, 중량부하 운동은 초기에 체중을 이용한 팔굽혀펴기, 윗몸 일으키기, 앉아 일어서기 등을 실시하고 이후 단련에 익숙해지면 본격적인 중량부하 운동을 실시하는 것이 효과적이다. 운동강도는 1RM의

50~70%수준으로 8회 들어 올릴 수 있는 무게를 가지고 2~3세트 실시한다. 이러한 운동량을 2~3개월 동안 1주일에 2회(약 20~40분 소요)를 실시하면 긍정적인 효과가 나타난다는 보고가 있으며, 1RM의 70%수준으로 6개월 동안 1주일에 2회를 실시한 결과 요추와 대퇴골두의 골밀도 수준이 보존되었다는 보고도 있다. 한편, 중량부하 운동은 조심스럽게 수행되어야 하며, 근지구력 등이 아닌 근력발달에 초점을 맞추어야 한다(4).

궁극적으로 골다공증 환자는 [표 8-21]에 제시된 운동 정밀검사를 통해 [표 8-22]에 제시된 관리 프로그램을 수행하는 것이 바람직하며 이는 건강한 삶을 찾게 만들며, 유지시킬 수 있도록 하는 초석이 된다.

[표 8-21] 골다공증 환자를 위한 운동정밀 검사

검사항목		측정항목	권장 중지시점	비고
유산소 파워 능력	▪ 자전거 (5~20watt/분) 램프프로토콜 (10~25 watt/ 3분 단계) ▪ 트레드밀 (1~2METs/ 단계)	▪ 12리드 심전도 ▪ 심박수(HR) ▪ METs	▪ 심증의 부정맥 출현 ▪ >2㎜ ST분절 하강/상승 ▪ 허혈성 역치 ▪ ST변화를 동반한 T파 역위 ▪ HR과 METs는 운동프로그램 작성시 유용함.	▪ 골다공증 환자들은 대부분 CAD의 위험성이 높음.
		▪ 혈압(BP)	▪ SBP／DBP 260/115㎜Hg 초과	▪ 고혈압이 있는가를 판단하는데 유용함.
		▪ 사각인지도(RPE)	▪ 자진하여 검사를 중지하려한 시점	▪ HR 측정이 곤란한 환자에게 유용함.
근기능	▪ 웨이트 머신	▪ 1RM ▪ 3RM(허약한 환자)		▪ 운동강도 설정시 유용함. ▪ 폐경기 노인 여성의 근력감소는 골다공증과 관련성이 깊음.
신경근	▪ 보행 분석 ▪ 평형성			▪ 증상이 심한 환자들에게 적용.
기능적 능력	▪ 6분 걷기 ▪ 보행속도 ▪ 앉았다 일어서기	▪ 거리 ▪ 속도 ▪ 팔을 이용하지 않고 일어설 수 있는 수행정도의 파악		▪ 앉았다 일어서기 검사는 근력 평가로서 유용한 정보를 제공하며, 특히 고관절 주변 근육과 인대의 상태를 추정하게 함.
약물요법	▪ 이뇨제, 항고혈압제, 항협심증제, 항부정맥제, 심리안정제, 인슐린 및 항응혈제 등의 약물투여 여부 조사.			
고려사항	▪ 신경근과 기능적 수행능력 검사는 임상에서 경험이 많은 처방사에 의해 이루어져야 함. ▪ 정형적 고려사항 : 극심한 후만증 환자는 무게중심에 변화가 생겨 보행과 평형성에도 영향을 끼침. ▪ 폐기능적 고려사항 : 극심한 후만증은 흉강 구조에 영향을 주며, 호흡근에 영향을 미칠 수 있음. ▪ 신경감각적 고려사항 : 극심한 후만증은 트레드밀 걷기 등을 수행하지 못하도록 할 수도 있음. ▪ 근육의 문제 : 복합 척추 골절로 만성의 요통을 호소하는 환자들은 요부신전근의 허약함이 관찰된다. ▪ 심리적 문제 : 낙상에 대한 불안감은 검사를 미연에 중지하게 만들므로 자전거로 검사하는 것이 바람직함.			

[표 8-22] 골다공증 환자를 위한 관리 프로그램

운동형태		목표	운동강도/빈도/시간	운동기간
유산소 운동	▪ 자전거 타기 ▪ 걷기 ▪ 수영	▪ 일률의 증가와 유지	▪ HR peak의 40~70% ▪ METs의 40~70% ▪ 주당 3~5일 ▪ 20~30분/ 1회 운동	▪ 2~3개월
근력 운동	▪ 덤벨 ▪ 웨이트 머쉰 ▪ 마루 미용체조	▪ 팔, 어깨, 다리, 둔부의 근력 증가 ▪ 고관절 굴곡/신전근, 요부 신전근의 발달을 강조	▪ 1RM의 50% 또는 3RM의 70% ▪ 8회 × 2~3세트회 반복(점차 10~12회로 증가) ▪ 주당 2일 × 20~40분	▪ 2~3개월
유연성 운동	▪ 스트레칭 ▪ 의자 체조	▪ ROM의 증가와 유지 ▪ 특히, 가슴근육 강조	▪ 주당 5~7일	
기능적 운동	▪ 일상생활에서 활동 형태 응용과 증가	▪ 일상생활 활동 증가		
고려사항	▪ 유산소 파워 능력 : 모든 형태의 운동시 앞으로 굴곡되는 자세를 최소화하도록 해야 한다. ▪ 시간계획 : 골질량의 장기적인 보존효과를 위해서는 적어도 9~12개월이 요구된다. ▪ 정형적 문제 : 극심한 후만증 환자는 고정식 자전거나 독립적으로 걷는 것에 제한을 받는다. 또한 척추를 구부린 자세를 오랫동안 유지하는 동작은 척추골절의 위험을 배가시킨다. ▪ 심장의 문제 : 대부분의 골다공증 환자들은 나이가 50세 이상임으로, CAD를 보유하고 있을 소지가 높다. 따라서 처방사들은 심근의 허혈증세 등의 변화를 면밀히 관찰할 필요가 있다. ▪ 근육의 문제 : 척추골절을 당한 환자들은 요부 신전근육의 근력이 약해서 일어난 경우가 흔하므로 요부 신전 근육을 강화시키기 위해서는 낮은 강도로 천천히 수행할 것을 권고해야 한다. ▪ 심리적 문제 : 안전한 환경을 제공함으로써 불안감과 실질적인 낙상을 방지할 수 있도록 강구해야 한다.				

참고문헌

원광희, 고용곤, 김효정 (2003). *운동처방과 운동프로그래밍.* 서울: 도서출판 21세기 교육사. 27-28.

지용석 (2006). 생리학을 바탕으로 한 '*임상운동처방 기전*'. 서울: 도서출판 21세기 교육사.

지용석 (2005). 재활운동이 퇴행성 슬관절염 환자의 통증 정도, 골밀도 수준 및 하지 근기능에 미치는 영향. *대한스포츠의학회지, 23(1),* 152-160.

지용석 (2001). 노인의 주당 운동참여에 따른 인체부위별 골밀도 분석. *대한노인병학회지, 5(2),* 185-195.

Aro, A. et al. (1986). Lipoprotein lipid levels as indicators of the severity of angiographically assessed coronary artery disease. *Atherosclerosis, 62,* 219-275.

Bloomfield, S.A. (1991). Osteoporosis: In *American college of sports medicine's Exercise managements for persons with chronic disease and disability.* Human Kinetics. 161-166.

Buckley, L.M. (1996). Calcium and vitamin D3 supplementation prevents bone loss in the spine secondary to low-dose corticosteroids in patients with rheumatoid arthritis. *Ann Intern Med, 125,* 961-968.

Drinkwater, B.L. (1994). Physical activity, fitness, and osteoporosis. In *Physical Activity, Fitness, and Health.* edited by Bouchard et al. Champaign. IL: Human Kinetic.

Durstine, J.L. (1995). Exercise and optimization of the lipid profile. In Current therapy in sports medicine, Torg, J. S. & Shehard, R. J. 3rd Eds, 668-76. Mosby.

Fletcher, G.F. (1990). Exercise standards: a statement for health professionals from the

American Heart Association. *Circulation, 82*: 2282.

Franklin, B.A. (1991). Coronary artery bypass grafting and angioplasty: In *American college of sports medicine's Exercise managements for persons with chronic disease and disability.* Human Kinetics. 26-31.

Frayniarz, K. and Mahler, D.A. (1990). Writing an exercise prescription for patients with COPD. *J Respir Dis, 11,* 638-644.

Friedman, D. (1991). Angina and silent ischemia: In *American college of sports medicine's Exercise managements for persons with chronic disease and disability.* Human Kinetics. 32-36.

Goldberg, L. and Elliot, D.L. (1994). *Exercise for prevention and treatment of illness.* F. A. Davis. 228-238.

Gordon, D.J. and Rifkind, B.M. (1989). High-density lipoprotein: The clinical implications of recent studies. *N Engl J Med, 321,* 1311-1316.

Gordon, N.F. (1991). Hypertension: In *American college of sports medicine's Exercise managements for persons with chronic disease and disability.* Human Kinetics. 59-63.

Gormley, J. and Hussey, J. (2005). *'exercise therapy'* prevention and treatment of disease. Blackwell Publishing. 118-131.

Hagberg, J.M. (1990). Exercise, fitness and hypertension: in *Exercise, Fitness, and Health.* Bouchard, C., Shepard, R. J., and Sutton, J. R., et al., Human Kinetics, Champaign.

Higuchi, M.T. (1992). Plasma lipoprotein and apolipoprotein profiles in aged Japanese athletes. *Med Sports Sci, 37,* 126-36.

Leutholtz, B.C. and Ripoll, I. (1999). *Exercise and disease management.* CRC Press.

Shephard, R.J. (1993). Aging respiratory function and exercise. *J Aging Physical Activity,* 1 (1), 59-83.

Smith, E.L., Reddan, W., and Smith, P.E. (1981). Physical activity and calcium codalities for bone mineral increase in aged women. *Med Sci Sports Exerc, 13,* 60-64.

Taylor, A., Bell, J., and Lough, F. (2002). Cardiac rehabilitation. In *Phsiotherapy for Respiratory and Cardiac Problems* (Pryor, J.A. and Prasad, S.M. eds), 3rd edn. Churchill Livingstone, Edinburgh.

Thompson, C.E., Thompson, T.R., Albers, J.J., and Decedue, C.J. (1985). Response of HDL cholesterol, apoprotein A-Ⅰ, and LCAT to exercise withdrawal. *Atherosclerosis and Thrombosis,* 54, 65-73.

Wood, P.D. et al. (1983). Increased exercise level and plasma lipoprotein concentrations: A one-year randomized, controlled study in sedentary middle-aged men. *Metabolism,* 32, 31-39.

National Asthma Education Program Expert Panel Report(NAEPEPR)(1992). *Guidelines for the diagnosis and management of asthma.* U.S. Department of Health and Human Services. Public Health Service. National Institutes of Health Publication.

단원문제

1. 운동학적 측면에서 질환이 생기는 원인으로 적절하게 설명한 것은?

(가) 운동부족으로 인한 저산소증 (나) 운동부족으로 인한 체중증량
(다) 운동과잉으로 인한 골관절염 (라) 운동과잉으로 인한 피로감

2. 당뇨병의 I, II유형별 원인으로 알맞게 짝지어 진 것은?

(가) 췌장의 파괴, 인슐린 저항성 증가 (나) 바이러스 감염, 인슐린 저항성 감소
(다) 인슐린 민감도 증가, 췌장의 파괴 (라) 극심한 스트레스, 바이러스 감염

3. 식후 2시간 이후에 당뇨병의 진단기준으로 알맞은 것은?

(가) 126mg/dℓ 이상 (나) 200mg/dℓ 이상 (다) 140mg/dℓ 이상 (라) 250mg/dℓ 이상

4. 당뇨병 환자를 위한 운동의 강도/빈도/시간으로 적절한 것은?

(가) 최고산소섭취량의 40~70%/ 주당 2~3일/ 일일 30~60분
(나) 최고산소섭취량의 50~80%/ 주당 4~7일/ 일일 20~60분
(다) 최고산소섭취량의 50~70%/ 주당 2~3일/ 일일 30~60분
(라) 최고산소섭취량의 50~70%/ 주당 4~7일/ 일일 20~60분

5. 고지혈증은 총콜레스테롤과 중성지방이 각각 어느 정도 이상일 경우로 정의하는가?

(가) 220, 250mg/dℓ 이상 (나) 201, 250mg/dℓ 이상
(다) 220, 200mg/dℓ 이상 (라) 201, 200mg/dℓ 이상

6. 고지혈증 환자를 위한 운동의 강도/빈도/시간으로 적절한 것은?

(가) 자각인지도의 11~13/ 주당 3~5일/ 일일 15~40분
(나) 자각인지도의 11~16/ 주당 5~7일/ 일일 40~60분
(다) 자각인지도의 11~16/ 주당 5~7일/ 일일 15~40분
(라) 자각인지도의 11~13/ 주당 3~5일/ 일일 40~60분

7. 고혈압으로 인한 대표적인 합병증에 속하지 않는 것은?

(가) 심혈관질환 (나) 하지정맥류 (다) 뇌혈관질환 (라) 신장질환

8. 고혈압 환자를 위한 운동의 강도/빈도/시간으로 적절한 것은?

(가) 자각인지도의 11~13/ 주당 3~7일/ 일일 30~60분
(나) 자각인지도의 11~16/ 주당 5~7일/ 일일 40~60분
(다) 자각인지도의 11~16/ 주당 5~7일/ 일일 30~60분
(라) 자각인지도의 11~13/ 주당 3~7일/ 일일 40~60분

9. 관상동맥질환자를 위한 약물치료의 목적으로 적절한 것은?

(가) 심근산소소비량의 증가와 허혈이 있는 심근층까지의 혈류량 증가
(나) 심근산소소비량의 감소와 허혈이 있는 심근층까지의 혈류량 감소
(다) 심근산소소비량의 증가와 허혈이 있는 심근층까지의 혈류량 감소
(라) 심근산소소비량의 감소와 허혈이 있는 심근층까지의 혈류량 증가

10. 관상동맥우회로술을 받은 환자의 운동 강도/빈도/시간으로 적절한 것은?

(가) 자각인지도의 11~13/ 주당 3~7일/ 일일 30~60분
(나) 자각인지도의 12~14/ 주당 5~7일/ 일일 20~60뷰
(다) 자각인지도의 11~16/ 주당 5~7일/ 일일 30~60분
(라) 자각인지도의 12~14/ 주당 3~7일/ 일일 20~60분

11. 천식환자에게서 중량부하 운동을 금기하지 <u>않아도 되는</u> 조건은?

(가) 울혈성 심부전증이 동반된 경우
(나) 조절되지 않는 부정맥이 있는 경우
(다) 심각한 판막질환을 가지고 있는 경우
(라) 유산소성 능력이 5MET 이상인 경우

12. 골다공증 환자의 골절 예방을 위한 조건으로 적절하지 <u>않은</u> 것은?

(가) 골의 영양분 증가
(나) 낙상 후의 신속한 치료
(다) 골주변의 제지방량 증가
(라) 골의 구조적 성질의 증가

13. 골다공증 환자를 위한 근력운동의 강도/시간/빈도로 적절한 것은?

(가) 1RM의 50%/ 8회*2~3세트/ 주당 2일
(나) 1RM의 80%/ 5회*2~3세트/ 주당 5일
(다) 1RM의 50%/ 8회*4~5세트/ 주당 2일
(라) 1RM의 80%/ 5회*2~3세트/ 주당 3일

정답 **1.** (가) **2.** (가) **3.** (나) **4.** (라) **5.** (나) **6.** (다) **7.** (나) **8.** (가) **9.** (라) **10.** (라) **11.** (라) **12.** (나) **13.** (가)

제09장 운동과 비만

단원목표

- 비만에 대한 정의를 내릴 수 있다.
- 비만을 측정하는 종류에 대하여 간략히 설명할 수 있다.
- 비만의 특성과 원인에 대하여 설명할 수 있다.
- 비만과 심리문제에 대하여 설명할 수 있다.
- 노년기의 비만에 대하여 설명할 수 있다.
- 비만관리를 위한 처치방법에 대하여 설명할 수 있다.

1. 비만의 정의

비만(obesity)이란 인체조직에서 섭취된 음식물 에너지가 소모된 에너지를 초과했을 때 일어나는 질환으로 정의한다. 비만은 모든 만성 퇴행성질환의 원인이라 불리 정도로 심각한 질환이며, 판정기준은 체지방량이 남자의 경우 자기 체중의 25%, 여자의 경우 30%를 초과했을 때를 말하고, 신체질량지수(BMI)로 측정한 경우에는 남녀 구분 없이 30kg/m²을 초과했을 때를 비만이라고 한다. 그러나 신체질량지수에 따른 정상범위(18.5~24.9kg/m²)의 기준은 연령에 따라 영향을 받으므로 [표 9-1]을 참조하는 것이 좋다.

[표 9-1] 연령에 따른 신체질량 지수의 정상범위

연령(세)	신체질량 지수(kg/m²)
19~24	19~24
25~34	20~25
35~44	21~26
45~54	22~27
55~64	23~28
65≤	24~29

2. 비만의 측정과 평가

비만을 측정하고 평가하기 위한 방법은 여러 가지가 있으며, 이 측정방법을 '신체구성 검사'라고도 부른다. 신체구성 검사에는 생체전기임피던스(bio-electrical impedance analysis, BIA) 측정, 신체질량지수(body mass index, BMI) 측정법, 요둔위비(waist/ hip ratio, WIIR) 측정법, 피부두겹집기(skinfolder, SF) 측정법, 골스캔(bone scan, BS) 및 컴퓨터단층촬영(computer tomograph, CT)으로 비만도를 측정 및 평가할 수 있다. 구체적인 내용은 아래와 같다.

1) 생체전기임피던스 측정법

생체전기임피던스(BIA) 측정법은 인체를 구성하고 있는 근육, 지방, 수분 등의 비율을 조사하고, 개인별 기초대사량과 이상체중 등을 분석해 줄 수 있는 용이한 장비이다. 이 생체전기임피던스는 생체전기저항 분석법이라고도 하며, 인체에 무해한 고주파수(500~800KHz)를 전도시켜 지방조직과 비지방조직의 전기저항 차이를 이용하는 방법으로 지방량을 추적할 수 있다. 이 측정기기는 편이성과 안전성이 높아 미국 FAD의 공식적인 인정을 받고 있다. 그러나 이 분석법은 약 3%의 오차가 있고, 비만자는 과소 측정되는 반면 세장형 대상자는 과대 측정되는 경향을 보일 수도 있다. 따라서 측정 대상의 성별과 연령을 감안한 후 측정 오차를 최소화하기 위해서 다음과 같은 사항을 준수하는 것이 바람직하다.

[표 9-2] 생체전기임피던스 측정시 오차를 줄이기 위한 방법

- 검사 4시간 전 음식물 섭취를 금한다.
- 검사 48시간 전 금주를 한다.
- 검사 12시간 전 운동을 하지 않는다.
- 검사 7일 전부터 이뇨제 복용을 금한다.
- 검사 30분전에는 반드시 배뇨를 하도록 한다.

2) 신체질량지수 측정법

신체질량지수(BMI)는 [표 9-3]에서 보이는 바와 같이 킬로그램 단위의 체중(body mass)을 미터 단위의 신장의 제곱 값으로 나눈 것을 말하며, 전 세계적으로 가장 신뢰도 있는 측정법으로 인식되고 있다.

[표 9-3] 신체질량지수의 산출 방법

- Body mass ÷ (Height × Height)
- Unit : kg/㎡
- 미국 등에서는 체중을 'Body weight'로 표기할 경우 그 단위를 파운드(lbs)로 인식함.

그러나 이 측정법은 성별, 연령별로 차이가 있으므로 다소 주의를 요한다. 한편, 신체질량지수는 일반인의 경우에는 비만도를 예측하는데 이용하지만, 운동선수들의 경우는 신체가 가볍거나, 중간 정도, 또는 무거운가를 구분하는데 이용하기도 한다. [표 9-4]에서는 측정에 따른 그 평가의 범주를 제시하였으며, 30kg/㎡이상의 비만환자들에게 적용되어야 하는 치료방법도 함께 제시하였다.

3) 요둔위비 측정법

요둔위비 측정(WHR)은 복부의 비만정도를 결정하는 것으로 간단하지만, 신뢰도가 높다. 측정부위는 남녀 공통으로 요부의 경우 배꼽을 중심으로, 둔부의 경우 엉덩이에서 가장 볼록한 부위를 찾아 좌측 혹은 우측의 대퇴부위에서 측정을 한다. [표 9-5]에 제시된 것처럼 대략적인 성인 남자의 정상범위는 0.95이하이며, 성인 여자의 경우는 0.85이하이다. 이 방법은 만성질환에 길릴 위험율을 추정하는 데에도 이용되고 있다.

4) 피부두겹집기 측정법

피부두겹집기(SF)는 남녀 각각 특정한 부위의 피부를 잡아 피하의 지방량을 추정하는 것으로 산출식에 대입하여 체지방량을 얻어내는 방법을 말한다[그림 9-1, 9-2]. 한편, 체중에서 체지방의 무게를 뺀 수치가 제지방량이다. 제지방량은 근육, 뼈, 인체의 기관들 그리고 인체 수분 등을 포함한다. 사실, 인체의 지방은 체내에서 반드시 존재해야 하는 물질로 지방이 과다하면 경기

[표 9-4] 신체질량지수의 범주

BMI(kg/㎡)	범 주	치료 방법
〈 18.5	저체중	전문의 상담+식이증량+운동요법(중량부하운동)
18.5~24.9	정상	-
25.0~29.9	과체중	식이감량+운동요법
≥ 30.0	비만	
30.0~34.9	1도 비만	식이감량+운동치료
35.0~39.9	2도 비만	식이감량+운동치료+약물치료(전문의 상담)
≥ 40.0	3도(병적)비만	식이감량+운동치료+약물치료+수술(전문의 상담)

[표 9-5] 요둔위비에 의한 만성질환 위험율 평가표

	연령	만성질환 위험율			
		낮음	보통	높음	매우 높음
남자	20~29세	0.83 ⇩	0.83~0.88	0.89~0.94	0.94 ⇧
	30~39세	0.84 ⇩	0.84~0.91	0.92~0.96	0.96 ⇧
	40~49세	0.88 ⇩	0.88~0.95	0.96~1.00	1.00 ⇧
	50~59세	0.90 ⇩	0.90~0.96	0.97~1.02	1.02 ⇧
	60~69세	0.91 ⇩	0.91~0.98	0.99~1.03	1.03 ⇧
여자	20~29세	0.71 ⇩	0.71~0.77	0.78~0.82	0.82 ⇧
	30~39세	0.72 ⇩	0.72~0.78	0.79~0.84	0.84 ⇧
	40~49세	0.73 ⇩	0.73~0.79	0.80~0.87	0.87 ⇧
	50~59세	0.74 ⇩	0.74~0.81	0.82~0.88	0.88 ⇧
	60~69세	0.75 ⇩	0.76~0.83	0.84~0.90	0.90 ⇧

력이 저하되거나 성인병 등이 유발될 수 있지만, 너무 적을 경우(젊은 남자의 경우 5~7%, 여자는 11~13% 이하)에는 여러 가지 건강상에 악영향을 미친다. 다시 말해, 적정량의 지방량을 유지하는 것이 매우 중요한

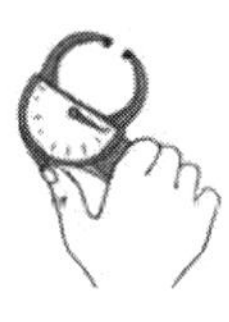

caliper

※ 검사요령

- 피험자의 듣는 쪽으로 쓰는 부위에서 측정한다.
- 엄지와 검지로 피부를 집는다.
- Caliper로 피부의 두께를 측정한다. 단위는 mm 이다.
- 3회 측정하여 중간 값을 얻을 때까지 실시한다.
- 이 때 오차가 2㎜ 이하 인가를 확인한다.

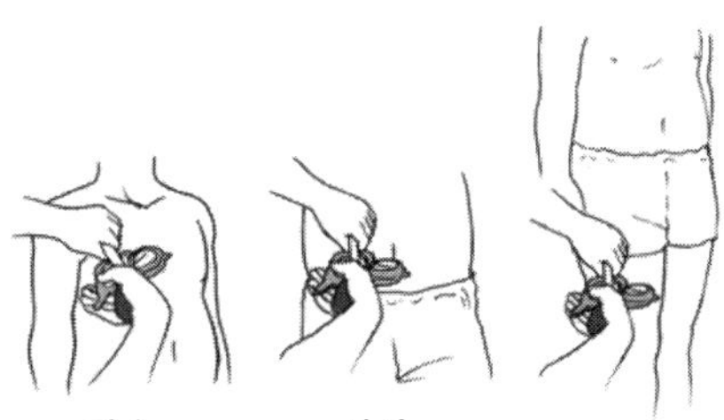

[그림 9-1] 남자의 체지방 측정부위

※ 검시부위와 측정

- 가슴 : 액와선과 젖꼭지 사이의 약 1/2지점을 집는다.
- 복부 : 배꼽에서 2㎝ 떨어진 곳을 수직으로 잡는다.
- 허벅지 : 무릎과 대퇴 사이의 중간을 수직으로 집는다.

※ 산출 공식

- 신체밀도(body density, BD) = {1.10938-0.0008267(×3부위 합)}+{0.0000016(×3부위 합)×2} -0.0002574(×연령)
- 체지방율(fat %) = (457÷BD)-414.2

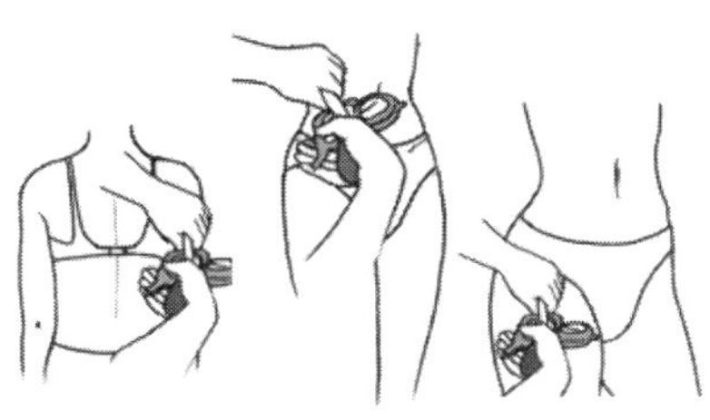

[그림 9-2] 여자의 체지방 측정부위

※ 검사부위와 측정

- 삼두근 : 어깨와 팔꿈치의 중간 지점을 수직으로 집는다.
- 상장골 : 상장골의 윗부분을 대각선 방향으로 집는다.
- 허벅지 : 무릎과 대퇴 사이의 중간을 수직으로 집는다.

※ 산출 공식

- 신체밀도(body density, BD) = {1.099421- 0.0009929(×3부위 합)}+{0.0000023(×3부위 합) ×2} -0.0001392(×연령)
- 체지방율(fat %) = (495÷BD)-450

일이다. 현재까지 알려진 적정한 양의 체지방량은 남자의 경우 10~20%이며, 여자의 경우는 18~25%이다. 피부두겹집기로 측정한 체지방량의 값이 남자의 경우 21~25%이면 과체중으로, 25%이상이면 비만으로 판정하는 반면, 여자의 경우는 25~30%이면 과체중이고, 30%이상이면 비만으로 판정한다(2).

5) 골스캔 측정법

골스캔(BS)은 [그림 9-3]에서 보이는 바와 같이 원래 골밀도와 그 관련변인(칼슘량, 골미네랄 함량 등)을 측정하도록 개발된 장비이지만, 신체구성 성분이 정확히 산출된다. 이 장비의 특징은 정확도와 민감도가 대체적으로 높으며, 검사 시간이 짧고, 방사선 노출이 적은 Dual Energy X-ray Absorptiometry에 의한 DPX-L(Dual energy X-ray bone densitometer)을 이용한다는 점이다. 이선에 골밀도를 측정하던 부분별 스캔과는 달리 전신스캔(whole body scan)을 실시하여 환자들의 전체 부위별 골밀도 수준과 신체구성 등을 출력할 수 있다.

6) 컴퓨터 단층촬영 측정법

컴퓨터 단층촬영(CT)은 인체의 내부 구조를 보기 위한 장비로 X-ray가 단순한 골조직만을 나타내는 단점을 보완하여 만들어졌다. 이 검사 기법은 체내의 구조나 조직 상태를 화상으로 비치는 기능을 갖추었으며, 체내의 여러 조직을 수직 혹은 수평으로 분열할 수 있는 장점이 있다. 물론, 최근에는 이 장비보다 영상이 뛰어난 MRI나 PET가 사용 중에 있으나, 단순히 신체구성

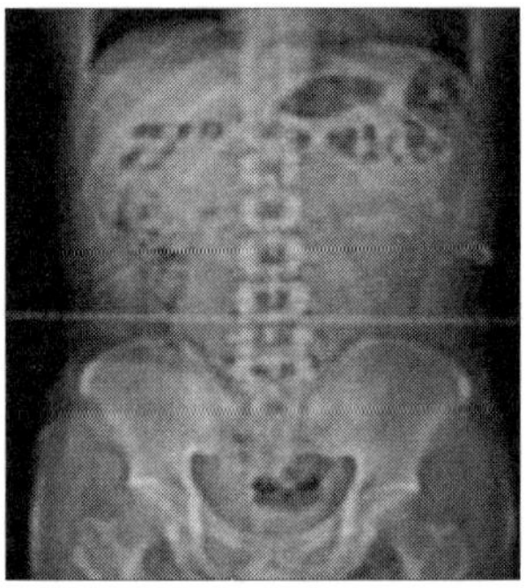

[그림 9-4] 복부 CT의 기준점

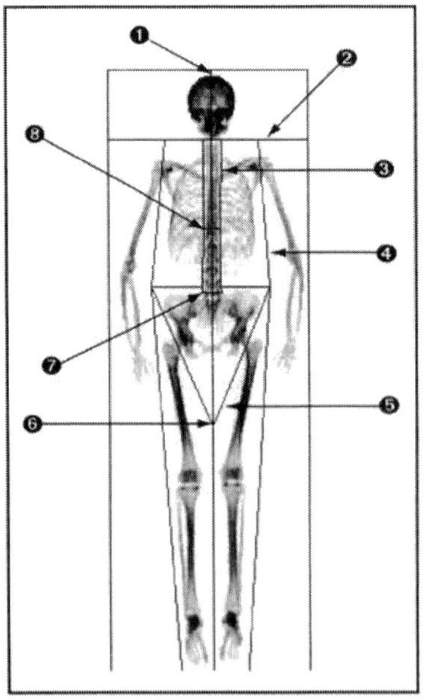

❶ Center : 중심
❷ Neck : 경추
❸ Ribs : 늑골
❹ Arms : 상지
❺ Pelvis : 골반
❻ Pelvis Tip
❼ Lumbar : 척추
❽ Dorsal : 등 부위

[그림 9-3] 골스캔의 측정 부위

을 분석하기에는 경제적 부담이 크므로, CT의 사용을 권장한다. 특히, CT는 복부 비만을 정확히 판독하기 위하여 BMI가 30kg/㎡ 이상인 환자들에게 권장한다.

복부 CT는 [그림 9-4]에서 보이는 바와 같이 일반적으로 내장지방과 피하지방의 면적을 고려하는 검사로, 검사부위는 요추 4~5번(배꼽)을 중심으로 횡단으로 절단을 한다. 내장지방과 피하지방의 면적은 커서를 이용하여 지정해야 하고 그 경감범위는 약 -190에서 -30 Hounsfield 단위가량이 적절하다. 복부 CT를 촬영한 결과의 예는 [그림 9-5]와 같다.

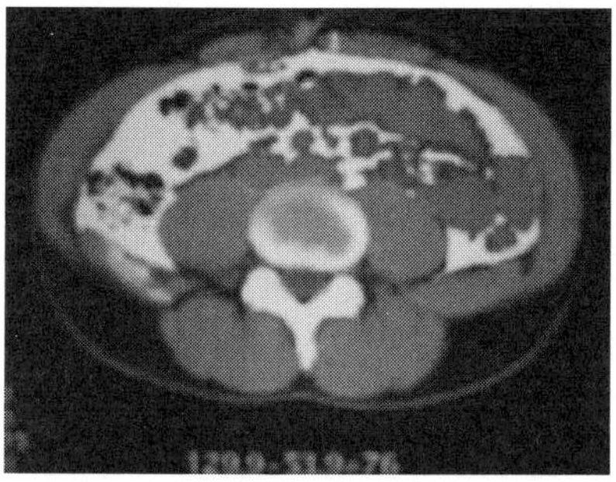

내장지방이 많은 환자

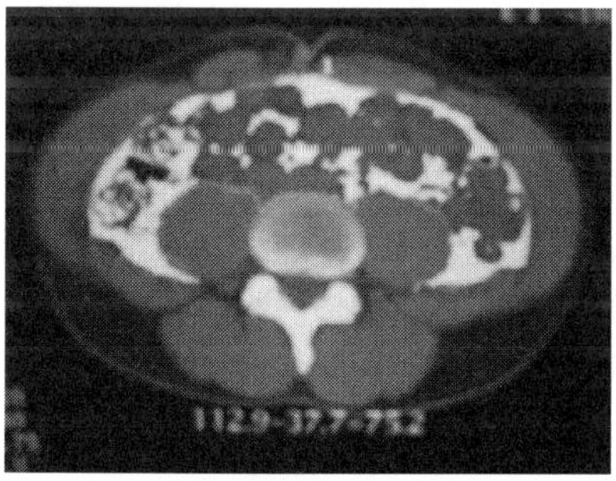

내장지방이 적은 환자

[그림 9-5] 복부 CT 검사의 결과

3. 비만의 특성과 원인

비만환자의 체지방량 분포는 성별에 따라 다르다. 그 이유는 여성호르몬(프로게스테론과 에스트로겐)과 기타 인체부위에서 생성되는 지단백질 분해효소의 조절과 그 효과가 남녀별로 상이하기 때문이다. 이러한 맥락에서 호르몬 구성비가 각각 다른 남성과 여성의 지방분포도는 많은 차이를 보인다. 즉, 체중 증가가 일어나면 여성의 경우는 체지방이 주로 허벅지와 엉덩이에 축적되어 '서양배형(pear type) 비만'이 되고, 남성의 경우는 주로 복부에 지방이 축적되어 '사과형(apple type) 비만'이 된다. 현재까지 많은 연구자들은 사과형 비만이 대사적 질환을 초래하기 쉬우며, 이로 인해 당뇨병, 고혈압, 뇌졸중, 관상동맥질환에 노출될 위험이 크다고 한다.

[표 9-6] 비만의 원인과 문제

- 선천적인 유전(genetic) : 부모에 의한 가족력
- 후천적인 영양과다와 운동부족(hypoactivity)
- 의학적 내분비계(endocrine) 문제 : 시상하부와 내분비 조절문제
- 대사적(metabolic) 문제 : 갑상선기능증가로 인한 기초대사량의 저하
- 문화적(cultural) 문제 : 과잉 식습관 문화/서구의 고칼로리 식품 선호 문화
- 인종적(racial) 문제 : 흑인의 경우 비만 인구가 더 많음
- 사회 · 경제학적(socioeconomic)원인 : 저중산층 일수록 고칼로리 식품 선호
- 계절변화(seasonal changes) : 겨울철 활동부족과 영양과잉 섭취
- 심리적(psychological) 문제 : 우울증 혹은 성격적 Type B형(느긋한 성격)

비만의 원인들은 부모에 의해 영향을 받을 수 있는 선천적인 유전요인과 영양과다나 운동부족에 의한 후천적인 요인이 대표적이며, 그 외에도 시상하부와 내분비 조절에 이상 및 비정상적인 갑상선 기능 등과 같은 의학적 문제를 들 수 있다. 이와 같은 원인들 이외에도 문화적, 인종적, 사회 · 경제학적, 계절적 요인에 의해 영향을 받기 쉬우며, 개인의 심리적인 요인에 의해서도 영향을 받을 수 있다[표 9-6]. 사실, 비만의 원인은 위와 같이 다양하며 어느 것이 더 중요하다고 말할 수는 없으나, 최근 몇몇 연구들에 의하면 유전에 의한 영향이 무엇보다 중요하다고 강조하고 있다. 즉, Appel (1997) 및 Leutholtz와 Ripoll(1999)은 540명의 비만환자들을 대상으로 생물학적 신체질량 지수를 조사한 결과, 비만의 발병 원인은 기타의 환경적인 요소들보다도 유전적 요소들과 더욱 깊은 관련성이 있는 것으로 보고하고 있다.

4. 비만과 유전자

비만 발생의 유전적 특성은 에너지 소비량과 식이섭취 및 지방대사 등에 영향을 미치는 유전자와 염색체 이상을 중심으로 약 200여 가지 이상의 요인이 제시되고 있다. 이러한 변이의 주된 유전자로는 렙틴, 렙틴수용체, 베타-3 아드레날린 수용체, Neuropeptide Y, Uncoupling protein(UCP), Pro-opiomelanocortin (POMC), Tubby like protein(TULPs), Peroxisome proliferator activated receptor(PPAR)이다. 이중 베타-3 아드레날린린 수용체는 지방조직에 분포하는 세포에서 발현되며, Trp/Trp, Trp/Arg, Arg/Arg의 3가지 다형성을 보인다. 여기서 Arg 대립인자를 가질 경우 정상인에 비해 요둔위비(WHR)와 체지방량이 높은 것으로 조사되고 있다. 즉, Arg/Arg와 Trp/Arg는 Trp/Trp에 비해 비만에 걸릴 확률이 높기 때문에, Arg 대립인자를 가진 뚱뚱한 부모가 아이를 출산한 경우에는 아기의 베타-3 아드레날린 수용체 유전자를 검사하여 어려서 부터 이 유전자가 발현되지 않도록 생활습관과 규칙적인 운동 등을 미연에 실시하도록 하는 것이 바람직하다.

5. 비만과 심리문제

최근 많은 여성들은 몸매가 점차 뚱뚱해짐에 따라 여성적 아름다움의 관점을 '마른 상태'라고 생각하여 열심히 살을 빼고 있다. 그러나 실제로 현 사회의 미인들과 패션모델들은 심각할 정도로 정상보다 말라있다. 이처럼 미(美)에 대한 양분화된 관념들 때문에 자신이 어떻게 보이는 가를 매우 중시 여기게 되었으며, 간혹 심리적 문제를 나타내는 경우도 발생하게 되었다. 이러한 사실은 비만환자들에게 있어 그 외형보다는 내적인 문제가 매우 중요하지만, 문화적 편견과 환자들에 대한 선입견 때문에 심리적 문제는 다소 뒷전으로 밀려나 있는 듯하다. 심리적인 문제로 인해 비만을 야기 시킬 수 있는 두 가지 정신의학적 상태는 대식증(bulimia)*과 우울증(depression)이다. 구체적으로 심한 우울증은 대개 체중감소와 관련이 있으나, 경증 우울증은 계절적인 요인이 영향을 미치는 것으로 조사되고 있다. 다시 말해, 경증 우울증 환자들은 가을과 겨울철 동안에 폭식을 취함으로써 체중 증가 등의 현상을 보인다고 한다.

현재까지 비만과 우울증 발병에 대한 병리학적 원인은 분명하지 않으나, 세로토닌(serotonine)*을 포함한 신경전달물질과 관계가 있는 것으로 보고되고 있다. 약물은 우울증을 치료하거나, 세로토닌을 활성화 내지 억제하기 위해 사용되며 식욕을 떨어트려 제중감소 등을 유도하는데 사용된다. 이 약물들 중 아미트립틸린(amitriptiline), 클로르프로마진(chlorpromazine), 리튬(lithium)은 세로토닌에 의한 신경전달 활동을 억제시켜 식욕을 증가시키므로 체중증가를 일으키는 반면, 플루옥세틴(fluoxetine), 펜플루라민(fenfluramine)과 덱스펜플루라민(dexfenfluramine)은 세로토닌에 의한 신경전달 활동을 증가시켜 식욕을 억제하고 체중을 감소시킨다[표 9-7]. 한편, 심리적 우울증과 탄수화물 탐식증 간의 관련성에 대한 일부 연구에 의하면 우울증을 동반한 비만환자들이 탄수화물 섭취를 자주 하게 되는 이유는 탄수화물을 다량으로 섭취하게 되면 억제된 세로토닌이 활성화되어 불쾌감 등이 사라지고, 포만감과 행복

[표 9-7] 항우울제와 체중과의 관련성

- 세로토닌 억제제 : 아미트립틸린, 클로르프로마진, 리튬 ⇨ 세로토닌 ⬇ ⇨ 식욕 ⬆ ⇨ 체중 ⬆
- 세로토닌 활성제 : 플루옥세틴, 펜플루라민, 덱스펜플루라민 ⇨ 세로토닌 ⬆ ⇨ 식욕 ⬇ ⇨ 체중 ⬇

* **Bulimia :** 대식증, 병적기아 상태. 여성에게 자주 일어나며 사춘기나 성인 초기에 발병하는 정신적 장애로 복통, 수면, 자발성 구토가 일어날 때까지 대식(大食)을 계속하며, 자발적으로 멈추지 못하다는 두려움과 대식 후에 오는 자기비난, 우울증 등을 특징으로 한다. 신경성 식요부진과는 달리 극심한 체중감소는 없다.

* **Serotonin :** 혈관 수축제. 사람에서 혈소판이 유리되고 장관점막, 송과체, 중추 신경계를 포함한 많은 조직 내에서 고농도로 존재함. 위액분비 억제, 평활근 자극과 같은 생리학적 성질을 지니며 중추성 신경전달물질로서 역할을 한다.

감을 되찾게 되는데 있다고 보고하고 있다.

6. 노년기의 비만

1) 비만도의 측정

노인이 되면 누구나 한두 가지 이상의 퇴행성질환이 생긴다고 하여도 과언이 아닐 것이다. 그러나 다행히도 노인의 만성질환들은 운동을 통해 예방이나 개선이 가능하고, 실제로 일상생활에서도 많은 도움을 준다. 그러나 운동에 대한 긍정적인 효과를 얻기 위해서는 이미 노년기에 접어든 시점에서 보다는 조금이라도 젊었을 때 노력하는 것이 매우 중요하다. 이러한 사실은 '세살 버릇 여든까지 간다'와 유사해 보이는데, 이 비유의 뜻은 인체 대부분의 환경은 태어난 직후부터 성장이 최고점에 이르는 시점까지 그 틀이 다져진다는 것과 일맥상통한다고 생각할 수 있다.

비만은 앞서 설명한 퇴행성질환을 가중시키는 가장 큰 원인이 되며, 인체 내부 환경을 파괴시켜 당뇨병, 고혈압, 심장질환 및 담낭질환 등의 합병증을 일으키고, 수명단축을 가중시키는 무서운 질병인 것이다. 이와 같은 '노인성 비만'을 측정하기 위해 많은 연구가 이루어져 오고 있으나, 신체질량지수로 노인을 측정할 경우에는 대부분의 지표를 수정해야 한다[표 9-8].

[표 9-8] 노인의 신체질량지수

구 분	남자	여자
정상	24~27kg/㎡	23~26kg/㎡
과체중	28~31kg/㎡	27~32kg/㎡
비만	≥32kg/㎡	≥33kg/㎡

그 이유는 노인이 되면 신장이 줄어들어 신장과 체중을 이용한 신체질량지수의 신뢰도는 떨어지게 되며, 이외에도 피부의 두께를 측정하여 비만도를 고려하는 피부두겹집기법 또한 피부의 노화로 인한 늘어짐 때문에 비만도 평가에 문제가 초래된다. 그러나 다행히도 최근 개발된 생체임피던스 방법과 CT 및 Dexa에 의한 골스캔 등은 신뢰도가 높고, 측정이 용이하며, 지방량 뿐만 아니라 제지방량 등도 정량적으로 측정해 주기 때문에 많은 병의원에서 사용하고 있다.

2) 노년기의 비만관리

현재까지 수많은 노력에도 불구하고 노년기의 비만환자들은 계속해서 증가하고 있다. 주원인은 편안해진 생활양식을 비롯하여 서구화된 식생활과 운동부족이 가장 큰 문제점들로 대두되고 있다. 이러한 사실은 역으로 해석하면 하나의 관리방안을 도출해 낼 수 있다. 즉, 편안해진 생활을 활동적으로, 서구화된 식생활을 동양적으로, 운동부족(hypokinetic)을 운동충만(hyperkinetic)으로 변화시킨다면, 비만의 해소는 물론 퇴행성질환에 걸릴 확률도 낮출 수 있을 것이다. 이를 위한 두 가지 방법이 있다.

(1) 식이요법

적절한 식이감량을 해야 한다. 이에 대해 대부분의 노인들은 체중을 감량하기 위하여 밥을 굶거나, 칼로리량을 줄이는 것이 지방량을 감소시킨다고 생각할 수 있다. 그러나 무차별한 식이감량은 체내에서 너무나 중요한 제지방량을 함께 소모시킬 뿐만 아니라 탈수(수분이 체내에서 20%이상 감소되면 사망)를 유발시킴으로써 인체에 해로운 영향을 미친다.

그러므로 노년기 여성의 경우는 일일 1,200㎉, 남성의 경우는 1,500㎉를 반드시 섭취해야 하며, 그 구성비율을 탄수화물 50%, 지방 30%, 단백질 20%로 맞출 수 있도록 해야 한다. 예를 들어, 비율구성 상 노인남성의 경우 일일 탄수화물 섭취는 750㎉(밥 한 공기는 300㎉)로 밥 2공기 반이 되고, 지방은 450㎉, 단백질은 300㎉가 된다.

(2) 행동 및 운동요법

생활양식을 바쁘고 활기차게 변화시키고 규칙적인 운동을 통해 지방을 연소시켜야 한다. 이를 위해서는 힘든 운동보다는 지치지 않고 오랫동안 지속할 수 있는

[표 9-9] 노인 비만 환자를 위한 일일 운동프로그램

	종목	시간	반복	단위칼로리	주당	칼로리	운동의 목적/장점
준비 운동	유연체조	10분	10초 2세트	40㎉	× 5일	200㎉	· 자세균형/유연성 · 조정력 향상
유산소 운동	속보	40분	1회	200㎉	× 5일	1,000㎉	· 심폐기능 발달 · 지방량 감소
	걷기	10분	식후 3회	70㎉	× 7일	490㎉	· 생활습관 교정 · 지방량 연소
정리 운동	스트레칭	10분	15초간	50㎉	× 5일	250㎉	· 피로회복 · 잠재적 질환예방
						총 1,940㎉	

저 · 중강도의 운동이 비만해소에 효과적이다. 왜냐 하면, 운동시 에너지로 쓰이는 영양소는 대표적으로 탄수화물과 지방인데, 그 중 탄수화물은 100~400m 달리기와 같이 산소가 한정된 조건에서 주로 이용되는 반면, 지방은 안정시 처럼 가벼운 운동시에 동원되기 때문에 시간을 두고 천천히 오래도록 실시할 수 있는 운동을 해야 지방량 소모에 더욱 효과적인 것이다. 뿐만 아니라 노인들을 위한 저 · 중강도 운동은 고강도 운동에 비해 상해의 위험을 절반으로 줄일 수 있다.

한편, 자신의 신체질량 지수가 32~33kg/㎡를 초과하고 있는 노인들의 경우는 식전에 운동을 하는 것이 식욕을 떨어트릴 뿐만 아니라 음식에 대한 욕구를 감소시키기 때문에 보다 효과적이다. 권장되는 운동의 형태는 걷기와 속보가 가장 좋고, 겨울철에는 전문시설이나 가정에서 고정식자전거 타기 등을 수행하는 것도 좋다. 운동의 강도는 자신의 최대능력의 50~70%로, 시간은 40~60분가량, 일주일에 5일 이상 하는 것이 지방량 감소에 효과적이다.

궁극적으로 노년기에 있어 지방량의 감소는 1달에 1kg 감량이 바람직하며, 이 양은 7,700㎉에 해당하는 양이다. 따라서 주당 5일을 운동하고자 할 경우에는 하루에 380㎉를 소모시켜야 한다(380㎉×5일×4주≒7,700). 일반적인 비만 노인을 위한 운동프로그램은 [표 9-9]와 같고 이를 실행할 경우에는 약 4주(7,700㎉÷1940㎉=3.9)만에 1kg의 지방량을 감소시킬 수 있다.

7. 비만의 관리

비만 치료를 위한 운동은 체지방량의 감소와 제지방

[표 9-10] 30분간의 신체활동과 운동에 따른 칼로리 소비량(7)

활동형태	소비칼로리	활동형태	소비칼로리	활동형태	소비칼로리
등산	250	펜싱	300	앉아있기/ 글쓰기	50
배드민턴	200	미식축구	300	서있기/ 쉬운활동	80
야구	160	골프(using cart)	120	스키(급경사)	350
농구	300	골프(carrying clubs)	200	크로스칸츄리	300
8.8kph로 자전거타기	150	핸드볼	330	축구	300
10.2kph로 자전거타기	200	하이킹	180	소프트볼	150
17.2kph로 자전거타기	310	승마	200	수영(자유형)	180
볼링/ 댄스	150	라켓볼	300	3.2kph로 걷기	120
6.4kph로 카누타기	220	8.8kph로 달리기	375	6.4kph로 걷기	220
테니스(단식)	270	10.2kph로 달리기	500	8.0kph로 걷기	270

량의 증가를 권장하고 있다. 비만환자의 지방감량을 토대로 한 체중감소를 위해 식이요법과 운동요법을 병행하는 것이 단독으로 운동만 행할 때 보다 효과적이다. 그러나 목표한 체중에 도달한 후 운동을 하지 않고, 음식물을 그대로 섭취하게 될 경우에는 체중이 증가되므로, 운동을 하지 않을 경우에는 음식물의 섭취량을 줄여야 한다.

비만환자를 위한 운동의 형태는 걷기, 속보, 고정식 자전거 타기, 수영 등과 같이 15분 이상 지속적으로 실시할 수 있는 운동이 적합하며, 관절에 부담을 주거나 상해의 우려가 있는 동작은 피하는 것이 좋다. 운동의 강도는 최고산소섭취량(peak $\dot{V}O_2$)의 50~70%로 설정하여 40~60분가량 실시하고 일주일에 5일 이상 실시하는 것이 지방감량에 효과적이다.

궁극적으로 젊은 성인의 경우 지방량의 감소는 1주일에 500g 감량이 바람직하며, 이 양은 3500㎉에 해당하는 양이다. 따라서 주당 7일 운동할 경우에는 하루에 500㎉ 소모가 적당하다. 비만에 대해서는 총소비 칼로리가 많은 운동을 실시하는 것이 가장 중요한 점이다. 이것은 단시간 내에 피로해지는 강한 운동보다도 장시간 지속할 수 있는 비교적 가벼운 운동이 좋다는 것을 의미한다. 예를 들어, [표 9-10]에서 8.0kph로 걷기를 30분간 실시하게 되면 일반 사람들은 피로감을 많이 느끼면서 270㎉를 소비하는 반면, 6.4kph로 속보를 60분간 실시하면 피로감도 적고 440㎉를 소비할 수 있어, 지방감량 측면에서 '저강도 장시간 운동'이 매우 효과적인 것이다.

참고문헌

김기진, 신윤정 (2004). 베타-3 아드레날린 수용체 유전자의 Trp64Arg 다형성과 비만발생에 관한 고찰. *코칭능력개발지, 6(3)*:65-75.

지용석 (2006). 생리학을 바탕으로 한 '*임상운동처방 기전*'. 서울: 도서출판 21세기 교육사.

Appel, L.J.A. (1997). Clinical of the effects of dietary patterns on blood pressure. *New Engl J Med,* 336, 1117-1124.

Bray, G.A. (1989). Exercise and obesity, in *Exercise, Fitness and Health:* A Consensus of Current Knowledge, Bouchard, C., Shepard, R., and Stephens, T, et al., Eds., Human Kinetics, Champaign.

Chagnon, Y.C., Rankinen, T., Snyder, E.E., Weisnagel, S.J., Perusse, L., and Bouchard, C. (2003). The human obesity gene map: The 2002 update. *Obes Res, 11*:313-367.

Corbin, C.B. (1994). *Concepts of physical fitness and wellness with laboratories.* Brown & Benchmark Publishers.

Goldberg, L. and Elliot, D.L. (1994). *Exercise for prevention and treatment of illness.* F. A. Davis. 228-238.

Lampman, R.M. and Schteingart, D.E. (1989). Moderate and exercise obesity: in *Exercise and Modern Medicine* (Franklin, B.A., Gordon, S., and Timmis, G.C., eds.). Williams & Wilkins.

Leutholtz, B.C. and Ripoll, I. (1999). *Exercise and disease management.* CRC Press.

Wallace, J.P. (1991). Obesity: In *American college of sports medicine's exercise managements for persons with chronic disease and disability.* Human Kinetics. 106-111.

단원문제

1. 비만에 대한 판정기준은 남녀 각각 체지방량이 얼마나 초과했을 때를 말하는가?

(가) 25%, 30% (나) 30%, 30%
(다) 25%, 25% (라) 25%, 40%

2. 비만을 측정하는 종류에 해당하지 않는 것은?

(가) 생체전기임피던스 (나) 신체질량지수
(다) 골스캔 (라) 운동부하검사

3. 남녀별 비만환자는 체지방량이 축적되는 부위가 다소 다른데, 그 이유로 알맞은 것은?

(가) 남성호르몬의 생성정도 (나) 중성지방 분해효소의 생성정도
(다) 여성호르몬과 지단백질 분해효소의 생성정도 (라) 차이가 없다

4. 비만의 원인으로 적절하지 않은 것은?

(가) 선천적인 유전 (나) 영양과다 (다) 운동과다 (라) 내분비계 문제

5. 비만 유전자에 해당하지 않는 것은?

(가) 렙틴수용체 (나) 베타-3 아드레날린수용체
(다) 안지오텐신전환효소 유전자 (라) PPAR

6. 비만을 일으킬 수 있는 정신의학적 상태로 알맞은 것은?

(가) 대식증 (나) 정신분열 (다) 심리적 불안 (라) 우울증

7. 노년기의 식이감량을 위한 최저 칼로리 수준은 남녀 각각 어느 정도이어야 하는가?

(가) 1200, 1300㎉ (나) 1500, 1200㎉
(다) 1500, 1300㎉ (라) 1600, 1500㎉

8. 초기 비만 관리를 위한 운동형태로 적절하지 않은 것은?

(가) 걷기 (나) 속보 (다) 수영 (라) 등반

9. 비만 관리를 위한 운동강도는 최고산소섭취량의 어느 정도로 설정되어야 하는가?

(가) 50~70%　　(나) 60~90%　　(다) 40~90%　　(라) 50~90%

10. 비만 관리를 위한 운동시간은 일일 어느 정도로 수행되어야 하는가?

(가) 10~20분　　(나) 20~30분　　(다) 30~40분　　(라) 40~60분

정답 **1.** (가) **2.** (라) **3.** (다) **4.** (다) **5.** (다) **6.** (가)(라) **7.** (나) **8.** (라) **9.** (가) **10.** (라)

제10장 스트레스, 피로 및 정신건강

단원목표

- 스트레스의 개념과 인체의 생리학적인 기전 및 영향에 관한 이해
- 스트레스의 원인에 대한 기술
- 스트레스의 반응에 대한 이해
- 스트레스와 건강의 관련성의 서술
- 스트레스의 올바른 대처방법의 이해
- 스트레스의 처치방법의 기술
- 스트레스와 성격의 유형
- 피로의 종류와 원인에 대한 기술
- 피로의 단계와 증상에 대한 서술
- 피로 회복의 방법에 대한 서술
- 정신건강과 운동에 대한 이해 –정신함양, 기분전환, 불안극복, 우울증, 자긍심 등을 비롯한 여러 가지 운동의 정신심리적인 효과에 대한 서술과 이해

1. 스트레스와 운동

스트레스는 개개인의 삶에 심각한 영향을 미친다. 이러한 스트레스는 인간 삶의 질적 향상에 기여할 수 있는 촉진제가 될 수 있는 반면에 건강유지 및 증진에 해가 될 수도 있다.

1) 스트레스란

삶이란 정신적 상태의 조화와 복리에 부정적인 영향을 미치는 많은 환경으로 얽매이게 된다.

이러한 상황은 자연적인 재난 혹은 많은 부정적인 영향으로 작용을 하며, 이러한 몸과 마음의 조화가 무너지게 된다면 흔히 말하는 스트레스에 노출이 된다. 특히 우리의 몸과 마음이 만들어진 어떤 요구에 당신의 몸과 마음이 반응하는 방식으로써 새롭고, 위협적이고 혹은 흥분되는 상황에 대한 생체의 반응이다.

Hans Seyle은 스트레스는 좋은 긍정적인 스트레스인 유-스트레스(eustress) 와 부정적인 좋지 않은 스트레스인 디-스트레스(distress)로 이어지는 스트레스로 분류를 하였다. 스트레스의 요인은 물리적, 정신적, 환경적 사건이나 조건을 말한다. 스트레스

> **스트레스가 심한 경우 감기에 노출이 잘된다?**
> 스트레스가 심한 사람은 많은 양의 코티졸(cortosol)이라고 하는 호르몬의 분비가 일어난다. 이러한 코티졸은 면역반응 억제를 유발한다. 이것은 스트레스가 심한 사람이 감기에 잘 걸린다는 것을 실험적으로 설명을 할 수 있게 한다. 또한 많은 과학자들은 스트레스의 수준이 높은 사람일수록 암의 발생 확률이 높다고 주장한다. 따라서 스트레스는 감기뿐만이 아니라 만병의 근원이 될 수가 있다.

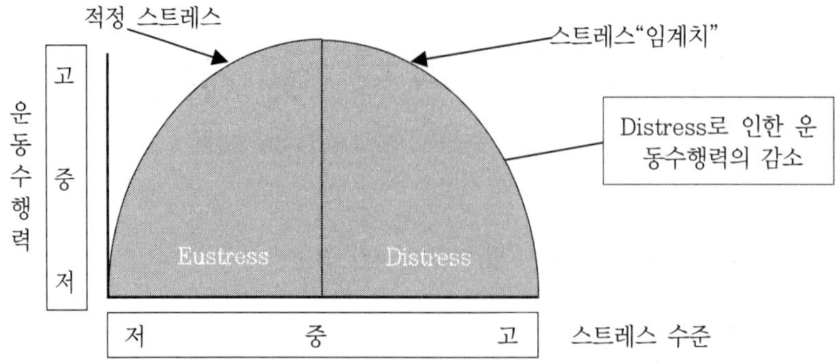

[그림 10-1] 스트레스와 운동수행력간의 관계

반응은 정신적. 물리적 성취의 수준을 증가 또는 강화 할 수가 있다. 이러한 반응은 역 U 이론에서 잘 보여준다.

이러한 스트레스의 반응의 기전 및 생리적인 결과는 [그림 10-2]와 같다.

2) 스트레스의 원인과 경고

대부분의 스트레스 환경은 세 가지 범주 중의 하나에 속하게 된다. 여기에는 위험과 손실, 위협, 극복을 포함한다. 과도한 스트레스의 징후는 아래와 같다

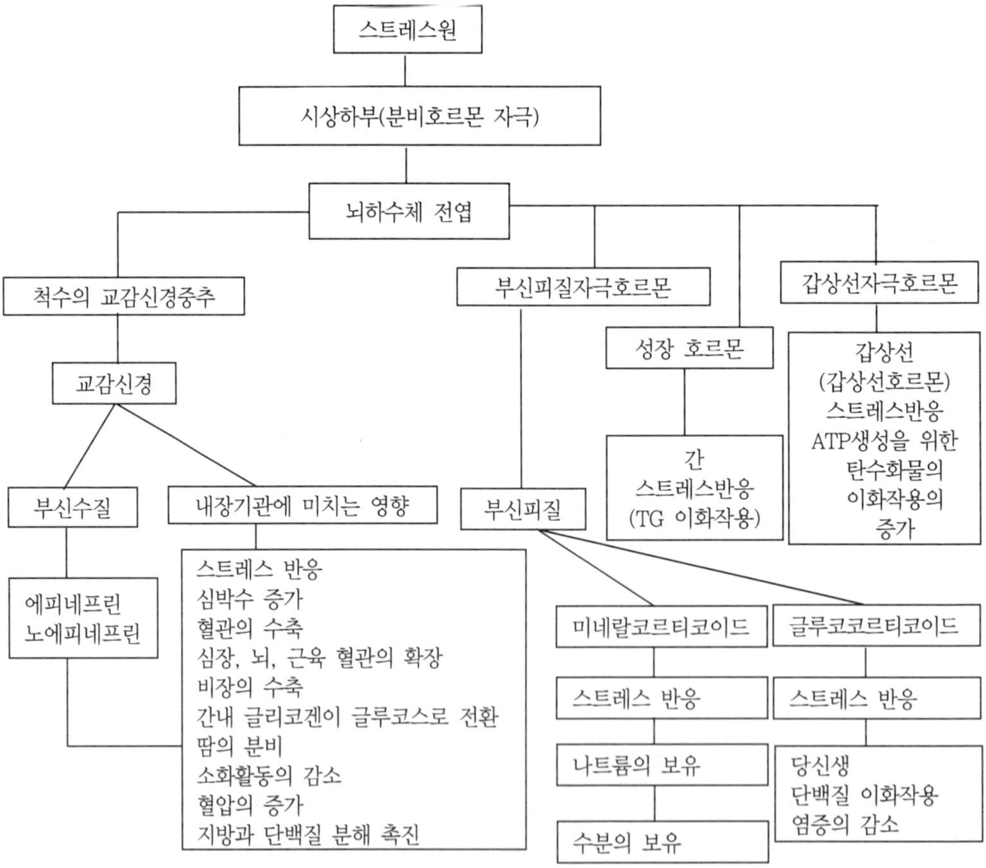

[그림 10-2]스트레스의 반응의 기전 및 생리적인 결과

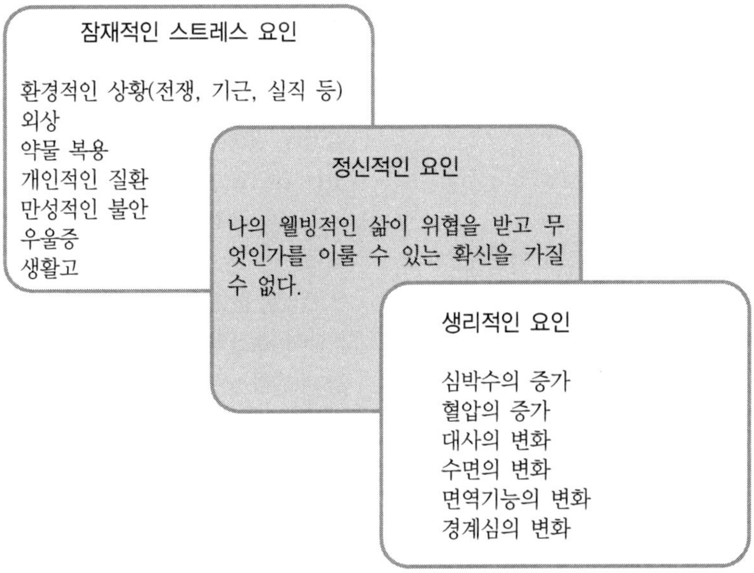

[그림 10-3] 스트레스의 요인

- 만성적 피로, 편두통, 발한, 허리통증, 불면증, 병리적인 허약, 현기증, 변비, 설사
- 불완전한 성취, 집중력 저하
- 감기, 독감, 질병에 대한 걱정
- 우울증, 조급함, 근심, 냉담
- 과음, 지나친 금전적 지출

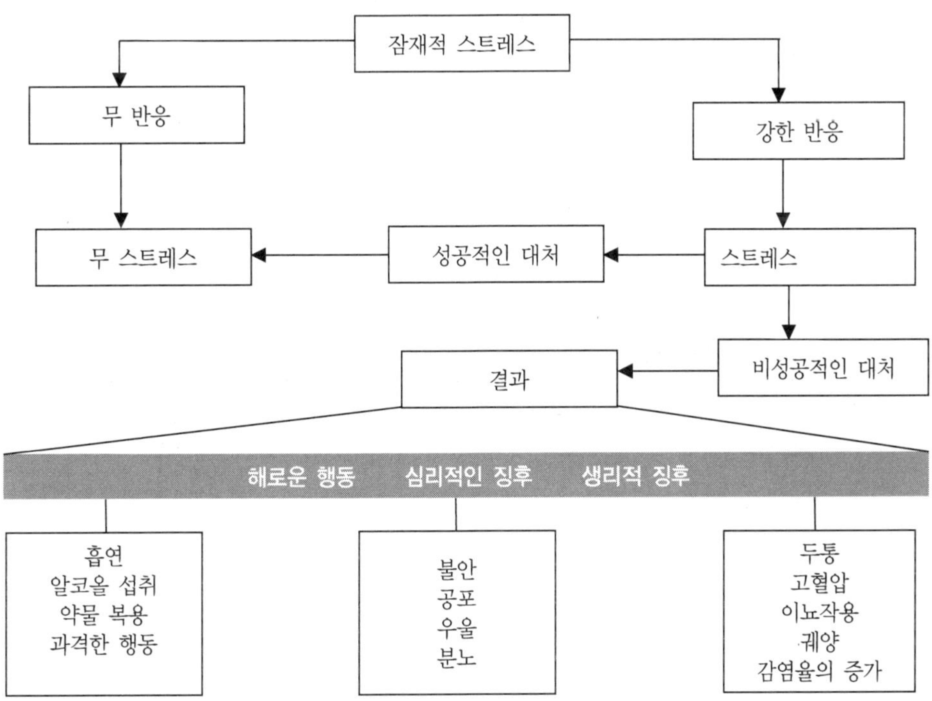

[그림 10-4] 스트레스의 반응과 징후

- 사고 유발

스트레스는 잠재적 요인, 정신적 요인과 생리학적인 요인으로써 구분이 된다.

3) 스트레스의 반응

스트레스에서 신경계는 뇌의 인지로써 대뇌변연계라 하는데 감정, 기억, 학습 연계, 시상, 시상하부를 위한 신경의 중추를 포함한다. 스트레스가 인식이 되면 시상하부는 뇌하수체에 호르몬 메시지를 보낸다. 시상하부는 내분비계에 있는 중요한 다른 선들과 도피반사 반응(fight or flight reaction)으로 반응하기 위해 연료를 공급하는 Cortisol이 되는 가장 중요한 추가적인 호르몬을 분비하는 것을 돕는다. 이때 심장 수축시의 혈압은 Aldosterone의 존재로 인해 15~20mmHg에 이를 수가 있다. 또한 시상하부는 에피네프린과 노르에피네프린을 분비시키기 위하여 메시지를 전달한다.

4) 스트레스가 건강에 미치는 영향

최근의 연구에서 신경이 흉선과 비장을 직접적으로 시상하부에 연결하며 백혈구 세포는 하나의 신경세포로부터 다른 세포로 메시지를 전달하는 같은 종류의 화학물질에 직접적으로 반응을 한다. 즉 면역체계는 생리학적으로 감정에 반응하는 뇌의 한부분에 직접적으로 관계가 있으며 적어도 부분적인 조절을 한다. 그리하여 감정과 질병, 심지어 죽음 사이에는 직접적인 연결이 있는 것으로 본다.

긴장에 의해 스트레스를 많이 받게 되면 복통, 설사, 고혈압 등 증세가 나타난다.

이러한 스트레스는 외부의 환경에 의해서 생리적인 반응과 정신적인 반응을 동반하여 불편한 심리적 상태를 유발하는 것으로써 이러한 스트레스를 일이키는 요인들을 스트레스 인자 혹은 요인(stressor)이라고 흔히들 말한다. 이러한 스트레스는 상해와 같은 물리적인 신체 요인 혹은 사람간의 사회생활을 통하여 발생하는 정서적인 부정적 스트레스를 말한다.

스트레스는 정서적인 건강과 신체적 건강에 영향을 미치는 것으로 특히 만성적인 스트레스는 혈압의 상승, 호르몬의 불균형, 질병에 대한 저항력의 약화, 식이 장애, 및 정서적인 질환을 초래하게 된다.

스트레스는 많은 요인에 의해서 발생을 하지만 일상생활에서 특히 많이 발생한다. 이러한 스트레스가 건강에 미치는 영향을 그림으로 표현하면 [그림 10-5]와 같다.

스트레스의 대처-휴식 방법 깊고 길게 숨을 쉰다.

묵상, 심상, 생체자기제어, 음악 및 웃음을 통하여 스

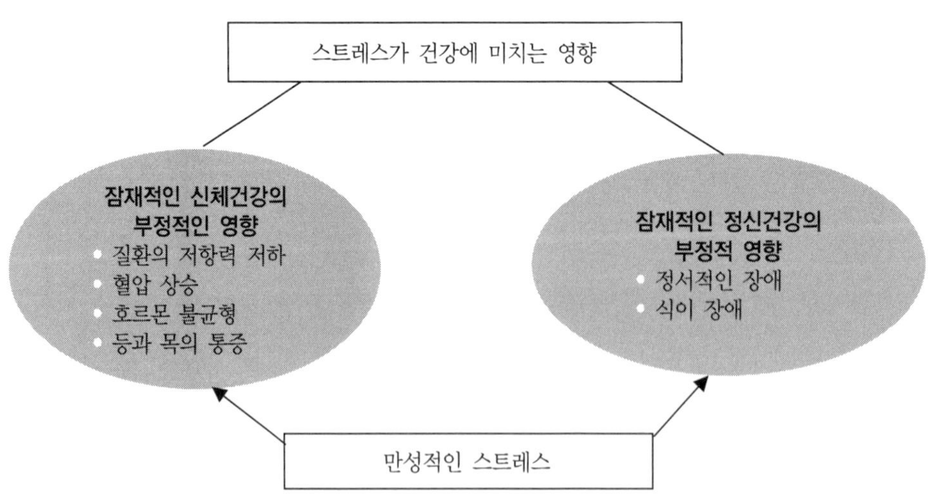

[그림 10-5] 만성적 스트레스의 반응과 영향

트레스에 대처를 하지만 일반적으로 점진적인 근육 이완 기법을 이용하여 대처를 많이 한다.

① 흐린 불빛 아래의 조용한 장소에서 바닥에 등을 대고 누워라 신발을 벗고 발에 힘을 빼고 바깥쪽으로 돌려라. 팔은 몸 옆에 그리고 손바닥은 천정을 향해라.
② 점진적으로 몸쪽으로 운동을 옮겨라. 천천히 근육을 긴장시켰다가 풀었다가 하는 것을 계속 해라. 쥐가 나거나 아픔이 생기면 중단해라.
③ 얼굴: 눈을 움직이고, 코를 찡그리고, 인상을 펴라. 그리고 난후 편안히 해라. 입을 크게 벌리고 혀를 내밀어 봐라. 이를 악물어라. 그리고 편안히 해라.
④ 목: 고개를 옷에 볼이 닿을 때까지 구부린 후 펴라.
⑤ 머리: 오른쪽 귀가 오른쪽 어깨에 닿도록 기울여라. 그리고 왼쪽 귀는 왼쪽 어깨에 닿도록 해라. 긴장을 다시 풀고 머리를 가슴에 묻어라.
⑥ 어깨: 어깨를 귀까지 으쓱여 봐라. 어깨를 귀에서 아래로 내려라. 바닥을 어깨로 세게 눌러라. 한 번에 한쪽씩 해라. 이제 편안히 해라.
⑦ 손과 팔: 손은 꽉 쥐어 주먹을 만들어 봐라. 손바닥을 다시 펴라. 왼쪽팔을 반복해라. 바닥에 팔을 펴서 놓고 주먹을 쥐었다가 펴라.
⑧ 등: 어깨를 함께 죄어서 날개 짓을 하도록 해라. 편안히 해라. 등밑 부분을 바닥에 눌러라. 편안히 해라.
⑨ 배: 복부 근육을 당겨라. 편안히 해라.
⑩ 엉덩이: 엉덩이 근육을 수축시킨다. 편안히 해라.
⑪ 넓적다리: 넓적다리 근육을 수축해라. 다시 편다.
⑫ 종아리 근육: 양쪽 발을 앞뒤로 구부렸다 폈다 한다.
⑬ 발가락: 오른쪽부터 발가락을 아래로 구부린다. 다시 편다.
⑭ 당신의 몸의 전체가 이완되도록 긴장을 풀어라.

5) 스트레스 해소를 위한 운동

스트레스란 자신이 처한 상황이 자기 능력 이상의 것을 요구하거나 자신의 행복을 위협하는 것으로 평가할 때 느껴지는 모든 감정을 말합니다. 특히 급격한 변화의 시대를 살고 있는 현대인들은 각박하고 치열한 생존경쟁의 틈바구니에서 항상 강한 스트레스를 느끼면서 살고 있다. 이러한 스트레스의 해소를 위해서는 이완기법과 운동 등이 포함이 될 수가 있는데 먼저 이완기법으로는 명상, 자율훈련, 생체 피드백 훈련, 하타 요가, 복식호흡, 마사지 등을 들 수가 있겠다. 여기에서는 자율훈렵법과 복식호흡을 간단히 소개하면 아래와 같다.

자율훈련은 눕거나 앉은 자세에서 자세를 변화시킴으로서 신체의 어떤 특정 부위의 근육 긴장을 제거할 수 있다. 시간은 10~40분 정도, 일일 1~6회를 실시를 하면 충분히 익숙해 질 것이다.

(1) 자율훈련의 6단계

① 팔과 다리의 중량감을 느껴라(잘 듣는 쪽부터 실시)
② 팔과 다리의 온기를 느껴라(잘 듣는 쪽부터 실시)
③ 심장과 가슴에 온감과 중량감을 느껴라.
④ 호흡 리듬이 규칙적이라고 느껴라.
⑤ 복부 부위의 온감을 느껴라.
⑥ 이마가 서늘함을 느껴라.

(2) 복식호흡의 방법

① 흡기를 통하여 충분히 산소를 들여 마시고 충분히 내쉬어라.
② 아주 서서히 흡기 후 공기를 복부에 넣어라. 이때 가슴의 움직임은 최소화하여라.
③ 천천히 숨을 내쉬고 위에서 바람을 천천히 제거하라.
④ 위의 동작을 반복해라. 흡기 후 호기를 통하여 공기를 제거하라.
⑤ 호기시에 인체의 긴장이 풀어진다.

스트레스 해소를 위한 방법으로의 운동은 중등도 강도를 유지하는 유산소성 운동을 권장하고 있다.

빠르게 걷기, 조깅, 자전거 타기, 수영, 가벼운 등산 등의 규칙적인 유산소 운동을 실시하는 것은 과도한 심리적 스트레스로 인한 나쁜 반응을 개선시켜 주는 완충 역할을 담당하며, 스트레스를 받은 후에도 정상으로 회복되는 시간을 단축시켜 준다.

이러한 운동의 효과도 단기간의 운동보다도 장기간 실시하는 운동이 훨씬 큰 스트레스 개선 효과가 있으며 스트레스를 받는 동안보다는 스트레스를 받은 후 회복 시에 더 큰 효과를 보이는 것으로 알려져 있다.

또, 규칙적인 유산소 운동은 높은 강도의 스트레스를 견디는데 뿐만 아니라, 낮은 강도의 스트레스를 견디는 경우에도 높은 효과를 발휘한다. 따라서 스트레스에 민감한 사람은 경쟁을 하지 않는 것을 전제로 하여 등산, 조깅, 수영 등과 같은 유산소성 운동 중에서 하나를 선택하여 규칙적으로 실행할 것을 권장하고 있다.

적어도 일주일에 3번 정도로 60~90%의 강도에서 20분 이상 1시간 이내에 걸친 운동을 실시하는 것이 다양한 정서요인과 스트레스 해소에 긍정적인 효과를 가져다 준다.

그러나 너무 과도하고 경쟁적인 만성적 운동은 오히려 피로감과 불안 및 우울증, 스트레스 과다를 초래할 수도 있으므로 이 점에 유념하여 운동을 실시하는 것이 바람직하다.

6) 성격의 유형

프리드만과 로우즈만이라는 두 치료사는 성격, 심장 동맥 질환과 스트레스에 대해서 심층적으로 기록하였다. 이들 연구가들은 A유형과 B유형으로 스트레스와 관련된 성격 유형을 기술하였다. 대부분의 사람들은 완전히 한쪽 유형이 아니고 두 유형사이 어딘가와 맞는 성격 유형을 갖고 있다.

A유형은 시간관념이 성급하고 참을성이 없고 경쟁적이며 공격적이고 상태가 불안정하고 휴식을 즐기지 못하는 성격이다. B유형의 사람들은 삶에 더욱 느긋한 자세를 가지고 있다. B유형은 목표를 달성하지 못하거나 상실해도 크게 분노하지 않는 성격이다. 이 유형 사람들은 좀 더 현실적인 목표를 설정하는 경향이 있다. 그러나 연구자들은 스트레스 A형 경향의 성격과 심장 혈관 질환에 특별한 관계가 있는지에 대해서는 회의적이

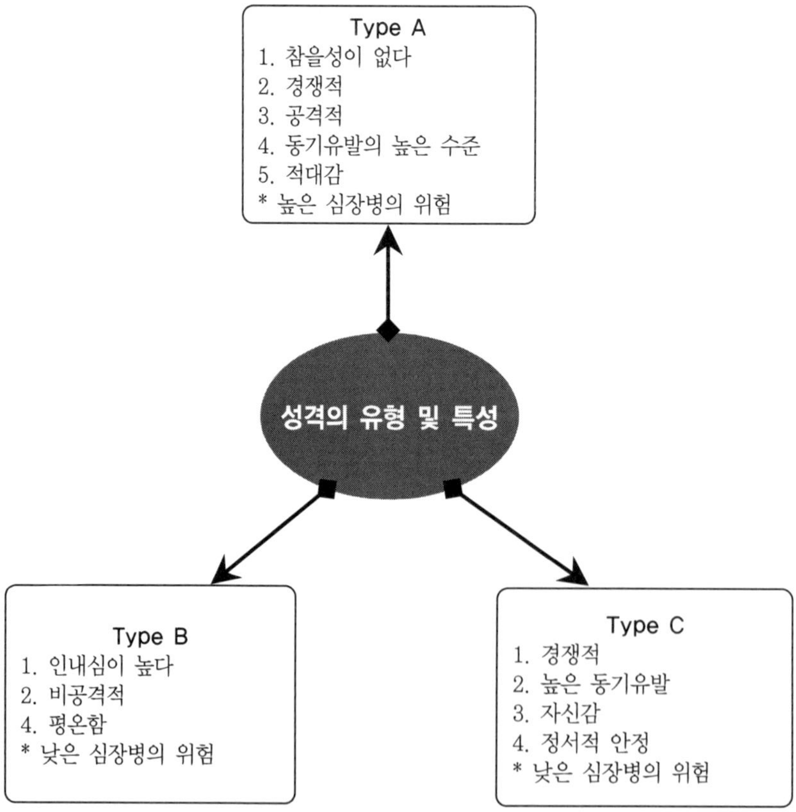

[그림 10-6] 성격유형의 분류

었다. 몇몇 연구에서는 A유형 성격과 심장 혈관 질환의 관계가 보고된 반면, 다른 연구 자료에서는 거의 관련이 없음을 보여주었다. 일반적으로 연구자들은 A유형의 성격을 가지고 있는 것도 적대감이 밑받침되어 있지 않다면 문제가 되지 않는다고 믿는다. 그러나 A유형 사람들이 심장 질환에 걸리기 쉬운가의 여부와는 관계없이 그들은 짧은 기간에 스트레스로 인해 피로함과 좌절과 같은 부정적 영향을 받게 될 것이다. 일부 A유형의 사람들은 실제로 스트레스에 대해 민감하게 반응하며 그들의 A형 유형 성격을 스트레스에 대처하는데 사용한다. 이들은 C유형으로 전환함으로써 심한 스트레스에도 영향을 받지 않는다.

즉, 성공적으로 스트레스를 처리했거나 성공적으로 대처하는 능력이 있어 보이는 사람들은 몇 가지 공통적인 특징을 갖는다. 심리학자인 Suanne Kobasa는 이들 속성을 구분하고 그 속성을 가진 사람들의 유형을 분류하였다. 배짱, 용기가 있는 성격은 극심한 스트레스 상황하에서 조차도 건강한 상태를 유지한다. 용감하고 배짱이 있는 사람은 조절, 수행, 도선의 능력을 갖고 있다는 특징이 있다.

도전(challenge)은 현재 있는 변화를 피할 수 없다고 볼 뿐 이니라 성장과 개인 능력의 발전의 기회로 받아들이는 능력을 말한다. 수행은 강한 목적의식으로 설명할 수 있다. 그것은 하고자 하는 목표를 달성하는데 필요한 것이다. 수행은 언제 헌신과 욕구가 해로운지 깨닫게 하는 통찰력을 유지하는데 진정으로 필요한 능력이다. 조절은 사람들이 그들의 삶과 환경에 대처할 힘을 가지고 있음을 인정하는 것으로 설명된다. 조절 능력을 가진 사람들은 환경에 의하여 반응하기 보다는 환경에 적응하여 반응한다.

성격유형의 분류는 [그림 10-6]과 같다.

(1) 응전 혹은 도피(경계반응)

매일 매일의 스트레스 요인들(경계 반응이나 스트레스를 일으킬 잠재성을 가진 자극) 예를 들면, 소음, 논쟁, 놓쳐 버린 마감시간, 운동경기, 공공연설 또는 우리가 적응해야 할 새로운 상황들은 어느 정도 반응을 유발시킨다. 이것은 신체가 혈액의 흐름 속에 스트레스 호르몬을 방출하게 한다. 그리고 신체가 그 스트레스에 대해 응전(싸움)하거나 또는 안전하게 도망치도록 준비시킨다.

매일 매일 삶과 죽음의 상황에 직면한 초기 인류는 생존을 위해 이러한 반응에 많이 의존했다. 혈거인은 재빨리 도망감으로써 배고픈 사자(스트레스 요인)의 입에서 탈출할 수 있었다. 이러한 경계반응의 많은 예들은 오늘날의 세계에서도 나열할 수 있다. 그것들은 보통 "초인적" 행동으로 언급된다(실제로 그것들이 행동에 있어서 경계반응기일 때). 여기에 몇 가지 예들이 있다. 아마도 당신은 다른 예들을 나열할 수도 있을 것이다.

- 사고장면에 도달하여 부상당한 사람에게서 자동차를 들어 올리는 사람
- 근처 수영장에서 익사 직전의 연상의 아이를 구하는 어린아이
- 불티는 집에서 피아노를 가지고 나오는 노부인
- 불타는 집에서 어른을 데리고 나오는 어린이
- 캠퍼스의 어두운 구석에 있는 강도로부터 도망침

이러한 것들은 물리적 손해를 막기 위한 행동이 요구되었던 몇 가지 예에 불과하다, 당신이 경험하는 다른 스트레스 요인들도 경계반응을 일으킬 똑같은 잠재성을 가지고 있다. 그러나 그것들은 심리적인 사건들에 의해 자극받는다. 이러한 심리적 사건들은 자존심에 대한 위협, 과로, 직위 상실, 거절, 외로움, 의기소침, 기말고

일반 적응 증후군(GAS)이란 무엇인가?

이러한 용어의 개념은 Hans Selye이 처음으로 이 용어를 도입한 것으로써 3단계의 과정으로 요약된다.

① 응전 혹은 도피(경계반응) : 인체가 스스로 스트레스 요인에 대처하기 위해 준비한다. 이것은 스트레스원에 대한 경계 신호이다.

② 저항기 : 인체가 활발하게 스트레스원에 저항한다.

③ 소모기 : 적응기로써 에너지가 소모되고 다시 반응의 경계신호가 나타난다. 인체 혹은 신체 일부가 소모되어 죽음을 초래 할 수도 있다.

[표 10-1] 스트레스 요인에 대한 신체 반응

- 아드레날린과 다른 스트레스 호르몬이 방출되어 그 결과 심장을 더 빨리 뛰도록 유발시킨다. 즉, 에너지 발산의 증가가 느껴진다.
- 혈압이 근육에 산소를 충분히 공급하기 위해 상승되어진다.
- 근육긴장이 활동을 하기 위한 준비를 위해 증가된다.
- 호흡하는 비율이 근육에 더 많은 산소를 공급하기 위해 빨라진다.
- 혈액 응고 구조가 상처 발생 시 보호를 위해 가동되어진다.
- 소화가 억제 되고 혈액은 근육과 두뇌쪽으로 보내어진다.
- 또 다른 생리적 반응은 배뇨, 발한, 혈액 속의 콜레스테롤, 위속의 염화수소산, 뇌파에서의 변화 그리고 동공팽창을 증가시킨다.
- 모든 감각들이 활동을 위해 예민해진다.

사, 마감시간, 야망 등을 포함할 것이다. 생물학적 스트레스 요인들(예를 들면, 독소, 바이러스, 열, 감기) 사회적 스트레스 요인들(예를 들면 실업, 사랑하는 사람의 죽음, 절교), 그리고 철학적인 스트레스 요인들(예를 들면 낙태 문제, 핵 전쟁, 전 세계적인 기근, 삶의 목표)이 경계반응을 일으킨다. 그리고 우리가 앞에서 언급했듯이 생리적 반응도 마찬가지로 경계반응을 일으키게 한다.

이러한 신체적 반응은 그것이 필요하든지 않든지 간에 신속한 활동을 위해서 준비되어진다. 그러나 우리가 사용하지 않는 스트레스 반응의 강화는 신체를 지나치게 소모시킨다. 그리고 노화를 증가시킬지도 모르다. 경계반응이 하루에 몇 번씩 발생될 때, 신체는 실제 긴급상황이라고 생각되어지는 것에 대해서만 반복적 반응한다. 경계반응을 지나치게 일으키는 것을 감소 시켜야 하며, 그것은 살아가는데 진짜 위급시를 위해서 저장되어져야 한다.

(2) 저항기

우리는 신체가 정상적인 생리적 단계를 오랫동안 이탈하면 할수록 또는 우리의 신체가 장기적인 저항기의 반응에 더 오래 머물러 있으면 있을수록, 병을 경험하는 기회가 더욱 더 많아진다. 오늘날 우리가 경계반응을 다 써버릴 기회는 많지 않다. 결과적으로 신체는 더 오랫동안 저항기에 머문다. 우리의 좌업적인 생활양식은 몸속으로 분비되어지는 경계반응 호르몬의 배출을 감소시킨다. 당신에게 있는 스트레스 요인의 지속 시간은 중요한 요소이다. 그 기간이 길게 연장되어 스트레스를 받는 사람에게 좌절감을 줄 때 스트레스는 해로운 것이 된다. 스트레스 관리 기술을 배우는 것은 삶의 스트레스에 대처하는데 절대적으로 중요하다. 이러한 주요 스트레스 관리 기술을 배운 사람은 스트레스 요인에 대하여 강력하게 대처할 수 있을 것이다. 그리고 이러한 기술을 배우지 않은 사람들보다 그들의 안정시의 생리적 상태에도 더 빨리 돌아올 것이다. 각 개인은 스트레스 요인에 각기 다르게 반응한다는 것을 아는 것도 중요하다. 특별한 스트레스 요인이 부정적인 결과를 가져오는가 어떤가는 그 사람이 그 스트레스요인을 부정적으로 받아들이느냐, 그렇지 않느냐에 달려있다. 어떤 사람은 어떠한 스트레스 요인을 위협적인 것으로 받아들일런지 모른다. 그리고 결과적으로 커다란 경계반응을 경험할 지도 모른다. 다른 사람은 같은 사건을 대하면서 그것을 스트레스 요인으로 보지 않는다. 즉 우리는 모두 다르다. 그래서 스트레스를 받아들이는 관점이 각자 다른 것이다. 우리는 시험발표, 운동경기, 연설, 의사와의 약속, 학급토의 참가, 수업 후 당신과 얘기하기를 요청한 교수님을 어떻게 받아들이는가? 이러한 항목들은 몇몇의 개인에게는 즐거운 것이나 다른 나머지의 사람들에게는 괴로운 것이 될 수도 있다.

(3) 소모기(탈진기)

스트레스 반응의 소모기까지는 일반적으로는 도달되지 않거나 가끔씩 도달된다. 만약 우리의 신체가 스트레스에 저항하는데 있어서 성공적이라면 탈진은 일어나지 않는다. 우리는 늘 스트레스에 적응하고 대처에 필요한 어떠한 조치이든 만들어 낸다. 이것은 어떠한 조건(신체적, 생리적)의 스트레스에도 적용된다.

2. 피로와 운동

피로는 건강의 적이요. 스트레스는 만병의 근원이라 하였다. 삶을 영위하는 데 있어서 우리는 불가피하게 각종 피로에 직면하게 되고 현대생활의 특성상 스트레스는 쌓이기 마련이다. 규칙적인 운동이나 균형 잡힌 영양섭취 등 건강수준을 높이기 위한 적극적인 대처 방안도 중요하지만 신속하게 피로를 회복하고 스트레스를 적절히 해소하는 일이야말로 활력 있는 생활을 되찾고 현대인의 건강 저해 요인을 제거할 수 있는 예방적 생활방식이라 할 수 있다.

특히 운동시 발생하는 피로의 정의와 원인은 다양하다. 이러한 운동시의 피로의 원인을 요약하여 보면 젖산과 같은 피로물질의 축적, 에너지원의 고갈, 근육내의 생화학적인 물질의 변화 및 중추신경계를 비롯한 근육의 협응과정의 오류로 볼 수가 있다. 인체가 피로의 증상을 느끼는 것은 어떻게 보면 체내 방어 경보 시스템의 한 과정으로서 몸속의 어디선가 무엇이 잘못되었다는 것을 알리는 경보신호를 접수하는 것이다. 그러므로 피로에 직면했을 때에는 우선 활동을 중지하고 적절한 피로 회복의 수단을 찾는 지혜가 필요하다.

1) 피로의 종류와 원인

(1) 급성피로와 만성피로

급성피로란 극심한 신체활동이나 정신작업 후에 나타나는 불가피한 현상이다. 일반적으로 급성피로는 단기적인 휴식에 의해 쉽게 회복된다.

반면에 일상적인 피로가 쌓이거나 적당한 관리 없이 연일 반복되는 스포츠 활동 등으로 피로가 누적되어 쉽게 회복되지 않는 상태를 만성피로라고 한다. 만성피로는 휴식을 취할 경우에도 순간적으로 회복이 될 뿐 날이 갈수록 활력이 저하되고 생활 자체가 침체되는 상태에 이른다. 만약 급성피로를 회복하지 않고 그냥 둔다든지 불규칙하고 무절제한 생활을 하는 경우에 만성피로를 가져올 수 있다. 또한 흡연, 불균형인(단백질과 비타민이 부족한) 식사, 변비, 소화불량, 자세불량, 불안 등도 만성피로의 원인이 된다.

> **❖ 이상체중의 산출**
> ① 지방을 제외한 체중의 측정예, 체지방이 25%인 체중이 80kg인 남성의 제지방율 = 100%-25% = 75%
> 제지방 체중은 80 x 0.75 = 60kg
> ② 이상체중 = 제지방체중/(1-적정체지방율)적정체지방율 남성 10~20%, 여성 15~25%따라서 이상체중은
> 60/(1-0.1~0.2) = 66.7~75 9 (kg)의 범주

(2) 신체적 피로와 정신적 피로

신체적 피로는 말 그대로 노동, 운동과 같은 육체적 활동을 하는 사람에게 흔히 나타나는 피로를 말하며 주로 근육계에 나타난다. 그런데 신체운동을 조절하는 것은 중추신경계이므로 엄밀한 의미에서는 육체피로도 중추신경의 피로에 의해서 생긴다고 할 수 있다.

정신적 피로는 중추신경계의 피로를 말하는 것으로, 정신적 긴장을 요하는 활동을 계속하거나 일상생활 중에 정서가 불안하여 생가는 경우가 흔하다. 그러므로 정신적 피로는 생리학적 대상이라기보다는 심리학적인 대상이 된다.

(3) 일과성 피로와 축적피로

생활에서 오는 피로가 다음날 바로 회복될 경우에는 일과성 피로라 하고, 다음날까지 피로가 풀리지 않고 계속 조금씩 축적되는 상태를 축척피로라고 한다. 축척피로가 출리지 않은 상태에서 계속 정신 작업이나 운동을 하는 경우에는 만성피로로 진행되기 쉽고 건강에 나쁜 영향을 끼친다.

(4) 국소피로와 전신피로

근육기관 또는 신경계 등의 신체 일부에 오는 피로를 국소피로라 한다. 주로 분업화된 산업에 종사하는 사람에게서 많이 볼 수 있다. 국소피로의 경우 피로감이 크지 않으며 회복도 빠른 편이다. 반면에 전신을 사용하는 작업이나 운동에 따른 피로를 전신피로라 한다. 전

신피로는 에너지 소모가 큰 것이 특징이며 국소피로에 비해 피로감이 크고 회복도 느린 편이다.

2) 피로의 단계와 증상

(1) 피로의 단계

피로의 단계는 잠재기, 현재기, 진행기, 축척피로기 등 대체로 4단계로 나눌 수 있다. 각 단계의 현상은 [표 10-2]와 같다.

(2) 피로의 증상

어떤 형태의 피로이든 간에 피로는 신체 기관계의 갖가지 증상을 수반한다. 우리는 이 같은 증상을 느끼고 피로하다고 말한다.

증상의 구체적인 내용은 다음과 같다.

① 순환기 증상

심장의 박동이 빨라지고 강해진다. 손톱이나 입술 등 신체의 말단 부위에 피가 맺히고 얼굴의 충혈감, 사지 냉감, 심장통을 느끼며 운동 후 회복시간이 지연된다.

② 소화기 증상

침을 흘리면서 잠을 자고 입이 마르고 속이 불편하다. 구토, 설사, 변지, 식욕부진, 수화불량을 수반한다.

③ 호흡기 증상

안정시 호흡이 빨라지고 호흡 곤란이 생기며 가슴이 아프다.

④ 눈의 증상

눈물이 나오고 눈에 경련이 생기며 눈을 깜박거리는 횟수가 잦아진다. 눈이 부시고 현기증이 나며 안구가 돌출된다.

⑤ 귀의증상

귀가 울리고 청력이 저하된다.

⑥ 신진대사 증상

이상 발한과 발열 등이 생긴다.

⑦ 골격과 근육계의 이상

근육통, 관절통, 오한이 오고 허리와 등이 무겁고 아프다.

⑧ 비뇨기계 증상

소변의 양이 감소하고 소변을 자주 보고 싶어 한다.

⑨ 중추신경계증상

두통, 수면이상, 정신기능의 저하, 신경반응시간의 지연, 의식장애, 우울, 불안 등의 증세와 격정적 성향이 나타난다.

3) 피로회복의 방법

(1) 휴식과 수면

피로회복을 위해서 휴식을 취할 때 대체로 활동을 중지하고 편안하게 안정을 취하는 것이 상례이지만 때로

[표 10-2] 피로의 단계

단 계	현 상
제1기 (잠재기)	외관상 능률의 저하가 나타나는 시기로서 자각적으로는 거의 느끼지 못한다. 질병중에 생기는 전신적인 위화감 또는 두중감과 구별하기 어렵다.
제2기 (현재기)	확실한 능률 저하의 시기로서 피로의 증상을 지각하고 자율신경의 불안상태가 나타난다. 이상 발한, 구갈, 두통, 탈력감이 생기고 특히 관절통이나 근육통을 수반하여 신체를 움직이는 것이 귀찮아진다.
제3기 (진행기)	제2기의 피로증상이 있음에도 불구하고 충분한 휴식 없이 정신작업이나 운동을 계속하면 차츰 회복이 곤란한 상태에 빠진다. 본인의 의지와 관계없이 부득이하게 활동을 중지해야만 되고 수일 내지 수 주간의 휴양이 필요하게 된다.
제4기 (축척피로기)	연이어 무리한 활동을 계속할 때에는 만성적으로 피로가 축척되어 일종의 질병이 된다. 수개월에서 수년에 걸쳐 요양을 받아야만 한다.

고온 환경에서의 운동 동안에 음료의 지침

운동동안에 소실이 되는 땀은혈류로부터 수분으로 보충이 되기 때문에 결국 고온에서의 장시간 운동은 혈류량의 소실을 가져온다. 혈류량의 소실을 예방하기 위한 가장 좋은 전략은 운동 동안에 규칙적으로 섭취량을 조절하는 것이다.

그래서 체액의 손실이 축적이 되기 이전에 운동 시작한 후 10~20분 이내에 섭취를 하는 것이 좋다.

체액의 함량 물질	탈진이전에 체액의 섭취	탈진 동안의 체액의 섭취
① 수분 100ml 당 8gram이하의 낮은 혈당 ② 전해질 ③ 온도는 약 8~13도씨	탈진 이전의 20~30분에 200ml를 마셔야 한다	운동 동안에 10~20분 마다 100~200ml 정도를 마셔라

는 가벼운 활동이나 운동을 하는 것이 효과적일 경우도 있다. 그러나 신경계에 나타난 피로를 회복하기 위해서는 휴식과 수면을 충분히 취하는 것이 좋다. 특히 눈을 뜨고 있을 경우에는 신경세포들이 계속적으로 작용하고 있어 에너지 소모가 꽤 있지만 수면 중에는 보충되는 에너지의 양이 더 많으므로 잠을 자는 것이 정신적 긴장을 이완하는데 더욱 효과적이다.

피로를 회복하는데 필요한 수면의 양은 연령, 피로의 정도, 건강상태, 정신과 신경상태 등에 따라 달라진다. 수면의 교화를 높이기 위해서는 잠자는 환경이 쾌적해야 하고 생체 리듬에 맞도록 될 수 있으면 일정한 시간에 취침하는 것이 좋다. 대체로 자정 이전에 잠자리에 들어 8시간 정도는 자는 것이 수면의 효과를 최대로 거둘 수 있다. 낮잠은 보통 30분에서 1시간을 넘지 않는 것이 좋다.

(2) 목욕과 냉·온욕

목욕은 근육을 이완시키며 피부를 청결하게 하고 혈액순환을 왕성하게 하며 체내 온조절작용 및 피부호흡을 원활하게 한다. 피로회복을 위해서는 40℃전후의 너무 뜨겁지는 않은 탕에 10~20분가량 들어가 있는 것이 좋다. 지압이나 마사지는 혈액과 체액의 피로 물질을 제거하고 새로운 에너지로 교체시키는 방법이다. 특히 근육과 순환계통에 작용하여 피부나 근육의 혈액순환, 임파액의 흐름을 촉진하고 신진대사를 왕성하게 하여 피부나 근육에 영양공급을 원활하게 함으로써 피로해서 단단해진 근육이나 관절 주위의 피로를 풀어준다. 또한 정신적인 긴장을 없애는 데에도 효과가 있다.

(3) 운동에 따른 급성피로의 회복

운동에 따른 피로를 방지하거나 해소하기 위해서는 우선 준비운동과 정리운동을 철저히 해야 한다. 준비운동은 호흡, 순화, 근육, 신경계 등이 주 운동에 대한 적절한 생리적 반응 태세를 갖추게 함으로써 갑작스런 피로와 운동상해를 방지하는 효과를 가지고 있다. 한편 심한 운동을 끝내고 그대로 안정 상태를 취하고 있으면 현기증과 같은 여러 가지 형태의 피로 증상이 일어나는 경우가 있다. 이것은 운동 중에 생리기능들이 갑작스런 운동 정지로 상호간의 기능조화를 잊어버리기 때문에 생기는 현상이다. 그러므로 심한 운동 후에는 최소한 10분 이상 가벼운 달리기나 걷기, 체조 등의 정리운동을 하는 것이 좋다.

운동 중에 소비된 에너지는 영양섭취로 충분히 보충되어야 한다. 특히 심한 운동 후에 생기는 급성피로에는 충분한 당분의 보충이 필요하다. 그리고 당대사에 필요한 비타민 B_1, B_2, C 등이 적절히 공급되어야 한다. 무더운 여름에는 염분과 수분이 적절히 보충되어야 하며 적당한 기호 식품이나 회복제의 복용도 고려할 필요가 있다. 또한 체액의 항상성 유지와 에너지 공급에 필수적 영양소인 인산염의 섭취도 고려되어야 한다.

체력이 증대되면 피로의 회복도 빨라지게 마련이다. 그러므로 피로를 방지하기 위해서는 규칙적인 훈련을 행할 필요가 있으며 아울러 체력의 수준에 맞게 운동의 양과 질을 적당히 배분하는 것이 중요하다. 자기의 체력에 맞는 운동을 하는 것이 피로를 경감시키는 방법이다. 온욕이나 온·냉수 교대 샤워, 사우나를 하는 것도 피로회복의 방법이다. 그 원리는 이 방법들이 산소 흡입이나 마사지와 같이 혈액순환을 돕고 부드럽게 하며 피로물질을 신속히 제거하는 효능을 나타내며 에너지원의 보급을 돕는 데에 효과가 있기 때문이다.

3. 정신건강과 운동

최근 운동과 정신건강에 관하여 메타분석 연구가 많이 보고가 되고 있다. 지금까지 다루어온 주제는 불안과 우울 증세의 완화, 일시적 기분의 전환, 성격의 변화, 인지능력의 향상, 학교의 학업성적, 자기만족, 상상력, 독립성, 성 만족 등 많은 심리적인 요소에 대해 연구가 이루어져 왔다.

1) 정신함양을 위한 운동

행복감, 놀라움, 두려움, 슬픔, 역겨움, 멸시감, 흥미감의 7가지 기본 정서와 아울러 불안감, 긴장감, 노여움, 활력감, 피로감, 혼돈감 등을 인간이 가진 기본적인 정서라고 할 수 있다. 아직까지 정서에 대한 명확한 정의를 내리고 있지는 못하지만 정서가 인간의 행동과 의식적인 경험, 개인적 성장발달, 그리고 사회생활에 중요한 역할을 담당하고 있는 것은 부인할 수 없는 사실이다.

특히 정서적 불안은 개인의 정신건강과 일상생활에서의 적응, 그리고 행복 추구에 나쁜 영향을 끼치게 된다.

이러한 정서적 동요는 규칙적인 운동습관에 의해서 충분히 극복할 수 있다.

스포츠에 참여하는 것과 이로 인해 심리적인 행복감을 느끼는 것과는 긍정적인 상관관계가 있으며 남자보다도 여자에게서 더 높은 상관도를 보인다. 뿐만 아니라 심폐 지구력 훈련을 실시한 사람은 심리적 행복감을 훨씬 더 높게 느낀다고 한다.

심리적 행복감이란 개인의 행복도나 생활의 만족도라고 설명할 수 있으며, 규칙적인 운동습관을 가진 사람들이 긍정적인 사고와 삶의 자세를 가지고 있어 더 높은 심리적 행복감을 느끼고 있다고 한다.

정서적 안정을 향상시키는 운동으로는 비교적 짧은 시간에 높은 강도의 근육활동을 요하는 운동보다는 오랜 시간 동안 지속적이고 규칙적인 운동을 하는 것이 효과적이다.

특히, 격렬한 경쟁이 요구되는 투기 종목이나 구기 종목은 정서순화에 악영향을 미칠 수도 있으므로 운동 종목 선정시 세심하게 고려하여야 할 것이다.

정서순화를 위한 운동종목으로는 자연과 함께 할 수 있는 공원 걷기, 달리기, 수영, 도로 사이클 등을 권장한다.

2) 기분전환을 위한 운동

기분은 영속적이지 않으며 지속 시간이 다양한 정서적 또는 감정적인 상태로 정의되며 일반적으로 정서보다 강도가 약한 상태를 의미한다.

이 기분은 종종 특정한 감정적 방법으로 반응하고 특정한 느낌을 경험하는 기질로 여겨지기도 하는데 몇 시간에서 며칠씩 가는 행복이나 감정의 고양 상태는 기분의 한 예라 할 수 있고, 짧은 기간에 더욱 센 강도와 급변하는 감정상태를 보이는 분노는 정서의 한 예라고 할 수 있다.

달리기를 하는 동안 상쾌하고 기분 좋은 감정이 생긴다면, 이때의 느낌은 심리적인 상승효과 뿐만 아니라 개인의 감정을 안정적으로 통제시켜 주는 작용을 할 수 있다.

운동시에 경험하게 되는 행복감이나 도취감 또는 만족감 등은 운동으로 인한 인체 생리적 작용이 긍정적인 반응효과를 보이면서 운동의 어려움이 오히려 기분을 향상시켜 주는 작용을 하게 된다.

그러므로 전망이 좋고 경치가 아름다운 달리기 코스를 정기적으로 달리게 되면 운동 후에 긴장, 불안, 분노, 적개심 등을 현저하게 줄일 수 있다.

달리기를 할 수 없는 경우에는 활발하고 기운차게 걷는 속보를 권장한다. 느릿느릿 걷거나 활기가 없이 걷는 운동보다 빠르게 걷는 속보는 우울, 생기 및 기분

상태를 긍정적으로 바꿔 주게 된다.

이외에도 기분 전환에 유리한 운동종목으로는 수영이 권장되며 과거에 자신이 즐겨 행했던 운동종목을 다시 시도해 보는 것도 좋은 방법이 될 수 있을 것이다.

3) 불안극복을 위한 운동

불안이란 걱정과 신체적 각성을 높이는 주관적인 감정으로 정의되며 이는 특성불안과 상태불안 두 가지로 구분된다.

특성불안은 모든 주위환경을 위협적인 것으로 인지하려는 경향이고 상태불안은 걱정, 두려움 또는 긴장 등으로 조성되는 일시적이고, 즉각적인 감정상태를 말한다.

상태불안의 해소를 위해 지속적으로 운동을 하게 되면 상태불안의 정도를 완화시킬 수 있으며 운동의 형태가 단기간이든 장기간이든 모두 상태불안 감소에 의미 있는 효과를 나타낸다.

운동의 유형으로는 조깅, 수영, 자전거 타기 등과 같은 유산소 운동이 웨이트 운동이나 단시간의 폭발적인 힘을 가하는 운동보다 바람직하다. 이때 가장 큰 효과를 만끽할 수 있는 운동시간은 20분~30분이다.

운동의 강도로는 자신의 최대 운동능력의 80% 수준이 다른 조건에서보다 가장 효과적인 불안 감소효과를 보인다. 따라서 상태불안 제거를 위한 운동으로는 80% 강도의 유산소성 운동을 30분 정도 실시하는 것이 가장 효과적임을 알 수 있다.

30세에서 50세 사이의 연령층에게는 특히 이러한 운동요법이 불안 감소에 효과가 있으며 정상인은 물론 심장병 환자, 정신질환자, 비만 환자 모두에게도 적용될 수 있는 방법이라고 할 수 있다.

특성불안의 감소를 위해 행하는 지속적이고 규칙적인 운동은 상태불안 감소보다 특성불안감소에 더 큰 효과가 있는 것으로 나타났으며 유산소성 운동이 무산소성 운동보다 훨씬 큰 효과가 있다.

운동방법은 상태불안의 경우와 마찬가지로 80% 이상의 강도로 30분 정도가 제일 효과가 있으며, 특성 불안에 대한 운동효과는 상태불안의 경우와는 다소 차이를 보이는데, 다른 연령층과는 달리 18세에서 30세의 연령층은 효과가 미미하며 운동 기간도 16주 이상의 장기간일 때 가장 큰 효과를 보이는 것으로 나타났다.

이러한 이유는 특성불안이 오랫동안 형성된 불안의 형태이므로 치료효과도 단기간보다는 최소 4개월 이상의 장기간 노력이 요구된다는 것을 의미한다.

4) 우울증을 위한 운동

우울증은 두뇌 내 심층구조에서 발달되는 아민 대사물질의 결핍에서 비롯되며 운동은 이러한 대사물질의 상승을 초래하여 긍정적인 감정상태를 유도하게 된다.

운동으로 인한 효과는 의료적 재활치료나 심리치료를 받는 환자들, 그리고 감수성이 예민한 시기에 우울증을 겪고 있는 청소년 학생들에게 가장 효과적이다.

우울증 감소를 위해 실시하는 운동의 장소로는 환자의 질병 특성상 집에서 운동하는 것이 훨씬 더 심리적인 편안함을 주어 운동효과가 큰 것으로 나타나 고급스러운 장소에서 실시하면 효과가 있을 것으로 잘못 인식하고 있는 사람들에게 좋은 참고가 될 것으로 생각된다. 우울증 환자들에게 지속적으로 운동을 실시하면 일시적인 우울증 뿐만 아니라 성격 특성적인 우울증 치료에도 효과적인 처방이 될 수 있다.

우울증 치료를 위한 운동효과는 모든 연령층의 환자에게 효과가 있으나 특히 25세 이상 65세 이하일 경우에 더욱 효과가 있으며 운동의 기간을 4~6개월 이상 장기간으로 실시하는 것이 감소 효과를 크게 가져다 준다.

우울증세 감소를 위한 운동의 유형은 가벼운 강도를 유지하는 유산소성 운동이 권장되고 더불어 심리치료를 병행하는 것이 치료 단축에 지름길이 될 것이다.

5) 자긍심 함양을 위한 운동

인간의 정신건강에 매우 중요한 역할을 하는 자아개념은 자기 자신에 대한 조직화된 지각, 또는 객체로서의 자신에 대한 개인의 사고와 느낌의 총체성으로 정의된다.

긍정적인 자아개념은 다양한 환경 속에서 살아가는 개인의 정신건강에 중요한 역할을 하게 된다. 자아개념의 상실은 보통 신경성 불안이나 우울증을 자아내며, 긍정적인 자의식이 높으면 현대생활에 활기 있는 적응력과 감정상태가 유발된다.

자긍심은 자아개념의 평가적 요인으로 간주되며, 개인이 자신에 대하여 긍정적으로 느끼는 정도로 정의된다. 자긍심은 어떠한 결핍이나 단점이 있더라도 자신의 가치에 대해 느끼는 자신감으로 설명될 수 있다. 이렇게 자긍심은 평가의 측면에서, 자아개념은 서술과정의 측면에서 자신에 대한 지각으로 각각 분리하여 정의될 수 있지만, 일반적으로 이 두 용어는 상호교환적으로 사용되고 있다.

운동은 어린이나 성인 모두의 자긍심 조절에 영향을 미치며, 특히 어린이의 자긍심 향상에 특별한 효과가 있다.

이때에는 창작을 위한 활동이나 스포츠 기술 습득을 위한 활동보다는 체력증진을 위한 활동이 자긍심 향상에 더 큰 효과가 있다. 사전 계획이 잘 이루어진 놀이나 체육 프로그램은 어린이들의 자긍심 발달에 크게 기여하며, 특히 협동적인 게임이 경쟁적인 게임보다 긍정적인 자아를 개발하는데 훨씬 도움을 준다.

자긍심이 없는 의기소침한 사람들을 위해서는 초기에 운동을 실시하도록 해야 더욱 큰 효과를 볼 수 있다.

계획적인 체력 증진 프로그램으로 지속적인 트레이닝을 실시하면 체력 발달과 아울러 자기 수용력을 촉진시키고 잠재력을 개발하는 데 커다란 도움을 가져다 주게 된다.

6) 불안과 우울증 증세의 완화를 위한 운동

급속한 과학문명의 발전은 현대인들의 생활에 많은 편리와 이기를 가져다 주었다. 그러나 복잡한 기계화, 환경오염, 과다경쟁, 실직, 약물남용, 폭력과 같은 역기능들이 동반되어 과거보다 더 심각히 인간의 정신건강을 위협하고 있다. 여러 정신건강 중에서도 가장 흔히 문제가 되는 것이 우울증과 불안증인데, 전체 미국인의 약 17%가 우울증을 경험한 바 있다는 보고가 있고, 지금도 약 1000~1500만이나 되는 사람들이 심리적 불안으로 인해 건강을 위협받고 있다고 한다. 최근의 한국 통계청 보고를 살펴보면 자살에 의한 사망률, 특히 청소년들의 자살율이 급격히 증가하고 있는데, 이것은 부정적 심리상태에 의해 기인하는 것이다.

불안과 우울증 같은 정서장애는 직접적인 사망원인이 되는 것 외에도 치명적인 뇌혈관질환이나 심장병 같은 성인병과도 밀접한 관련이 있으므로 매우 중요하다. 정서장애들을 극복하고 정신건강을 증진시키기 위해 심리치료(psychotherapy)나 약물치료(pharmacotherapy)가 일반적으로 사용되어 왔으나, 최근에는 운동이 정신건강을 향상시킬 수 있다는 연구들이 발표됨에 따라 실질적으로 의사들에 의해서도 운동이 권장되고 있다.

경쟁하는 스포츠와 달리 운동이란 건강을 유지하거나 증진시키기 위해 계획을 세워 의도적이며 반복적으로 행하는 신체활동을 말한다. 운동은 유산소운동(aerobic exercise)과 무산소운동(anaerobic exercise) 두 종류로 나누어진다. 유산소운동은 걷기, 조깅, 수영, 자전거타기와 같이 일하는 근육에 산소를 공급해주는 운동이며, 심폐기능을 강화하는 데 도움을 줄 수 있다. 그에 비해 무산소운동은 비교적 짧은 시간에 이루어지거나 강도가 매우 높아 산소를 공급할 여유가 없는 운동을 말하며 역도, 볼링, 야구 등이 여기에 속한다. 유산소운동시에 운동강도는 주로 최대심박수법[(220-연령)×목표강도%] 으로 결정될 수 있으나, 보다 정확한 강도를 위해서는 최대산소섭취량(VO_2max)으로 구하는 것이 좋다. 최대산소섭취량은 체력(fitness), 특히 심폐지구력의 수준을 나타내는 좋은 지표이다.

한 번의 운동 직후에 나타나는 반응(response)을 일컬어 일회성 운동(acute exercise) 효과라 하고, 오랜 기간동안의 운동을 통하여 나타난 변화나 적응(adaptation)을 장기간 운동(chronic exercise)의 효과라 일컫는데, 운동의 치료적 효과를 논하기 위해서는 이 둘을 구분하는 개념적 이해가 반드시 선행되어야 한다. 운동을 통해 정신건강을 증진시키기 위해서는 적절한 강도(intensity)와 지속시간(duration)이 필요하고, 특히 장기간의 운동효과를 위해서는 빈도(frequency)와 기간(length) 또한 중요한 변수가 된다.

(1) 일회 운동의 효과

많은 연구들이 일회성 운동 후에 상태불안이 감소한다는 주장을 해왔다. Petruzello와 그의 동료들이 보고한 운동의 상태불안 감소 효과에 영향을 미친 매개변인들의 효과크기를 살펴보면, 무산소운동에 비해 유산소운동이 상태불안을 보다 효과적으로 낮추는 것으로 나타났다. 그러나 지금까지의 연구들이 주로 유산소운동의 효과를 관찰해 왔으므로 단정을 내리기에는 조금 이른 감이 있다. 일회성 운동의 항불안증 효과에 있어서 남녀간의 차이는 없었지만, 운동의 강도가 최대운동능력의 80% 이상으로 운동한 후에 제일 효과가 큰 것(0.33 표준편차)으로 보고되었다. 한편 7개의 연속적인 실험 결과를 토대로 Morgan은 상태불안을 효과적으로 낮추기 위해서는 적어도 최대운동능력의 70%의 강도 이상으로 운동해야 한다고 주장 했는데, 이는 위의 결과와 일치한다고 볼 수 있다. 따라서 너무 낮은 강도로 운동하면 상태불안감소 효과를 가질 수 없다는 것을 의미하고 있다. 가장 효율적인 운동지속 시간은 21~30분(효과크기: 0.41 표준편차)으로 나타났고, 31~40분 동안 운동할 때는 효과크기가 0.25 표준편차였으므로 상태불안을 낮추기 위한 운동은 30분 이상 지속할 필요가 없다는 결론에 가깝다.

Raglin과 Morgan의 연구에 따르면, 조용한 휴식으로 인한 상태불안의 감소는 30분 이내에 끝나는데 비해 운동의 효과는 2시간 동안 계속되었다고 한다. 그에 더하여 Seeman은 운동 직후에 불안 감소가 4~6시간 지속되다가, 24시간 후에 운동 전의 상태와 동일한 상태불안 수준으로 돌아온다는 연구결과를 보고했다. 따라서 연구들의 결과를 추론하면 운동이 상태불안을 감소시키는 것은 물론 만성적 불안이 시작되는 것을 예방하는 역할도 할 수 있다는 것을 의미하고 있다.

(2) 장기간 운동의 효과

① 운동의 항불안증 효과

Petruzello와 그의 동료들의 메터분석 연구에 따르면 운동이 특성불안을 감소시키는 효과크기는 0.34 표준편차이며, 비교집단에 비해 통계적으로도 유의한 차이를 나타내고 있다. 장기운동의 특성불안 감소에 관련된 여러 매개변인들의 효과크기가 표 13-2에 나타나 있다. 그들을 관찰하면 유산소 운동의 효과크기 0.36 표준편차는 무산소운동의 -0.16 표준편차와 비교할 때, 평균값의 차이에도 불구하고 통계적으로 유의하지는 않았다. 운동기간은 10주가 지난 뒤에야 유의한 효과크기(0.50 표준편차)를 나타내었고, 16째 주에 가장 큰 효과(0.90 표준편차)를 보였으므로 운동기간은 길수록 좋다는 것을 의미한다. 이는 성격의 일부인 특성불안을 낮추기 위해서는 장기간의 운동이 필요함을 시사하는 것이기도 하다. 운동지속시간은 40분 이상 지속할 때 제일 높은 효과크기(0.42 표준편차)가 나타났으나, 21~30분에서 이미 0.41 표준편차의 효과크기를 보이고, 31~40분에서는 0.02 표준편차의 효과크기가 나타났으므로 특성불안을 낮추기 위해서 30분 이상 운동할 필요가 없다는 조심스런 결론을 내릴 수 있다. 그러나 운동지속시간에 대해서는 연구들간에 심한 불일치를 보이고 있으므로 속단을 내리기는 아직 이르다. 운동의 강도는 최대운동 능력의 70~79%에서 0.29 표준편차, 80%이상에서 0.45 표준편차의 효과크기가 발견되었으므로 적어도 70%이상의 강도로 운동해야 한다는 것을 의미한다. 그러나 Moses, Steptoe, Mathews와 Edwards의 연구에서는 10주 동안 보통 강도(60%의 VO_2max)로 운동한 집단과 비운동 집단에서는 아무런 변화가 일어나지 않았다. 높은 강도의 운동은 체력을 유의한 수준으로 증강시켰지만 불안을 낮추는 효과는 없었으므로, 심리적 효과를 얻기 위해서 체력수준의 증가가 반드시 필수적인 요소가 아님을 말해 주고 있다. 따라서 해석에도 많은 주의가 요구된다.

② 운동이 불안관련 심리생리적 변인들의 미친 효과

불안에 관련된 심리 생리적(psychophysiological)변인들의 효과크기는 최대혈압에서 0.38 표준편차, 최소혈압에서 0.33 표준편차, 심박수에서 0.31 표준편차, 중추신경 반응(뇌전도(EEG) a활동, 호프만 반사(Hoffman reflex)따위)에서 0.77 표준편차, 근전도(EMG)에서 0.80 표준편차, 피부반응(skinresponse)에서 1.14 표준펴차로 나타났다. 따라서 심리생리적 변인들의 평균 효과크기는 0.56 표준편차로서 운동을 하면 비 운동자에 비해 0.56 표준편차만큼의 반불안증 효과를 가질 수 있다는 것을 의미한다. 검사지를 통해 나타난 장기운동의 반불안증 효과크기 0.34 표준편차와 비교할 때 매우 큰 효과크기라 할 수 있다. 또한 대부분(61%)의 연구들이 효과크기가 낮은 심박수와 혈압을 측정하였다는 사실에도 주목할 필요가 있다.

7) 일시적 기분의 변화

일반적으로 기분(mood)은 장기간 지속되는 것이 아닌 일시적인 감정 상태라고 정의할 수 있다. 따라서 안락감이나 행복감이 기분의 예가 된다면, 자신감 혹은 자긍심은 본성적인 성격에 포함시킬 수 있다. 운동에 의한 기분의 변화에 대한 연구는 주로 절정경험(runner`s high)에 초점이 맞추어져 왔다. 활발한 운동, 특히 달리기 도중에 자신감이 생기고 힘과 스피드를 전혀 느끼지 못하며 기분이 극치에 달하여 아주 안락하게 되는 시점이 있는데 흔히 절정경험, 무아경지(euphoria), 완벽의 순간(glimpse of perfection) 등으로 불려 왔다. 이 영역의 대가 Sachs(1984)에 따르면 그 절정을 경험하는 순간은 시간과 공간을 초월하여 무아지경에 이른다고 한다. 흥미있게도 그 경험은 예상될 수 없이 고요하고 습기가 낮은 날 장거리(적어도 9.6km 이상) 달리기 중에 오며, 이것을 경험하기 위해서는 아무런 방해 없이 리듬을 가지고 지속적(적어도 30분 이상)으로 하는 달리기에서 경험할 수 있다고 했다. Sachs는 정기적으로 달리기를 하는 조사 대상자들 중 77%가 절정경험을 했다고 보고 했지만, 어떤 연구들은 그 비율에 차이를 보이고 있는 것도 사실이다. 그리고 아직까지 왜 이 현상이 일어나는지에 대해서 명쾌한 답을 내리지 못하고 있다. 그러나 분명히 운동에 의한 심리적 효과 중의 하나이며 사람들을 다시 운동의 장으로 끌어내는 하나의 중요한 요인임에 틀림없다. 운동의 일시적인 기분증강 효과들을 다룬 연구들의 결과를 종합하면 다음의 사실을 발견할 수 있다.

- 운동하는 사람이 운동하지 않는 사람에 비해 보다 긍정적인 기분을 가진다.
- 달리기, 수영, 에어로빅댄스 등의 유산소 운동이 무산소 운동보다 기분증강 효과가 크다.
- 걷기와 같은 낮은 강도의 운동이 강한 강도의 운동보다 기분증강 효과가 크다.

8) 성격의 변화

운동과 성격변화에 관한 최초의 연구에서 장기간 운동을 한 사람들이 체력의 향상과 함께 자신감(self-confidence), 통제감(feelings of control), 상상력, 자기만족감(self-sufficiency)이 또한 증가되었음을 발견했다. 최근의 연구 중에는 이러한 초기의 발견을 지지한 것도 있지만 전반적으로는 연구결과들이 일치하지 않아 보다 많은 연구가 필요한 실정이다. 이 영역에서 가장 활발히 몸에 변화가 일어나면 사람들은 자신의 신체이미지를 바꿀 수 있고 마침내 자긍심을 높일 수 있다는 것이다. 실질적으로 여러 연구들이 체력의 증가와 자긍심 사이에는 정상관의 관계가 있고 그것은 성인 남녀, 대학생, 중등학생, 초등학생 모두에게서 관찰되었다. 특히, 어린 청소년들에게 건전한 정서발달을 유도하기 위해서는 자긍심이 필수적이며, 운동경험을 통하여 체력의 증가, 목표달성, 건강에 대한 자신감, 효능감, 건강에 유익한 습관 채택, 사회적 경험, 타자에 의한 강화(reinforcement)가 서로 복합되어 그들의 자긍심을 증가시킬 수 있다고 했다. 한편 자긍심은 운동을 지속시키는 자발적인 동기 유발(self-motivation)의 수단으로서도 작용하기 때문에 그 중요성이 더욱 크다. 운동을 통하여 건전한 시민으로서 살아가는 데 보다 적합하고 원만한 성격을 길러줄 수 있다면 그 가치는 매우 크다.

9) 인지능력의 향상

인지능력(cognitive function)이란 인간이 어떤 사물을 감지하고, 추론하고, 판단하고, 직관하고, 기억하는 능력을 통틀어 말하는데, 인간이 살아가는데 없어서는 안 될 매우 중요한 기능이다. 이 영역에 대해 지금까지의 문헌들을 고찰하면 어떤 연구들은 운동이 인지기능을 향상시켰다는 보고를 하고 있고, 어떤 연구들은 운동이 인지기능에 아무런 효과가 없거나 오히려 방해한다는 결과를 나타내기도 했다. 이 연구 영역에서 결과들이 잘 일치하지 않은 이유의 하나는 일회운동과 장기운동의 효과가 혼합되었기 때문이었는데, 장기간운동이 일회운동보다 인지능력에 미치는 효과가 컸었다. 인지기능을 측정하기 위해 사용된 종속변인들 중 산술능력(0.48), 예민성(0.36), 반응시간(0.15), 기억력(0.36)에서는 유의한 효과크기를 나타내었다. 특히 어린이들의 인지능력의 발달은 신체활동을 통한 심리운동(psychomotor)과 신경근육의 개발과 매우 밀접한 관련이 있는 것으로 나타났다.

운동의 인지능력을 향상시키는 효과를 설명하는 기전 또한 명확히 알려져 있지 않다. 운동 후에는 대뇌에 혈액의 공급이 늘어나 지능에 관련된 대뇌피질의 활동이 증가하여 인지기능이 향상될 수 있을 것이다. 장기간의 운동에 의해 뇌신경이 점점 개발되면 정보처리 능력이 빨라질 수도 있을 것이다. 이는 마음을 잘 다스리면 위장병이나 고혈압 같은 신체적 질병을 치료할 수 있듯이, 역으로 신체가 적절히 사용(운동)되면 정신건강을 향상시킬 수 있다는 Folkins와 Sime의 주장과도 일치한다. 그 기전을 설명하기 위해 장래에는 생리적 변인은 물론 학습에 관련된 호르몬들의 변화도 함께 조사할 필요가 있다. 운동의 인지능력 향상 효과에 대해서는 연구수가 적고, 연구방법에도 문제들이 별견되어 쉽게 결론을 내리기는 어렵다. 그러나 운동이 성인들의 인지기능을 향상시킬 뿐만 아니라 노인들에게 일어나는 인지능력의 저하를 방지하거나 줄이는데 긍정적 역할을 할 수 있으리라 믿어진다. 선천적 장애인들의 행동부자유 또한 흔히 운동신경의 발달이 지연되어 야기될 수 있으므로 어린 시기에 신체활동을 통한 운동신경 개발의 중요성은 아무리 강조해도 지나치지 않다.

10) 자기 효능감

자기효능감은 인지적 수정의 상황에서 Bandura에 의해서 소개되었다. 자기효능감은 개인의 지각과 관련이 있으며 사람들이 원하는 결과를 생산하기 위해서 필요한 행동을 성공적으로 수행할 수 있다는 믿음으로 언급된다. 예방적인 행동들에 적합한 개인의 자기효능감은 성공적인 수행과 예방적인 행동에 필요한 자신감을 고양할 수 있는 것으로 일반적으로 보고되어지고 있다. 주어진 상황하에서 낮은 자기효능감을 가진 사람들은 어려운 과제들을 회피하려는 경향이 있고 낮은 의지를 보인다거나 목표를 성취하는데 있어 아주 낮은 노력을 경주하는 경향이 있다. 반면에, 특정한 상황하에서 강한 자기효능감을 가진 사람들은 주어진 과제를 위협적인 것으로 보기보다는 오히려 도전적인 것으로 받아들이며, 과제의 어려움을 극복하기 위해서 노력하고 목표에를 성취하기 위해서 계속적으로 노력한다.

자기효능감의 개념은 학업성취, 정서적 불안정 그리고 정신 · 신체적 건강과 같은 다양한 영역에 응용되어지고 있다. 특히, 건강심리학 분야에서 중요한 것은, 많은 연구들이 건강영역에서 행동변화의 예측인자로써 자기효능감의 중요성을 확인하였다. 지각된 자기효능감은 사람들은 그들 자신의 행동에 의해서 위협적인 부정적 건강 행동을 변화시킬 수 있다는 믿음(예, 부정적인 건강행동을 회피하기 위한 기술습득)으로 대표될 수 있으며 이러한 믿음은 위험행동을 변화시키기 위한 의도나 이러한 목표를 달성하기 위해서 필요한 노력을 배가 시키는데 영향을 준다.

11) 자아 존중감

자아존중감은 심리적 기능의 중심적인 측면으로 폭넓게 인식되어지고 있으며 개인의 일반적인 생활만족을 포함하는 여러 가지 다른 변인들과 관련이 있다. Kalliopuska에 따르면, 자아존중감은 정적이지 않고 오히려 항상 내 · 외적인 영향을 받기 쉬운 개인의 정체성의 일부분이다. 또한 자아존중감은 개개인 자신들의 능력이나 판단 등에 영향을 주는 자신감을 포함하는 자기존중의 내적인 감성이다. 자아존중감치는, 사람들이 내적통제와 자기조절 등으로 정의되어지는 자기 신뢰성, 그들 자신들이 소유한 능력이나 자원의 자신감 있는 자각 그리고 자기결정 등을 가지고 있을 때, 일반적으로 높아진다.

예를 들면, 높은 자아존중감을 가진 사람들은 그들의

능력이나 힘 또는 좋은 자질을 강조하는 경향이 있는 반면, 낮은 자아존중감을 가진 사람들은 그들의 부족감, 약점, 또는 부정적 측면을 보이는 경향이 있다. Schlenker, Soraci, McCarthy 등은 또한 높은 자아존중감을 가진 사람들은 개인적 성공을 경험하는데 익숙해져 있고 뿐만 아니라 다른 사람으로부터 그들 자신들에 관한 긍정적인 피드백을 받기를 좋아한다. 낮은 자아존중감을 가진 사람들은 실패에 익숙해져 있고 부정적인 피드백을 기꺼이 수용하는 경향을 보인다.

12) 지각편견

이전의 연구에서, 위험 지각은 여러 학자들에 의해 다양한 방법으로 정의 되어졌다 : 지각된 위험, 감수성, 지각된 취약성, 지각된 감수성.

Gough에 따르면, 지각된 위험은 어떤 활동의 결과로부터 발생할 가능성이 있는 위험에 대한 개인 또는 집단의 평가이며, 다르게 표현하면, 지각된 위험이란 어떤 행동으로부터 발생되는 부정적인 결과의 가능성이나 정도에 대한 개인 또는 집단의 판단과 평가이다. 뿐만 아니라, Weinstein은 지각된 감수성은 개인이자기 자신을 위험한 상황이나 미래의 부정적인 결과에 노출되기 쉬운 것으로 지각하는 믿음이라고 정의하면서, 이러한 인지성향은 일반적으로 불안이나 우려와 같은 정서적인 요소들을 동반한다고 주장하였다.

이러한 위험구성요인과 관련된 개념들이 일반화됨에 따라, 왜 사람들이 위험행동을 하느냐에 대한 설명은 그들이 부정적인 행동 결과들을 무시하거나 아니면 최소한 낮게 평가하고 있는 것으로 대신할 수 있다. 이러한 지각에 대한 보편적인 설명은 개인들이 그와 같은 위험에 대해 취약하지 않는 것으로 자기 자신을 본다거나, 그러한 부정적인 행동의 결과들에 관하여 비현실적으로 낙관적이라는 것이다.

개인의 위험에 대한 그러한 믿음은 종종 지각편견 현상으로 전환되어 나타난다. Whalen과 그의 동료들에 따르면, 지각편견이라는 용어는 낙관적 편견, 비현실적인 낙관, 긍정적 착각 등의 용어와 혼용되어 지고 있다. Weinstein은 사람들은 그들 자신이 건강상의 위험에 직면할 가능성을 낮게 평가한다고 제안하면서, 위험에 대한 비현실적으로 낮은 지각은 다음과 같은 것들과 관계되어 있다고 가정하였다.

① 원하지 않은 건강위험
② 일반적인 사람들에게 발생할 가능성이 희박한 것으로 지각되는 건강위험
③ 개인적인 경험이 거의 없는 것으로 판단되는 건강위험
④ 개인의 통제밖에 있는 건강위험

Weinstein은 인지와 동기와 같은 심리학적인 측면의 변인들을 기초로 하여 지각된 편견을 설명하였다. 인지적 설명은 건강위험으로 인한 희생의 전형화된 심상과 자아중심주의 등으로 언급되어지는 인지적 결함과 관련이 있다. 자아중심주의로 인해, 사람들은 부정적인 건강위험의 가능성을 감소하려는 노력을 망각할 수도 있으며, 건강위험으로 인한 희생의 전형적인 심상을 가질 수도 있다. 만약 사람들이 이러한 심상을 가진 자신들을 발견하지 못한다면, 그들은 위험에 직면해 있는 그들 자신을 지각하지 못할 것이다. 한편, 동기에 관하여, 이전에 제시된 모델은 동기와 낙관사이의 긍정적인 관련성을 예측하였다. 다시 말하면, 자아존중감의 향상과 같은 자아 방어적인 과정은 사람들은 그들 자신의 건강은 타인의 건강보다 더 좋고 평균이상일 것으로 믿고 있는 일반적인 경향의 낙관주의에 영향을 준다.

Weinstein과 Kleim에 따르면, 이 같은 비현실적 낙관주의는 사람들이 그들의 위험 감소 속성에 주의를 기울이는 것만큼 그들 자신의 위험을 증가시키는 속성에 많은 주의를 기울이는데 실패하기 때문이라고 설명하고 있다. Taylor와 그의 동료들은 지각적인 편견은 비동기화된 인지적 결함과 위험과 관련된 불안을 회피하려는 동기 등으로 인해 나타난다고 제안하였다. 그러한 동기는 사람들이 그들 동료들의 건강위협 행동을 과장하도록 하며, 건강에 대한 낮은 자아존중감과 자아효능감 그리고 높은 외적 통제소재를 초래한다. 이러한 현상은 부정적인 건강위험과 부적응적인 심리적인 결과들에 대한 서로 상이한 인과적 귀인 때문이다.

13) 운동과 정신건강의 종합적인 이해

운동을 하면 뇌 조직으로 가는 혈류량이 증가하여 뇌에 산소공급을 증가시켜 주기 때문에 편안함을 느낄 수 있으며, 땀에 의한 체내 염분 배출에 도움을 주며 수면을 좋게 하여 정신건강에 도움을 준다.

우울증의 경우는 뇌 조직에 에피네프린과 노에피네프린 호르몬의 분비가 부족할 경우 나타나며 운동으로 이들 호르몬의 분비가 증가되면 치료에 도움을 줄 수 있다.

운동시에는 자신의 움직임뿐만 아니라 외부 환경의 변화에 주의를 집중하게 되기 때문에 운동은 항상 머리에 남아 자신을 괴롭히는 문제에서 벗어나게 하는 좋은 계기가 될 것이다. 체력이 강해지면 외부의 자극이 신체에 주어질 경우 신체가 극복할 수 있는 잠재력을 갖기 때문에 스트레스에 의해 나타날 수 있는 저항이 커지게 된다.

운동 경험을 통해 신체 각 부위의 상태 변화와 움직임에 대한 감각을 향상시킬 수 있게 되고 이러한 감각을 바탕으로 신체 컨디션 여부를 섬세히 느낄 수 있는 신체의식이 증진된다. 그러나 무리하게 운동을 하거나 경쟁적인 운동의 경우는 패배로 인한 열등감과 심한 스트레스의 가능성이 커지므로 운동의 긍정적인 효과를 극대화하고 부정적인 효과를 극소화하도록 계획하도록 한다.

이러한 모든 사항을 종합하여 정리를 하여 보면 Morgan과 Goldson은 미국정신건강연구소(National Institute of Mental Health)가 주최한 세미나에서 운동과 정신건강은 유의한 상관을 가지고 있다는 결론을 주장한 바 있다. 그것은 국제스포츠심리학회(International Society of Sport Psychology)와 한국스포츠심리학회(Korean Society of Sport Psychology)의 입장과도 일치했다. 사실 그러한 가능성은 연구에 의한 결과 이전에 하나의 상식이며 직접 경험을 통해서도 알 수 있다. 따라서 일반 대중들이 건전한 운동습관을 길러 정신건강을 증진시킬 수 있도록, 즉 단순히 질병이 없는 삶이 아닌 보다 활력 있고 즐거운 삶으로 나아갈 수 있도록 유도해야 한다. 그렇게 하기 위해서는 어떤 작용으로 운동이 심리적 효과를 가져다주는지 그 이유를 밝힐 필요가 있다. 정확한 연구결과를 제시하여 그것을 증명하려는 노력이 이제 운동· 스포츠심리학자들의 몫으로 남아 있다.

참고문헌

김창규외 6인(2002). 운동생리학. 대한미디어.

김성수, 정일규(2001). 운동생리학. 대경북스.

김상국 역서(1996). 웰니스 개념과 적용. 21세기 교육사

주왕기, 김형춘, 주진형(2004). 조화로운 삶, 행복한 삶을 위한 건강학. 라이프사이언스.

차광석, 조정호, 이대택, 김원중, 김재호, 이승범, 강익원, 박상규, 김원식, 이명천, 김찬회(2006). 웰니스를 위한 맞춤운동. 라이프사이언스.

대한신심스트레스학회(1997). 스트레스과학의 이해. 서울. 신광출판사.

Charlesworth & Nathan(1984). Stress Management a comprehensive guide to wellness. Canada. McClelland and Stewart Ltd.

Seyle, Hans(1984). Stress without distress. Lippincott. New York.

Kanner, Allen, James Coyne et al (1981). Comparison of two modes of stress management: Daily Hassels and Uplifts versus Major life events. Journal of behavior medicine, 4.

De Benedetti and Valerie(1988). Getting fit for life: Can exercise reduce stress. The physician and sportsmedicine, 16, 185-200.

Williams, M. (1996). Lifetime fitness and wellness. Wm. C. Brown, Dubuque, IA.

Howley and Frank(1997). Health fitness: Instructors handbook. Human Kinetics, Champaign, IL.

Raglin and Morgan(1987). Influence of exercise and quiet rest on state anxiety and blood pressure. Medicine and science in sports and exercise, 19, 456-463.

Berger and Owen. Stress reduction and mood enhancement in four exercise modes: Swimming, body conditioning, hatha yoga, and fencing. Research quartely for exercise and sport, 59, 148-159. 1988.

Bahrke and Morgan(1978). Anxiety reduction following exercise and meditation. Cognitive therapy and research, 2, 323-333.

Flannery M, Roseman R(1984). Type A behavior and your heart. New York. Alfred A Knopf.

Flannery RB(1987). Toward stress-resistant persons: a stress management approach to the treatment of anxiety Am J Prevent Med, 3(1), 25-30.

Fischman J.(1987). Type A on trial, Psychol Today. 21(2), 42-64.

Kobasa S.(1984). How much stress can you survive? Am Health, 5(7), 64-77.

Lamb LE(1992). Understanding stress. Health Letter, 39(suppl), 12.

Crews D, Landers D.(1987). A meta-analytic review of aerobic fitness and reactivity to psychosocial stressors. Med SciSports Exerc, 19, 5114-5120.

[부록 1]

✿불안척도 자가 진단 검사

(괄호안의 +는 더하기 점수, -는 빼기 점수임)

♣ 나의 스트레스 지수는?

자가측정-불안척도를 직접 테스트 하세요.

아래 문항들은 우리가 불안할 때, 때때로 나타나는 것을 모아 놓은 것입니다. 우선 하나하나 자세히 읽어보시고, 당신이 지난 일주일 동안 이런 문제 때문에 얼마나 괴로워 했는지를 평가해 보십시오. 그런 후에 당신의 상태를 가장 잘 나타낸 대답을 하나 골라서 O표를 하여 주십시오. 그리고 각 항목의 점수를 합해서 적으면 됩니다.

((0) : 0점, (1) : 1점, (2) : 2점, (3) : 3점)

1. 나는 요즈음 전보다 신경질적이고 불안하다.
(0) 아니다. (1) 때로 그렇다. (2) 자주 그렇다. (3) 항상 그렇다.
2. 나는 공연히 두려워진다.
(0) 아니다. (1) 때로 그렇다. (2) 자주 그렇다. (3) 항상 그렇다.
3. 나는 사소한 일에 당황하고 어쩔줄을 모른다.
(0) 아니다. (1) 때로 그렇다. (2) 자주 그렇다. (3) 항상 그렇다.
4. 나는 신경이 극도로 약해져서 몸과 마음을 가눌 수 없다.
(0) 아니다. (1) 때로 그렇다. (2) 자주 그렇다. (3) 항상 그렇다.
5. 나는 만사가 순조로운 것 같다.
(0) 아니다. (1) 때로 그렇다. (2) 자주 그렇다. (3) 항상 그렇다.
6. 나는 손발이 떨리고 안절부절 못한다.
(0) 아니다. (1) 때로 그렇다. (2) 자주 그렇다. (3) 항상 그렇다.
7. 나는 머리가 아프고 목덜미가 무겁거나 허리가 아프다.
(0) 아니다. (1) 때로 그렇다. (2) 자주 그렇다. (3) 항상 그렇다.
8. 나는 이유없이 몸이 약하고 피곤하다.
(0) 아니다. (1) 때로 그렇다. (2) 자주 그렇다. (3) 항상 그렇다.
9. 나는 마음을 안정하고 편히 오래 앉아 있을 수 있다.
(0) 아니다. (1) 때로 그렇다. (2) 자주 그렇다. (3) 항상 그렇다.
10. 나는 가슴이 두근거린다.
(0) 아니다. (1) 때로 그렇다. (2) 자주 그렇다. (3) 항상 그렇다.
11. 나는 어지러워서 고생을 한다.
(0) 아니다. (1) 때로 그렇다. (2) 자주 그렇다. (3) 항상 그렇다.
12. 나는 졸도하거나 졸도한 것처럼 느껴질 때가 있다.
(0) 아니다. (1) 때로 그렇다. (2) 자주 그렇다. (3) 항상 그렇다.
13. 나는 가슴이 답답하지는 않다.
(0) 아니다. (1) 때로 그렇다. (2) 자주 그렇다. (3) 항상 그렇다.
14. 나는 손에 쥐가 나거나 저려서 고생을 한다.
(0) 아니다. (1) 때로 그렇다. (2) 자주 그렇다. (3) 항상 그렇다.
15. 나는 소화가 안되어 고생을 한다.
(0) 아니다. (1) 때로 그렇다. (2) 자주 그렇다. (3) 항상 그렇다.
16. 나는 소변을 자주 본다.
(0) 아니다. (1) 때로 그렇다. (2) 자주 그렇다. (3) 항상 그렇다.
17. 내 손은 보통 덥고, 땀이 나지 않는다.
(0) 아니다. (1) 때로 그렇다. (2) 자주 그렇다. (3) 항상 그렇다.
18. 나는 얼굴이 쉽게 붉어지고 화끈거린다.
(0) 아니다. (1) 때로 그렇다. (2) 자주 그렇다. (3) 항상 그렇다.
19. 나는 쉽게 잠이 들고 깊이 잔다.
(0) 아니다. (1) 때로 그렇다. (2) 자주 그렇다. (3) 항상 그렇다.
20. 나는 꿈자리가 사납다.
(0) 아니다. (1) 때로 그렇다. (2) 자주 그렇다. (3) 항상 그렇다

* 평가 : 불안정도가 16점 이상이면 정신과 전문의와 상담해야 합니다.

단원문제

1. 스트레스는 무엇인가?

2. 아래에서 스트레스에 관련이 없는 사항은?

(가) 부신 (나) 성장호르몬 (다) 갑상선호르몬 (라) 프로락틴

3. 만성적인 스트레스의 반응과 영향이 아닌 것은?

(가) 신부전 (나) 정서적인 장애 (다) 식이장애 (라) 혈압상승

4. 스트레스를 해소하기 위한 대처 방안이 아닌 것은?

(가) 자율훈련 (나) 음주 및 흡연 (다) 생체피드백 훈련 (라) 마사지

5. 스트레스의 징후를 약술하시오

6. 스트레스와 성격의 유형에서 가장 심장병에 위험한 성격의 유형과 특성을 약술하라.

7. 피로의 원인으로 볼 수가 없는 것은?

(가) 젖산의 축적 (나) 에너지원의 고갈 (다) serotonin의 억제 (라) 협응과정의 오류

8. 피로의 단계를 간단히 적으시오

9. 올바른 피로회복의 방법이 아닌 것은?

(가) 충분한 휴식을 취한다.
(나) 적정한 온욕과 냉욕을 실시한다.
(다) 적당한 수면을 취한다
(라) 운동에 의한 만성피로를 극복한다.

10. 피로의 종류를 모두 고르시오.

(가) 급성피로 및 만성피로　　(나) 신체적 피로 및 정신적 피로
(다) 일과성 피로 및 축적피로　　(라) 국소피로 및 전신피로

11. 연이어 무리한 활동을 계속할 때에는 만성적으로 피로가 축척되어 일종의 질병이 된다. 수개월에서 수년에 걸쳐 요양을 받아야만 하는 심각한 피로의 단계는 무엇인가?

12. 운동에 따른 정신건강에 해당하는 부분을 모두 고르시오

(가) 정신함양　　(나) 기분전환　　(다) 불안과 우울증 극복
(라) 자긍심　　(마) 인지능력의 향상

정답 **1.** 신체가 어떤 요구에 당신의 몸과 마음이 반응하는 방식으로써 새롭고, 위협적이고 혹은 흥분되는 상황에 대한 생체의 반응 **2.** (라) **3.** (가) **4.** (나) **5.** ① 만성적 피로, 편두통, 발한, 허리통증, 불면증, 병리적인 허약, 현기증, 변비, 설사 ② 불완전한 성취, 집중력 저하 ③ 감기, 독감, 질병에 대한 걱정 ④ 우울증, 조급함, 근심, 냉담 ⑤ 과음, 지나친 금전적 지출 ⑥ 사고 유발 **6.** Type A형, 참을성이 낮고 경쟁적이고 공격적이며, 동기유발의 높은 수준 및 적대감 **7.** (다) **8.** 잠재기, 현재기, 진행기, 축척 피로기 **9.** (라) **10.** (가)(나)(다)(라) **11.** 4단계 축적피로기 **12.** (가)(나)(다)(라)(마)

제11장 여성과 운동

단원목표

- 여성의 신체 구조적 특성을 설명할 수 있다.
- 여성의 생리학적 특성에 따른 운동 반응을 설명할 수 있다.
- 여성의 월경 현상을 이해하고 이 시기의 운동반응을 알아본다.
- 임신기 운동 방법을 이해하고 주의사항을 설명할 수 있다.
- 폐경기 여성의 신체 변화와 운동의 효과에 대해 논할 수 있다.

남녀 차이를 만드는 두 가지의 기본적인 원인은 생물학적 원인과 환경적-경험적 원인이다. 먼저 생물학적 원인에서는 남성성, 여성성을 결정하여 기본적으로 남녀 간 차이를 만드는 염색체와 생식계통에서 분비되는 성호르몬이 그 주요 역할을 한다. 태아는 이미 X와 Y의 성염색체에 의해 성정체성의 유전자 명령을 받은 상태이며 이에 따라 남성은 약 7주경에 고환을 발전시키게 되며 여성은 약 8주경에 난소를 만들어 나간다. 이러한 유전자의 작용으로 결정된 성에 따라 에스트로겐, 프로게스테론, 테스토스테론의 세 가지 호르몬의 상대적인 양은 달라진다. 남성과 여성은 모두 이 세 가지 호르몬을 가지고 있으나 남성은 테스토스테론을, 여성은 에스트로겐이나 프로게스테론을 더 많이 가지고 있어 각각의 특징적인 외모와 생리적 반응을 보인다.

한편 사회적 학습, 문화 혹은 개별적인 경험에 따라 남녀 차이가 두드러지거나 적어지는 것은 생물학적인 원인 외에 환경의 영향이 작용하고 있음을 말해준다. 생물학적 성별이 무엇이든 우리의 성별에 영향을 미치는 환경적 영향은 지대하다. 개개인의 생물학적 조건 발현은 각 성에 대해 주어진 문화 내에서 적절하다고 간주되는 태도와 행동에 직간접적으로 제약을 받을 수 밖에 없기 때문이다.

본 장에서는 이러한 남녀 차이가 신체 구조 및 운동 반응에서 어떻게 나타나는지 살펴보고 여성의 생리적 특성에 의해 나타나는 특정 시기에서의 운동에 관해 알아보기로 한다.

1. 여성의 신체 구조적 특성

남자의 큰 키와 넓은 어깨, 여자의 넓은 엉덩이와 두꺼운 피하지방과 같은 신체의 크기 및 모양의 뚜렷한 남녀 차이들은 사춘기에 나타나기 시작한다. 성적 성숙이 이루어짐에 따라 여성의 신체 구조에 어떠한 변화가 일어나고 성인 여성의 신체적 특성이 어떻게 남성과 구별되는지 알아보자.

1) 성적 성숙과 체격의 변화

성인기에 체격과 체력은 남성이 우위를 보이지만 사춘기가 시작되기 전 아동기에는 골격 발달 및 성숙의 다른 지표들이 여자 어린이에게서 더 빠르게 나타난다. 이 시기에는 같은 연령을 비교할 때 어느 나이에서든지 대체로 여자가 남자보다 성숙되어 있다. 그러나 초경을 맞으면서 여자 어린이의 키 성장은 둔화되고 이후 5cm 정도 더 자라게 되는 반면 남자들은 성적 성숙이 완성되기 전에 성장 호르몬의 영향을 받는 기간이 여자보다 길어서 성장기간이 그만큼 길어진다. 즉, 여자 아이는 만11~12세, 남자 아이는 만13~14세에 키가 가장 많이 자라 1년에 8~10cm 정도 크는데 이 성장 속도가 점차 줄어들어 남자는 고등학교 1~2학년, 여자는 중학교 2~3학년 경에 성인키에 거의 도달하게 된다. 성장이 완료되면 남자는 대체로 여자보다 10% 정도 키가 크다.

사춘기가 되면서 여성에서는 여포 자극 호르몬의 작용에 따라 난소의 여포가 에스트로겐을 분비하게 되며 이 호르몬의 작용으로 피하 지방이 두꺼워지면서 몸의 선이 부드러워지고, 음모가 생기면서 유방이 커지며, 질과 자궁도 발달한다.

2) 뼈와 근육의 비교

아동기에는 여아와 남아 사이에 뼈의 크기, 질량, 구조의 차이가 거의 보이지 않으나 사춘기를 지나면서 남녀 간의 뼈의 길이 성장과 질량의 차이가 점점 커지게 된다. 청소년기에 소녀들은 소년들보다 2년 정도 뼈의 골화가 앞서 있는데 그 이유는 여성호르몬이 성장판을 빨리 닫히도록 하기 때문이다. 이는 여자들이 남자들에 비해 짧은 성장기간을 갖는다는 것을 말한다. 일반적으로 장골 길이의 성장은 여자가 남자보다 1~3년 빨리 끝나며, 골화는 여자의 경우 18세에 완료되지만 남자는 21~23세가 되어야 완료된다. 이러한 과정에 의해 남성은 여성에 비해 보다 크고 보다 길며 보다 밀도가 높은 뼈를 가지게 된다. 성인기에 골무기질함량은 남성은 3100~3500g, 여성은 2300~2700g이며 뼈의 강도는 손에 있는 뼈의 경우 남자가 60% 더 강하다. 또한 무릎관절을 제외하고는 남성의 관절부위가 더 크며 관절부위의 접촉면이 더 넓다. 무릎관절의 예외는 여성의 넓은 골반을 지지하는데 안정성을 확보하기 위한 것으로 보인다. 한편, 여성은 일생 동안 남성보다 더 많은 골 손실을 겪게 되는데 이는 폐경기와 같은 시기에 손실율이 급격하게 증가되는데서 비롯된다.

사춘기를 맞아 나타나는 변화 중에 하나는 여성은 지방층이 두꺼워지고 남성은 근육과 골격이 발달하게 된다는 것인데 이로 인해 근력에 있어서도 현저한 차가 나타난다. 그러나 근력은 아동기에서부터 줄곧 소년들이 대체로 1~2kg 더 센 경향을 보인다. 이러한 근력의 성 차이는 제지방량(체중에서 체지방량을 제외한 양)에 의한 상대치로 나타낼 경우 크게 줄어드는데 근력의 결정 요인 중에 하나인 근육량이 여성의 경우 상대적으로 적기 때문이다. 그럼에도 불구하고 상지의 근력 차이는 여전히 크게 존재한다고 보고되고 있다. 하체의 근력은 인간이 걷기와 같은 이동 운동을 하는 한 기본적으로 어느 수준을 유지할 수 있게 되지만 상체의 근력은 좌업생활과 사무활동을 주로 하는 현대인들의 경우 운동을 통해 의도적으로 개발시키지 않으면 퇴보할 가능성이 크다. 상대적으로 운동 참여율이 적은 여성에게서 상체의 근력이 낮게 나오는 이유 중의 하나라고 유추해 볼 수 있다.

3) 인체의 무게중심

남성에 비해 좁은 어깨, 넓은 엉덩이, 상대적으로 짧은 다리(여성: 신장의 52%, 남성: 신장의 56%)는 여성의 무게중심을 낮추며 일반적으로 균형을 잡는데 있어서는 유리하게 작용한다. 그러나 이와 같이 낮은 무게중심은 달리기와 점프에 있어서는 불리하게 작용할 가능성이 크다.

남녀의 평균 무게중심 높이는 1% 정도 차이가 있으며 남녀의 신장과 신체형태가 같을 경우 무게중심의 차이는 2.5cm 이하일 것이라고 보고 있다. 무게중심 높이의 실질적인 차이는 성보다는 개인의 신장과 신체 형태에 의해 더 많이 좌우될 것이다.

4) 골반의 차이

일반적으로 남자들에 비해 여자들은 무릎이 안쪽으로 향하는 X자형 다리가 많으며 양 무릎이 닿지 않는 경우라도 장골능과 슬개골을 연결하는 선의 각도가 크다. 즉, Q 각도가 남성에 비해 크게 나타난다. Q 각도란 관상면상에서 경골측결절(tibial tubercle)과 슬개골 중앙

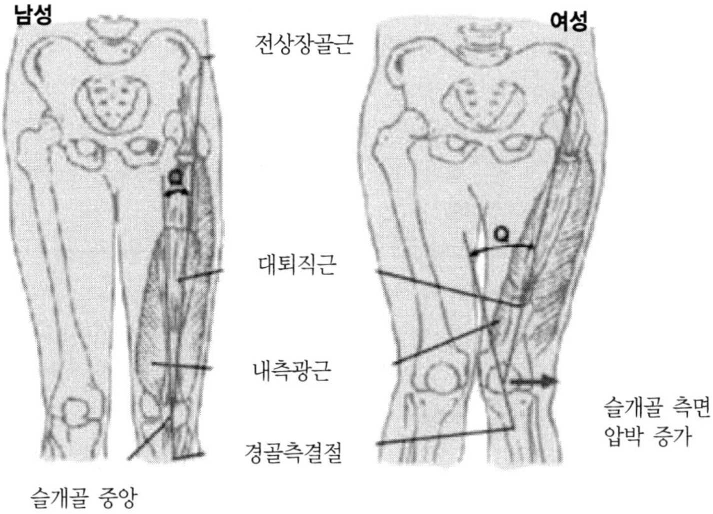

[그림 11-1] 골반의 차이

(middle of the patella)을 잇는 선과 전상장골극(anterior superior iliac spine: ASIS)과 슬개골 중앙을 잇는 선에 의해 만들어지는 각도로서 일반적으로 15도(13~18도)를 정상각으로 본다. 흔히 외반슬(genu valgum)이나 대퇴골이 안쪽으로 돌아가 있는 경우에는 각도가 크게 나와 슬개대퇴관절면의 압력이 높아지고 여성의 경우 골반이 넓고 대퇴골의 길이가 짧으며 대퇴골의 머리가 골반 관절구에 끼워지는 각도가 작기 때문에 통상적으로 Q 각도가 크게 나온다. 따라서 여성은 달리는 동안에 골반의 좌우 움직임이 더 커지는 경향이 있으며 점프나 달리기, 또는 갑작스럽게 방향을 바꾸는 동작이 많은 스포츠에서 무릎의 문제 특히 전방십자인대(anterior cruciate ligament: ACL) 손상이 발생할 가능성이 높다. 미국의 전국대학선수협회에서 조사된 바에 의하면 여성이 남성에 비해 농구는 4배, 체조는 3배, 축구에서는 2.5배 더 자주 전방십자인대 손상을 입는 것으로 나타났다.

한편, 여성형 골반(Gynecoid: true female pelvis)은 안쪽 둘레가 넓고 둥글며 골반 앞부분의 뼈가 접합되는 부위에 형성되는 각도(pubic arch)가 거의 90도가 된다. 이러한 골반 형태는 출산이 용이한 반면 남성형(Android) 골반은 안쪽 둘레가 심장 모양이므로 치골 접합 부위 각도가 좁다. 여성이 출산에 유리한 골반을 가졌다 하더라도 태아의 출산은 척추 골반관절 주위의 근육과 인대에 커다란 압력을 가하게 된다. 이로 인해 여성은 체형이 변하거나 만성적인 통증을 경험할 수 있다. 출산뿐만 아니라 요추 만곡이 더욱 심해지는 임신기에도 요추 부위 통증이 증가되기 때문에 이에 대한 적절한 조치가 필요하다.

2. 여성의 운동 반응

1) 근력(muscle strength)

근력은 아동기부터 남자가 여자에 비해 적은 차이지만 계속해서 우위를 보이며 16세 이후 여성의 근력은 남성들의 2/3 수준이 된다. 약 10~11세 때 여아의 근력과 남아의 근력이 가장 차이를 적게 보이며 사춘기를 맞으면서 이 차이가 현저히 벌어지게 된다. 남자의 경우 사춘기 때 성호르몬인 테스토스테론의 왕성한 분비로 인해 근육양의 급격한 증가와 이에 따른 근력의 상승을 가져오지만 이 못지않게 신체활동 양상의 차이가 체력 발달의 성 차이에 영향을 미치는 것으로 여겨진다. 즉, 사춘기에 접어들면서 남아는 여전히 신체적으로 활발한 상태를 유지하며 다양한 스포츠를 친구들과 함께 즐기는 반면 여아는 신체활동에 소극적이 되며 좌업생활 시간이 늘어난다. 이와 같은 생활 습관의 차이가 여아의 신체 발달 가능성을 제한할 수 있다. 실제로 근력을 제지방량에 대한 상대수치로 표현하면 성별 차이는 현격하게 줄어들고, 엘리트 선수들의 경우 일반인들보다 성별 차이가 적다. 절대 수치에 근거한 남녀 간 근력 차이는 성호르몬의 생리학적 영향과 사회문화적 경향이 복합적으로 반영된 결과라고 볼 수 있다.

2) 심폐지구력(cardiopulmonary endurance)

심폐지구력을 나타내는 주요 지표 중의 하나는 최대산소섭취량이다. 최대산소섭취량이란 최대한 산소를 이용할 수 있는 능력을 알아보는 것으로 심폐의 최대 용량뿐만 아니라 혈류의 원활한 흐름, 세포의 산소 이용도가 복합적으로 영향을 미치기 때문에 유산소성 파워를 적절하게 반영한다. 체중 1kg 당 1분에 섭취할 수 있는 산소양은 여성이 남성보다 약 20~30% 낮다. 이러한 차이를 만드는 주요 원인 중의 하나는 대사가 활발하게 이루어지는 근육을 포함하는 제지방량의 비율이 남자가 상대적으로 더 높기 때문이다. 또한 여성은 체중에서 심장이 차지하는 비율과 심장의 탄력성이 남성에 비해 낮기 때문에 1회 심박출량이 상대적으로 낮다. 그러나 최대심박수는 남녀 간에 차이를 보이지 않기 때문에 단위 시간당 이용할 수 있는 최대산소섭취량이 여성의 경우 더 낮게 나타나는 것으로 보인다. 또한 산소 운반 능력에 차이를 만드는 요인으로 혈액 속 헤모글로빈의 농도를 들 수 있다. 성인 남자는 성인 여자보다 적혈구가 약 6% 정도 더 많으며 100ml의 혈액 속에 들어 있는 헤모글로빈의 양은 10~15% 정도 더 많다.

그러나 근력과 마찬가지로 활동적인 생활습관을 가지고 있는 여성은 비활동적인 사람보다 매우 높은 수준의 산소 이용능력을 가지고 있어서 비활동적인 남성에 비해 활동적인 여성의 심폐지구력이 좋은 경우를 흔하게 관찰할 수 있다. 남녀의 경기력 차이의 비율은 10% 이하이며 트랙과 수영의 여자 세계기록이 남자들보다 더 빠르게 단축되고 있다고 한다.

3) 여자 운동선수 3증후군 (female athlete triad)

여자 운동선수 3증후군이란 남자 선수들과 달리 여자 스포츠 선수들에게서 공통적으로 자주 나타나는 건강상의 문제점 3가지를 말한다. 식이장애(eating disorders), 생리 불순(menstrual dysfunction), 낮은 골밀도(low BMD)가 그 세 가지 증상으로 여자 고등학교 선수들을 대상으로 조사한 결과에 의하면 18.2%, 23.5%, 21.8%에 해당하는 선수들이 각각 식사불량, 생리불순, 낮은 골밀도를 보고하였다고 하였다.

식욕이 떨어지면서 식사량도 줄고 체중이 함께 감소되는 식이장애는 단순히 자신의 체중이나 체형에 불만족하는 것 이상으로 사회문화적, 환경적, 생물학적, 심리적, 행동적 요인들이 복합적으로 작용하여 나타난다. 임상적으로 식이장애를 보이는 선수는 종종 심각한 불안감(anxiety)을 보이고 무가치하다고 느끼거나 정서를 표출하는데 서툴고 다른 사람과 가까운 관계를 형성하지 못한다. 조사 연구에 의하면 아주 어려서 특정 스포츠를 시작했거나 장기간 다이어트를 했거나 갑작스럽게 훈련량이 늘거나 상해를 입게 되는 사건 등이 식이 장애를 일으키는 원인으로 작용하는 것으로 보인다.

생리 불순이란 생리주기가 일정하지 않거나 사춘기가 되는 시기인데도 생리가 시작되지 않거나 초경 후에 불규칙적으로 생리를 하지 않는 증상들을 포함한다. 식이장애나 골밀도 저하와 달리 생리 불순은 지속적으로 발생하지는 않는다. 무월경이 있기 전에 생리 불순이 있을 수도 있으며 반대로 월경이 완전히 없어지지는 않고 몇 년간 생리 불순만 지속되기도 한다. 여성들에게 있어서 생리 불순이 나타나는 비율이 2~5%인 반면 여자 선수들은 6~79%가 경험을 한다고 보고되었다. 범위가 넓게 나타나는 것은 생리 불순의 종류와 측정 방법이 연구 방법에 따라 달랐기 때문이다. 1970년대에는 낮은 체중이나 체지방량이 무월경의 주요 원인인 것으로 간주되었다. 그러나 월경이 정상적으로 이루어지는 선수들과 그렇지 못한 선수들의 체중과 체성분을 조사한 결과 유의한 차이가 발견되지 못하였다. 최근에는 운동에 의한 스트레스나 에너지 결핍이 생리불순으로 이어지는 것으로 보인다고 발표되었다. 생리 불순이 나타나게 되는 에너지 가용성 역치는 제지방량 1kg 당 약 30kcal이다. 선수나 코치들은 훈련을 심하게 하면 당연히 생리 불순이 나타나는 것으로 자연스럽게 받아들이는 경향이 있다. 그러나 생리 불순은 건강상에 불이익이 발생할 수 있다는 위험 신호를 보내는 것으로 불임(infertility) 및 다른 생식계 문제, 면역 기능 저하, 심혈관계 위험 요인의 증가, 골밀도 감소, 조기 골다공증 발생과 직접적으로 연관될 수 있음을 간과해서는 안 된다.

한편, 여자 선수 3증후군의 세 번째 요인인 낮은 골밀도 혹은 골다공증은 폐경기 여성에게 가장 흔하게 나타나는 퇴행적 골격계 질환이다. 뼈의 강한 정도(bone strength)는 뼈의 무기질 함량(bonee mineral content: BMC)이나 골밀도(bone mineral density: BMD) 뿐만 아니라 뼈의 질(quality)에 의해서도 영향을 받는다. 그러나 현재까지 골다공증과 골절 위험을 예측하는데 가장 널리 인정받고 있는 방법은 DXA로 측정한 골밀도이다. 사실상 여자 선수들은 비선수들에 비해 5~15% 높은 골밀도를 가지고 있다. 강한 충격(impact)이 있는 농구, 배구, 체조나 이 밖에 스쿼시, 스피드 스케이팅, 또는 다른 겨울 스포츠들은 BMD를 높이는데 일조한다. 반면 반복적으로 낮은 충격이 가해지거나(조깅이나 마라톤) 비체중부하운동(수영)은 항상 그렇지만은 않다. 일반적으로 선수들의 BMD는 비선수들보다 2~3배 높게 나타난다. 그러나 여자 운동선수 3증후군이 있거나 월경 불순이 있는 경우에는 이러한 운동의 긍정적인 효과가 감소되었다. 선수들이 월경 불순이 있을 때는 정상적인 월경 주기를 가진 사람들에 비해 유의하게 낮은 BMD를 보인다. 말하자면 스포츠로 인한 이점을 상실하게 된다. 무월경인 선수들은 정상적인 월경주기를 가진 선수들에 비해 요추에서 10~20% 낮은 골밀도를 보였으며 월경 불순 기간이 길수록 더 낮은 골밀도를 보였다. 그러나 뼈에 가해지는 충격이 큰 스포츠 선수들은 작은 충격이 반복적으로 장시간 가해지는 스포츠 선수들에 비해 월경 불순이 있는 경우라도 높은 골밀도를 유지하고 있었다. 뼈의 건강과 관련해서 에스트로겐의 가장 중요한 기능은 파골세포의 활동을 억제하는 효과이다. 월경불순이나 무월경으로 인한 낮은 에스트로겐 상태에서 뼈의 밀도가 낮아지는 것으로 보이며 이와 별개로 낮은 에너지 유용 상태가 주는 영향도 배제할 수 없다.

3. 여성의 특정 시기와 운동

여성으로서 남성과 구별되는 생리적 특성이 뚜렷하게 나타나는 것은 사춘기를 지나면서부터이다. 사춘기는 성기관(고환과 난소)의 발달을 촉진시키는 뇌하수체 호르몬의 분비에 의해 나타난다. 그 결과 고환은 테스토스테론(testosterone)을 생산하여 분비하고 난소는 에스트로겐(estrogen)과 프로게스테론(progesterone)을 분비한다. 남성호르몬(안드로겐, androgen)은 남성 생식계의 성장과 발달에 영향을 미치는 호르몬을 총칭하는 말로 주로 남성의 정소에서 분비되며 일부는 부신피질과 여성의 난소에서도 분비된다. 에스트로겐은 여성의 난소 안에 있는 여포와 황체에서 주로 분비되고 태반에서도 분비되며 일부는 부신피질이나 남성의 정소에서도 분비된다. 에스트로겐은 여성의 이차성징의 원인이 되어 가슴을 나오게 하고 성기를 성숙시키며 여성스러운 몸매를 만든다. 또한, 여포자극호르몬(follicle stimulus hormone), 황체형성호르몬(luteinizing hormone), 프로게스테론과 함께 작용하여 자궁벽의 두께를 조절하고 배란에 관여한다.

여성은 초경을 시작한 후 매달 월경(menstruation)을 하며 임신을 하고 폐경을 맞는 과정을 거치면서 남성에 비해 보다 극적인 신체 변화를 겪는다. 이러한 과정의 생리학적 반응을 알아보고 운동의 작용에 대해 살펴보도록 하자.

1) 월경과 운동

월경은 그림과 같이 수정란을 자궁에 착상시키기 위한 호르몬의 작용으로 두꺼워졌던 자궁점막이 떨어져 나가 출혈과 함께 질을 통해 배출되는 현상이다. 월경

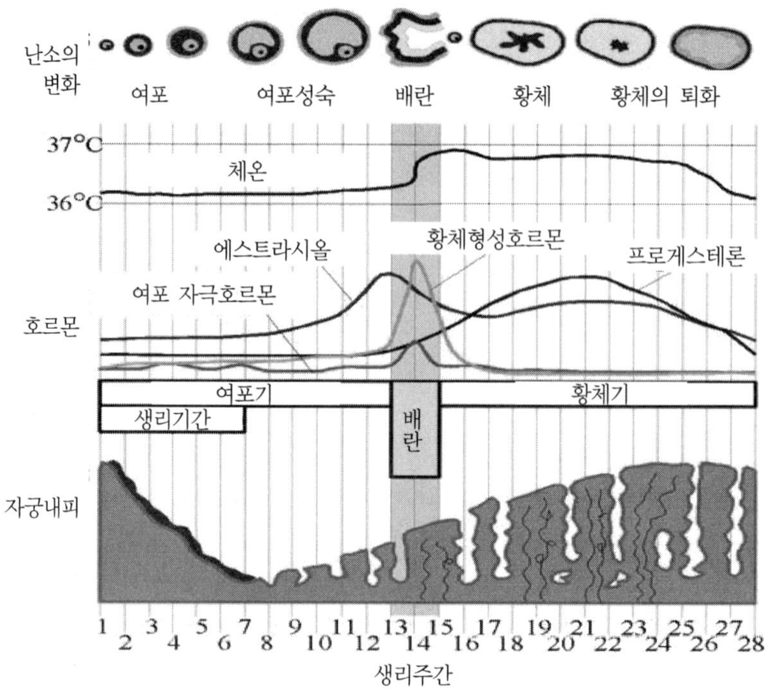

[그림 11-2] 월경주기

과 함께 월경주기가 시작되는데 달마다 두 개의 난소 중 하나에서 점진적으로 난자가 만들어지고 월경이 시작된 후 약 14일이 된 시점에서는 이 성숙한 난자가 난소를 빠져나와(배란) 나팔관을 따라 이동한다. 이곳에서 난자가 정자를 만나면 수정란이 되어 자궁벽에 착상을 하며 그렇지 못하면 자궁점막이 혈액과 함께 체외로 배출되면서 다시 월경이 시작된다.

월경과 관련해서 여성의 몸에는 특징적인 반응이 나

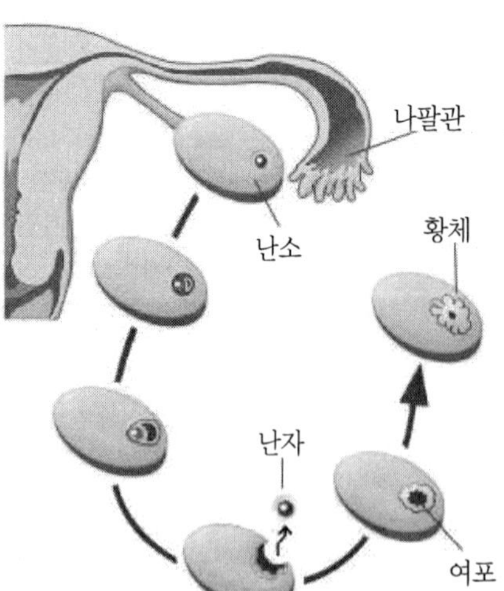

- 1단계 : 뇌하수체에서 여포자극호르몬(FSH)이 분비되면서 난소에 있는 여포에서 하나의 난자가 성숙되기 시작한다.
- 2단계 : 난소에서 에스트로겐이 만들어지면서 마지막 월경 때 손상된 자궁점막이 회복되기 시작한다.
- 3단계 : 뇌하수체에서 분비되는 황체형성호르몬(LH)이 배란을 유도하고 비어 있는 여포에서 프로게스테론이 분비되도록 자극한다.
- 4단계 : 프로게스테론은 자궁벽을 두껍게 하여 수정란 착상을 위한 준비를 한다.
- 5단계 : 난자가 수정되지 않으면 에스트로겐과 프로게스테론의 분비가 급격히 줄어들면서 다시 월경이 시작된다.

[그림 11-3]

타난다. 월경 전에는 일반적으로 체중이 증가하고 유방으로의 혈액량이 증가하여 크기가 증가하며, 월경 동안에는 혈중 글루코스 농도가 증가한다. 또한 황체의 퇴화와 함께 월경 직전에 감소되었던 체온은 낮아진 상태로 유지된다. 이러한 변화가 일어나는 월경이 여성의 운동능력에 영향을 미치는가 하는 문제는 명확한 결론이 내려지고 있지 않다. 그러나 월경 기간 동안에도 최고기록을 수립하는 여자 선수들을 드물지 않게 볼 수 있으며 선수들의 50% 이상은 경기력에 아무런 차이가 없었다고 보고한 내용들을 고려할 때 일반적으로 월경 기간에 운동을 하면 능력이 제대로 발휘될 수 없다고 단정하는 것은 잘못된 것으로 보인다. 그러나 배가 거북하고, 통증이 있으며 요통, 두통, 소변 빈도의 증가, 인체 수분의 과다 보유로 체중이 일시적으로 증가하는 등 월경 중에 불편감이 증가하기 때문에 이로 인한 영향을 완전히 배제할 수는 없겠다.

한편, 월경과 관련한 잘못된 상식 중에 하나는 월경 기간에 분비되는 혈액이 비위생적이고 불결한 냄새를 풍긴다는 것이다. 그러나 월경 혈액에는 균이 없으며 냄새도 없다. 오히려 코, 입, 피부의 분비물보다 깨끗하다. 다만 월경분비물이 냄새를 풍기고 박테리아의 번식처가 되는 것은 공기에 접촉되고 난 다음으로 위생패드의 화학물질들과의 반응이 특징적인 냄새를 만들어 내는데 일조하는 것으로 보인다. 또한 수영 시 질 속으로 물이 들어갈 수 없기 때문에 물속에서 있는 동안 질 속을 드나드는 물로 인해 수영장 물이 오염될 수 있다는 것도 가능하지 않다.

2) 임신과 운동

임신 전에 활동적이었던 많은 여성들은 임신 중에도 활동적인 생활을 하고자 한다. 따라서 임신 중이나 출산 후 운동에 관한 자문을 얻기 위해 주치의를 찾아가는 방문횟수가 많아지게 되었다. 그러나 불행히도 현재는 임신기간 동안의 운동에 관한 처방기준이 확실하지 않으며, 주로 일반적인 상식 등을 토대로 처방을 하고 있을 뿐이다. 더욱이 임신 중과 출산 후의 운동효과에 관한 연구도 부족한 실정이다.

임신을 계획하고 있는 활동적인 여성들은 임신 중에도 운동프로그램을 계속 시행하길 원하고 있으며, 운동이 임신 중 또는 출산 시에 미치는 부정적인 영향에 대해서도 알고 싶어 한다. 그러나 이러한 잠재적인 부정적 영향이 임산부들의 목표심박수를 낮추고 운동강도를 제한해야만 한다는 자료는 터무니없이 부족한 실정이다. 더욱이 규칙적인 운동이 출산에 도움이 된다는 증거 또한 없다. 사실 일부 연구에서는 격렬한 운동으로 인해 잉태 기간의 증가, 산모의 체중증가, 영아의 체중감소에 대한 부정적인 연구결과를 보고한 바 있다. 그러나 이러한 변화들은 실제로 출산 시 부정적인 영향을 미치지는 않았다. 궁극적으로 다른 연구들에서는 규칙적인 운동을 한 산모들이 더욱 빠르게 임신 전 체중 및 근력과 유연성을 회복한 것으로 보고하고 있다. 이 밖에도 임신 중 운동으로 인해 얻을 수 있는 장점들은 아래와 같다.

- 요통 정도와 빈도의 감소
- 스트레스, 불안, 우울증의 감소
- 조절된 체중증가
- 소화기능과 변비 개선
- 일상생활의 에너지 증대
- 출산 후 복부의 크기 감소

현재, 출산기 여성의 50% 정도가 규칙적으로 운동을 한다. 그 중 90% 이상이 임신 중과 출산 후에도 활동적인 상태를 유지하고자 한다.

(1) 임신 여성의 관리

임신기간 중에는 운동처방에 영향을 미칠 수 있는 여러 가지 변화들이 발생한다. 첫째, 결합조직의 변화가 나타난다. 프로게스테론, 에스트로겐과 같은 호르몬의 영향으로 결합조직은 더욱 부드러워지고 쉽게 신장되며, 이로 인해 관절 손상의 위험이 줄어든다. 그러나 자궁과 유방의 확대로 인한 인체 무게중심의 변화로 평형성과 관련된 문제들이 발생한다. 또한 신체 균형상의 문제와 낙상과 같은 위험의 증대로 인해 천장관절과 고관절에 스트레스가 증대된다. 둘째, 산모의 혈류량이 30% 정도 증가되어 심혈관계의 변화가 나타나 안정시에도 심박수와 심박출량이 상승된다. 헤마토크리트 수준은 평소보다 임신 중에 더 낮아지지만, 운동 중에는 혈액 농축이 나타나기 쉽다. 셋째, 영양학적인 측면의 변화가 나타난다. 임신으로 인한 칼로리 요구량이 증가함에 따라 하루 약 300㎉ 정도를 추가로 섭취해야 한다. 사실, 임신 중에는 체중감량을 위해 운동을 하는 것은 바람직하지 못하다. 대부분의 모유를 먹이지 않는 여성들은 이전 체중에 비해 출산 후 8~12㎏ 정도의 체중이 증가한다. 여러 차례 임신을 하게 되면 의학적으로 유의한 수준의 체중증가를 유발할 수 있다. 임신 중에는 탈수의 위험이 높아지므로, 임산부들은 이를 방지하기 위해 운동 전·후에 많은 양의 음료를 섭취하도록 한다. 넷째, 호흡계의 변화가 나타난다. 임신 말기가 가까워짐에 따라, 자궁이 확장되어 횡격막 가까이 놓이게 되고, 이로 인한 폐용량(lung volumes)의 감소로 호흡곤란이 발생되기도 하지만 안정시의 폐기능은 정상수준을 유지한다. 일회 호흡량(tidal volume)과 환기량(ventilation)의 증가는 임신 중 발생하는 산소 요구량의 증가를 초래한다. 저강도의 운동으로도 과호흡(hyperventilation)이 발생할 수 있다. 마지막으로 내분비계에 변화가 나타난다. 임산부는 운동 중에 에너지원으로 많은 양의 탄수화물을 이용하므로 저혈당증(hypoglycemia)이 유발되기 쉽다. 인슐린 저항의 증가로 인해 '임신성 당뇨'가 유발되기도 한다.

에피네프린과 노에피네프린 수준은 운동 중 유의하게 증가한다. 이러한 호르몬의 증가는 자궁 근육의 활동과 수축 및 갑작스런 조기 분만에 영향을 미칠 수 있다. 따라서 조기 분만의 위험이 있는 여성은 과격한 운동을 삼가 해야 한다.

(2) 운동선수인 임산부 관리

보통 임산부에게는 일반적인 운동검사를 추천하지 않는다. 운동 내성, 폐기능, 심장질환, 또는 약물효과 등을 확인하기 위한 특별한 의학적 필요가 있을 때를 제외하고는 임상적으로 제한하고 있다. 그러나 임신 중 운동검사로 도움을 받을 수 있는 여성들도 있다. 임신 중에도 집중적인 운동프로그램을 유지해야 하는 여성 선수들에게는 일련의 운동검사가 규칙적인 건강검진에 포함되어야 한다. 임신 전 타당한 기준을 알 수 있도록 기초평가를 실시하고, 3개월마다 다양한 검사들이 실시되어야 한다. 운동검사의 형태는 운동선수의 현재 트레이닝과 일치되어야 하며, 측정 변수들은 다음과 같다 :

- 산소 섭취량
- 동맥압
- 젖산
- 카테콜라민과 혈당 수준
- 직장 온도(38℃까지 상승 제한)
- 체지방 측정(피부두겹법), 처음 16주 동안 최소 2.5kg 체중 증가 후 계속 시행
- 활동에 따른 태아 반응 측정(상대적으로 영향 받지 않음)
- 정상 상태를 확인하고 중복임신을 배제하기 위한 초음파 검사

이러한 정보는 안전한 운동을 계획하고 유지하는데 유용할 수 있다. 운동검사 시 다음과 같은 사항에 주의해야 한다.

첫째, 임신으로 인해 정맥압(venous tone)이 감소되어 정맥저류(venous pooling)가 발생할 수 있으며, 기립성 저혈압(postural hypotension)과 실신(syncope)이 발생할 수 있다. 따라서 이러한 상황에 대처하기 위해서는 규칙적인 검사가 필요하며, 운동을 갑자기 중지해서는 안 된다.

둘째, 측정 장소는 온도가 19~22℃, 습도가 50% 이하를 유지해야 한다.

셋째, 발의 충격 손상을 예방하기 위해 적절한 신발을 착용해야 한다.

(3) 임산부와 운동에 대한 지식

운동이 임산부에게 장점이 되거나 혹은 단점이 된다는 과학적인 근거는 없지만, 현재까지는 어떤 운동형태가 산모 또는 태아에게 이로운지 또는 해로운지 등은 밝혀지고 있다. 한편, 임신한 여성에게 적용되고 있는 운동프로그램은 체력상태에 절대적으로 금기사항이 없는 여성들에게만 적용하도록 권장되고 있다. 또한 체력상태가 나쁘거나 체중감량이 목적인 경우에는 임신 중

의 고강도 운동이 권장되지 않는다. 수영과 고정식 자전거와 같은 저강도 운동은 임신 중에 운동을 시작하려고 하는 사람이나 임신 전에 운동을 해 본적이 없는 사람들에게 권장되는 운동형태이다.

이상적인 운동프로그램에는 걷기, 수영, 고정식 자전거 타기, 임산부를 위한 체조, 유연체조 등 다양한 형태들이 포함되어 있다. 저항성 트레이닝도 운동프로그램에 포함될 수 있다. 전문가들은 임산부의 개인적인 능력을 평가하고 최적의 운동형태를 처방하는 것이 중요하다. 임신 중 운동 금기사항에는 일반적으로 다음과 같은 것이 포함된다.

- 임신 유발성 고혈압
- 막의 조기 파열
- 임신 중 조산
- 지속적 출혈
- 자궁 내 성장 지연

일단 운동을 시작하려 하면, 자주 주치의와 상담을 해야 한다. 운동 시 다음과 같은 변화가 있다면, 운동프로그램을 지속하기 전에 의학적 상담을 구해야 한다.

- 질의 분비액이나 출혈 증상
- 발목, 손, 얼굴의 갑작스런 부종
- 까닭 없이 지속되는 두통, 시각장애, 또는 갑작스런 어지러움증
- 운동 후 지속적인 맥박 상승
- 심계항진 또는 부정맥
- 복부 통증
- 불충분한 체중증가 : 마지막 3개월 동안 1.0kg/월 이하

심박수에 의한 방법의 운동강도 처방은 일반적으로 140회/분을 상한선으로 둔다. 그러나 산모는 안정시 심박수가 15~20회 정도 높으므로 이러한 방법에 의한 처방은 부적절하다. 따라서 운동자각도(RPE)에 따라 설정하여 15('힘들다')이하의 강도로 실시하여야 한다. 운동빈도는 주당 최소 3회 이상, 운동시간은 최소 20분 이상이어야 한다. 지속적인 활동이 간헐적인 활동 보다 더욱 이로운 것으로 여겨지고 있다.

운동 시 주의해야할 사항들로는 처음 3개월 동안에 신경관 폐쇄가 일어날 수 있다. 온도가 19~20℃ 이상이고 습도가 50% 이상인 더운 환경 속에서 고강도 운동은 고온 반응을 일으킬 수 있으며, 신경관 폐쇄를 유발할 수도 있으나 아직 인간에게는 증명되지 않았다. 여성은 처음 3개월 이후 바로 누운 자세에서는 운동을 피해야 한다. 자궁의 확장은 대정맥을 압박하여 정맥환류(venous return)를 방해할 수 있다. 이로 인해 바로 누운 자세는 저혈압 증후군(spine hypotensive syndrome)을 일으킬 수 있다. 또 태반의 조기 박리 위험의 증가로 심박출량과 자궁의 혈류량이 감소될 수 있다.

임신의 생리학적 및 형태학적인 많은 변화들은 출산 4~6주 동안 지속되므로, 임신 전 운동프로그램은 서서히 재기해야 한다.

(4) 임산부를 위한 중량부하운동

임산부가 웨이트트레이닝을 할 때, 일반적인 피로로 인해 트레이닝을 지속적으로 수행할 수 없기도 한다. 금기사항은 위에서 전술한 바와 동일하다. 바로 누운 자세에서의 운동은 첫 3개월 간 실시해서는 안 된다는 것을 명심해야 한다.

웨이트드레이닝 시 고반복, 중등도 무게를 이용한 서키트 트레이닝이 추천된다. 서키트 트레이닝 시 동일한 페이스로 한 종목에서 다른 종목으로 이동한다. 이로 인해 근육의 지구력과 근력이 향상될 수 있다. 혈압을 조절하고 심장의 후부하의 상승을 예방하기 위해 동작을 정지하지 않을 수 있을 정도의 무게를 이용하고, 부하를 들어 올릴 때 호기를 하여 등척성 또는 정적 요소로부터 유발되는 혈압 상승 등의 부정적 영향을 최소화 시키도록 한다.

웨이트 운동장비의 형태는 환자의 선호도와 능력에 따라 다르다. 웨이트 장비와 프리웨이트와 같은 웨이트 도구는 임산부들이 체육관이나 체력센터를 이용할 수 있을 때 이용 가능하다.

적절한 강도를 선택할 때에는 임의로 결정하는 것이 아니라 개인이 들어 올릴 수 있는 무게를 능력에 따라 결정하는 것이 중요하다. 강도 설정을 위해서는 다음과

같은 방법이 권장된다.

- 운동은 1~2세트로 실시 하는 것이 적당하여 임신 전 웨이트 운동을 하지 않았던 여성들에게는 처방하지 않는 것이 좋다.
- 10~15회 편안하게 들어 올릴 수 있는 무게를 선택한다. 15회 편안하게 들어 올릴 수 있을 땐, 10회 정도 들어 올릴 수 있는 무게로 증가시킨다.

위의 운동 강도는 어떤 웨이트 운동기구에도 적용될 수 있다. 예를 들어, 프리웨이트, 웨이트 장비, 또는 핸드 웨이트, 스트레칭 탄성 밴드 등. 웨이트 운동을 할 때 유산소성 운동시 처방된 강도와 동일한 자각인지도 15이상을 초과하지 않도록 해야 한다.

3) 폐경기와 운동

10년 전만 해도 흔히 심장병을 예방하고, 뇌의 활발한 활동을 유지하며, 뼈를 튼튼하게 하는 방법으로 호르몬 투여가 권장됐다. 그러나 에스트로겐과 프로제스틴의 투여가 유방암, 뇌졸중, 혈액응고, 심장마비 발병율을 높일 수 있다는 연구보고가 발표된 이후 다른 대안 요법들을 이용하는 사례가 늘었다. 호르몬 요법의 보다 확실한 효과를 입증하거나 안전성을 검증하기 위하여 아직 더 많은 연구가 필요한 상태이지만 현재까지는 평균 폐경연령인 51세 한참 전에 조기 폐경이 된 여성이 아니라면 제일 먼저 권장되는 사항은 아니라고 볼 수 있다. 대신 폐경기 증상 완화에 도움이 된다고 알려진 라이프스타일 변화를 통해 최대한 투약을 피하려는 노력을 기울이는 것이 좋다. 즉, 신체 활동을 강화하고, 스트레스를 덜 받고, 체중을 줄이고, 흡연을 중단하는 노력 등이 필요하다.

특히 신체 활동은 폐경기에 에스트로겐 수치가 떨어지면서 뼈의 질량과 밀도가 급격하게 감소되는 것을 막는데 도움이 된다. 폐경기에는 에스트로겐 수치가 떨어지면서 20% 가까이 뼈 질량이 감소하며 이로 인해 골다공증 발병율이 늘어난다. 일반적으로 알려진 골다공증 발병 위험 요인은 백인이나 아시아계 혈통, 흡연, 골다공증 가족력, 체중 미달, 좌식생활, 무월경 등이다. 이 중 개선이 가능한 사항은 금연하고, 적절한 영양을 섭취하며, 활발한 신체 활동을 하는 것이다. 특히 뼈의 밀도를 높이는데 도움이 되는 운동은 적극적인 근력 운동과 뼈에 물리적인 충격(impact)이 가해지는 운동들이다. 사실상 체조, 농구, 달리기 등이 수영, 걷기 등의 운동보다 뼈의 강화를 위해서는 더 효과적이지만 뼈의 강도가 현저히 낮아져 있어서 무엇보다 골절 위험을 고려해야 하는 폐경기 여성들에게 역동적인 스포츠를 적극적으로 권장할 수는 없다. 자신의 근력에 맞게 강도를 조절하여 실시하는 부위별 웨이트트레이닝, 등산, 에어로빅, 테니스 등이 폐경기 여성의 골밀도 저하 속도를 낮추는데 도움이 되는 운동이라 하겠다. 만약 골밀도가 현저히 저하되어 골다공증 진단이 내려진 상태에서 운동경험이 전혀 없으며 균형 감각이 떨어져 낙상의 위험이 높은 경우라면 안전한 공원에서 천천히 걷기부터 시작해야 한다. 운동을 싫어하는 사람이라면 일상생활에서 엘리베이터 대신 계단을 오르내리고 짧은 거리는 차를 타는 대신 걷는 습관부터 기르도록 한다. 이 외에 인스턴트식품은 피하고 채소, 과일, 전곡, 저지방 유제품의 섭취를 늘려야 한다. 특히 중년 여성들에게 필요한 칼슘 권장량 1200~1500g, 비타민D 400IUs를 섭취할 수 있도록 유제품, 뼈째 먹는 생선, 대두 등의 식품을 적극적으로 섭취 할 필요가 있다.

참고문헌

Christine L W.(1991). Women, sports & performance: A physiological perspective. Human Kinetics.

Kenney, L.(1995). American College of Sports Medicine. ACSM Guidelines for Exercise Testing and Prescription, 5th edition. Williams & Wilkins, Baltimore, MD, 235.

American College of Obstetrics and Gynecology(1980). pregnancy, work and disability. Technical Bulletin No. 58. Washington DC, ACOG.

Clapp, J. F.(1989). Pregnancy in Exercise in Modern Medicine. by Franklin, B. A., Gordon, S., Timis, G. C., Eds., Williams & Wilkins, Baltimore.

Guidelines for Cardiac Rehabilitation Programs, American Association of Cardiovascular and pulmonary Rehabilitation(1991). Human kinetics, Champaign.

Katherine A. B., Nanna L. M.(2006). Female Athlete Triad Update, Clinics in Sports and Medicine.

[부록]

✣임산부를 위한 운동처방

• 운동빈도

주당 최소 3회 이상 운동한다. 극도의 피로감을 느낄 땐 운동을 중지한다.

• 운동형태

이전에 실시했던 운동에 따라 걷기, 조깅, 또는 달리기 등으로 시작할 수 있다. 운동을 더 이상 할 수 없을 때, 운동을 지속하기 위해 고정식 자전거나 수영과 같은 무부하 운동이 권장되어진다. 한편, 임산부 여성에게 중량부하 운동이 권장되지만, 이전에 웨이트트레이닝을 실시해본 경험이 없는 여성들에게는 격렬한 트레이닝이 해로울 수 있다.

• 운동시간

편안한 시간에 시작한다. 유산소성 운동을 20~60분 수행하기 위해서는 휴식이 필요하다. 임신 기간이 진행될수록 운동 후 완전히 탈진되지 않도록 운동시간을 서서히 감소시킨다.

• 운동강도

운동강도는 자각인지도를 이용하여 처방해야 한다. 자각인지도는 '힘들다' 또는 15이상이 되지 않도록 한다. 또는 운동 중 맥박을 측정했을 때 140~150회/분을 넘지 않도록 한다.

• 주의사항

- 더운 시간을 피해서 운동한다.
- 체중의 손실이나 증가, 가쁜 호흡 또는 흉통 등이 나타나면 즉각 보고하도록 한다.
- 운동이 증가되는 정도를 기록하도록 한다.
- 졸도, 어지러움, 심계항진이 나타난 경우에는 운동을 즉시 멈추도록 한다.
- 준비운동과 정리운동을 운동 전, 후 편안한 강도로 최소 5~10분 동안 실시한다.

단원문제

1. 여성과 남성의 근골격계를 비교한 내용으로 적절한 것은?

(가) 사춘기를 지나면서 남성의 장골 길이 성장과 근력 증가가 여성과 큰 차이를 보인다.

(나) 여성과 남성의 근력 차이는 상체보다 하체에서 두드러지는 경향이 있다.

(다) 여성은 무릎관절 부위 접촉면이 남성에 비해 좁기 때문에 상해 발생률이 더 높다.

(라) 체력에 있어서 엘리트 선수들의 성 차이는 일반인들의 성 차이에 비해 크다.

2. 여성 골반의 특성을 Q 각도로 설명하시오.

3. 여자 운동선수 3증후군이란 여자 스포츠 선수들에게서 공통적으로 자주 나타나는 건강상의 문제점 3가지를 말한다. 이 세 가지 증상은 무엇인가?

4. 월경이 여성의 운동능력 발휘에 부정적인 영향을 미치는가?

5. 임신 중 운동으로 얻을 수 있는 이점들을 기술하시오.

6. 폐경기 골다공증 예방 및 치료에 도움이 되는 운동은 무엇인가?

정답 **1. (가).** **2.** Q 각도란 슬개골 중앙-경골측결절을 잇는 선과 전상장골극-슬개골 중앙을 잇는 선에 의해 만들어지는 각도이다. 13~18도를 정상으로 보는데 여성은 골반이 넓고 대퇴골의 길이가 짧으며 대퇴골의 머리가 골반 관절구에 끼워지는 각도가 작기 때문에 통상적으로 Q 각도가 크게 나온다. **3.** 식이장애, 생리 불순, 낮은 골밀도 **4.** 사람마다 차이가 있지만 월경을 하는 동안에는 배가 거북하고, 간혹 통증이 있으며 요통, 두통, 체중 증가 등 불편감을 느끼게 된다. 이로 인한 영향을 완전히 배제할 수 없지만 월경기간에도 경기에서 최고 기록이 수립된 적이 드물지 않으며 불편감을 전혀 못 느끼는 여성들도 많기 때문에 월경을 하는 동안 여성의 운동능력이 제한된다고 단정지을 수 없다. **5.** 요통 정도와 빈도의 감소 / 스트레스, 불안, 우울증의 감소 / 과도한 체중증가 예방 / 소화기능과 변비 개선 / 출산 후 복부 크기 감소 **6.** 일반적으로 골밀도를 높이는데 도움이 되는 운동은 뼈에 물리적인 충격이나 강한 압박이 주어지는 운동들이다. 즉, 점프 동작이 많은 체조, 농구, 달리기 및 근력 운동들이 그에 해당한다. 그러나 폐경기 여성들에게는 효과와 안전성을 모두 고려하여 웨이트트레이닝, 가벼운 등산, 에어로빅, 테니스 등이 권장된다. 이미 골다공증 진단을 받고 낙상의 발생 가능성 또한 높은 경우에는 안전한 공원에서 규칙적으로 걷기부터 시작하는 것이 좋다.

제12장 운동상해 및 응급처치

단원목표

- 스포츠 상해의 정의를 설명할 수 있다.
- RICE원칙에 대하여 설명할 수 있다.
- 염좌, 탈구, 골절을 구분하여 설명할 수 있다.
- 다양한 응급상황 대처법에 대해 설명할 수 있다.

스포츠는 인간에게 육체적인 건강은 물론 정신적인 건강을 부여하며 건전하고 윤택한 생활을 유지할 수 있게 해준다. 또한 스포츠맨이 인간의 한계를 극복하고 극기해 나가는 과정을 지켜봄으로써 인간은 무엇이나 노력하면 가능하다는 자신감과 긍지를 가지게 되며, 여러 경기를 통해 즐거움과 승부욕, 인간애와 우정 그리고 건전한 스포츠맨십을 배우게 된다. 그러나 거의 모든 스포츠에는 상해의 위험이 따르며, 이를 막기 위해서는 상해의 원인과 유형 및 예방의 방법을 숙지하고 있어야 한다.

1. 스포츠 상해

스포츠 상해란 스포츠에 의해 발생되는 모든 급만성 신체 상해를 말한다. 즉 스포츠에 수반되는 외력에 의해서 발생하거나 과도한 스포츠 생활을 장기간 계속 반복하는 동안 서서히 진행되어 신체의 기질적 변화로 발생되는 것을 말한다. 스포츠 상해는 인체의 어느 한 부분이 아닌 인체 전반에 걸쳐 광범위하게 발생할 수 있다. 스포츠 상해의 주요 원인으로는 기술 부족과 운동 부족, 과도한 운동과 과로, 과도한 긴장, 주의 산만, 준비운동의 부족, 반칙 행위와 난폭 행위, 기구, 장비, 시설 및 환경의 결함 등을 들 수 있다.

2. 스포츠 상해의 종류

1) 염좌

염좌는 운동 시 가장 보편적인 손상 중의 하나로서 흔히 '삐었다'라고 한다. 이것은 관절에 무리한 힘이 주어져서 심하게 비틀리게 되어 관절주위의 인대가 상하는 것을 말하며, 주위의 혈관이 파열되어 내출혈로 인한 부종이 발생할 수도 있으며, 통증으로 관절을 움직일 수 없게 된다. 염좌는 손상정도에 따라 1도, 2도, 3도로 구분한다. 1도 염좌는 인대가 늘어난 것이고, 2도 염좌는 부분적으로 파열된 것, 3도 염좌는 완전히 파열된 상태를 말한다. 주로 축구, 농구, 등산 등의 스포츠를 할 때 발생되며, 염좌가 발생되면 그 즉시 골절 유무를 알아보고, 손상부위를 고정시키며, 안정(rest), 얼음찜질(ice), 압박(compression), 거양(elevation)의 원칙에 따라 안정을 취하고, 얼음찜질을 하고, 압박붕대로 감아주고 상해부위를 높여 주도록 한다. 만약 골절이 의심되면 손상부위에 무게를 주지 않고 부목을 댄 다음 빨리 병원으로 이송하여 정확한 진단을 받아야 한다.

2) 타박상

타박상은 외부의 힘에 의해서 조직이 손상되는 것을 말하며, 그로 인해 상처부위의 작은 혈관들이 파열되어 피부 내에서 출혈이 일어난 것을 말하는 것으로 흔히 멍이 들었다고 말한다. 타박상은 초기에 흑청색 반점이 생기고, 시간이 흐름에 따라 갈색, 노란색으로 변하면서 치료가 된다. 처치는 타박상 부위의 부종 제거를 위해 8~10시간 동안 냉찜질을 해주며 상처부위는 심장보다 높인다. 또 탄력 붕대를 감아 주어 출혈과 부종을 막고, 출혈이 멈추고 부기가 내리면 더운 찜질을 실시하여 흡수를 촉진시킨다.

3) 탈구

탈구는 관절면이 서로 접히지 않는 상태가 되어 관절운동이 불가능하게 되는 경우를 말하며 그 증상으로 통증 관절윤곽의 변화, 사지의 길이, 운동장애 등을 수반한다. 미숙한 일반인이 관절을 맞추는 시도를 잘못하게 되면 회복할 수 없는 치명적 손상을 입을 수 있으므로 부목을 이용하여 환부를 고정시키는 구급처치를 한 후에 병원으로 이송해야 한다. 구급처치가 늦어지면 국소의 혈관이나 신경의 장애를 유발할 수 있으므로 속히 처치해야 한다. 탈구의 정도에 따라 병원에서 탈구를 치료한 후 관절 주위의 인대조직이 치유될 때까지 부목이나 석고 붕대로 충분한 시일동안 고정한다. 일반적으로 레슬링, 축구, 태권도 등 격투기 종류의 스포츠에서 주로 발생된다.

4) 골절

골절은 뼈가 부러진 것을 뜻하며 일단 골절이 되면 움직임이 자유롭지 못하고 부종이 심하게 생기며, 통증이 매우 심해 통증에 의한 경련이 수반되기도 한다. 골절은 폐쇄성골절(단순골절)과 개방성골절(복합골절)의 두 가지로 나눌 수 있다. 폐쇄성골절은 피부가 손상되지 않고 골절부위에 상처가 전혀 없는 반면, 복합골절은 골절 부위의 피부가 손상되거나 파괴된 경우이다[그림 12-1].

골절이 의심될 때 다친 곳을 건드리거나 환자를 함부로 옮기는 경우 신경, 혈관, 근육이 손상을 받게 되고, 통증과 충격이 심해지므로 절대 안정이 필요하다. 응급처치는 우선 골절부분을 잘 살펴보면서 가장 통증이 적은 상태로 주위의 도구를 이용하여 부목을 대어, 통증감소와 함께 골절된 골편이 연부조직을 손상시키지 않도록 한다. 골절 시 부목 처리와 함께 빠른 시간 내에 병원으로 후송하여야 한다.

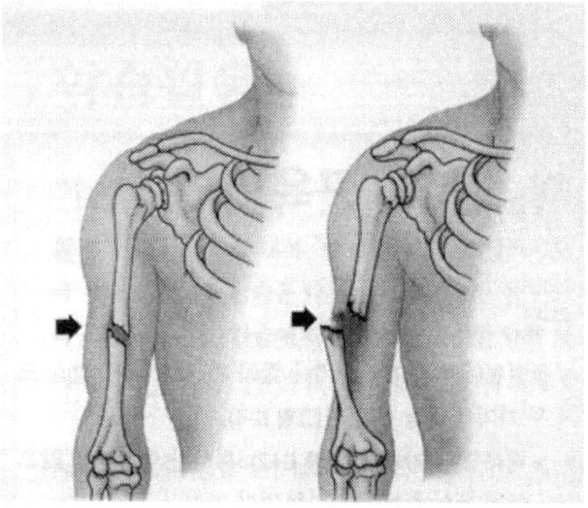

[그림 12-1] 골절의 종류

출처: 응급처치와 심폐소생술, 2006. 황정연. 강경희, 한미의학

5) 출혈

조직이 외상을 받으면 그 외상의 대소에 관계없이 출혈이 나타나게 된다. 출혈에는 외출혈과 내출혈이 있으며, 심한 외출혈을 방치하면 생명을 잃게 되므로 발견 즉시 처치를 하여야 한다. 외출혈의 처치에는 헝겊이나 붕대를 가지고 상처를 압박하는 직접 압박법, 손가락이나 손바닥으로 동맥을 강하게 눌러 압박하는 지압법, 지혈대를 이용하는 지혈대법 등이 있다.

6) 쇼크

쇼크는 심한 출혈, 심한 화상, 골절, 그 밖에 가슴, 머리의 부상, 심한 설사나 구토 혹은 정신적인 원인과 신체 혈액순환의 감퇴로 인해 몸의 기능이 부진하고 허탈한 상태를 말한다. 그 증세로는 피부가 차고 축축하며 창백해지고 호흡이 불규칙하게 되며, 심박수는 처음에는 느리지만 점차 빠르고 약해진다. 체온이 떨어지고 구토, 현기증, 불안 등이 일어나며, 심하면 의식을 잃게 된다. 쇼크 시에는 담요나 더운 물주머니 등으로 체온을 높여주고, 혈액순환을 원활하게 하기 위해 환자를 반듯이 눕히고 다리와 발을 조금 높여준다. 그러나 두부의 외상으로 인한 쇼크는 다리를 반듯하게 눕혀 주어야 한다.

7) 탈수

인체의 약 60%는 물로 구성되어 있으며, 인체에서 수분은 필수적이다. 그러나 운동은 많은 땀을 흘리게 하고 특히 여름에는 체내 수분의 손실이 더 많아지게 된다. 탈수 증상이 나타나면 의식이 흐려지고, 몸에 힘이 빠지면서 차츰 기운을 잃게 된다. 따라서 운동 전, 운동 중, 그리고 운동 후에 필요한 만큼의 수분을 충분히 섭취해 주어야 한다

8) 동상

농설기 스포츠에 특히 주의해야 할 동상은 낮은 기온 장시간 피부를 노출시킬 경우 발생하는 상해로, 발진과 종창의 증상이 생기며 점차 부종과 물집이 생기고 심하면 염증이 생긴다. 동상이 발생하면 발생부위를 37℃정도의 온수에 담가 서서히 온도를 높여주고 더운 음료수를 마시게 한다. 이때 상해 부위를 심하게 비비거나 운동을 시켜서는 안 되며, 어느 정도 녹은 다음 자발적으로 움직이게 하여 혈액순환을 촉진 시키도록 해야 한다. 동상의 예방은 충분한 방풍, 방한복의 착용과 영양섭취가 필요하며 피로하지 않도록 해야 한다.

9) 열피로(열탈진)

열피로는 수분이나 염분 또는 이 두 가지 모두가 다 빠져나갔을 때 일어나는 상해이다. 흔히 '심한 탈수'라고 부르는 열피로는 무더운 날씨에 운동을 하면서 충분한 수분을 공급해 주지 않은 경우에 발생한다. 심한 갈증, 피로감, 두통, 메스꺼움, 구토 등과 같은 증세를 나타내며 때로는 설사를 하기도 한다. 열피로가 통제되지 않으면 열사병으로 진행될 우려가 있으므로 적당한 시기에 처치가 중요하다. 일단 환자를 시원한 곳으로 옮긴 후 시원한 음료를 준다. 음료를 섭취하고 20분이 지나서도 증상이 호전되지 않으면 전해질음료(소금물이나 스포츠음료)를 주고 다리를 곧게 펴서 20~30cm 정도 들어올린다. 차가운 수건 등으로 몸을 문지르거나 부채질을 해준다. 30분 이내에 상태가 좋아지지 않는다면 의사의 진료를 받는 것이 바람직하다.

3. 스포츠 상해의 예방

스포츠 상해의 예방은 종목에 맞는 사고의 원인, 대책 등에 관한 충분한 사전 지식이 필요하며 정기적으로 의학적 종합검진은 물론 체력검사를 받아야 한다. 적절한 준비운동(warm up)과 정리운동(cool down)도 스포츠 상해를 예방하는데 도움이 된다. 준비운동은 인체를 운동하기 전 생리적 및 정신적으로 준비시키는 수단으로서 주된 목적은 체온을 상승시키고 심부 근육의 온도를 상승시키며 최대의 유연성을 확보하기 위해 교원조직을 이완, 신장하고자 하는 것으로 주로 스트레칭 체조, 일반체조 등을 실시한다. 정리운동은 격렬한 운동에 따른 강도를 점진적으로 감소시키고 혈액 순환과 여러 가지 인체의 기능을 운동 전 수준으로 회복시키기 위한 운동으로 운동 후 후유증을 적게 해준다.

4. 응급처치의 실제

갑작스런 질병이나 부상이 있는 상태에서 의료기관이나 의사의 전문적인 도움을 받기 전에 환자에게 시행하는 일련의 처치를 응급처치라고 한다. 응급처치를 함으로써 환자생명의 위험을 예방할 수 있고, 상태의 악화를 방지할 수 있으며 회복하는데 도움을 줄 수 있다. 물론 사고가 예상되는 곳에서는 숙련된 응급처치 전문

가가 상주해서 사고 발생 시에 응급처치를 시행하지만 보통 사람들도 응급처치 방법을 알고 있다면 한 사람의 생명을 구할 수 있는 상황이 생길 수 있다. 그러나 응급처치는 매우 숙련된 기술이 필요하므로 서툰 처치로 오랜 시간을 끌어서는 안 된다. 의료 기관이나 의사의 도움을 받을 수 있는 여건을 빨리 만들어 가면서 그 도움을 받기 전에 응급처치를 시행해야 할 것이다.

1) 외상의 처치

상처 부위를 더러운 손으로 만지지 않도록 하고 머큐롬을 이용하여 소독을 한다. 외상부위에는 함부로 연고류를 사용하지 않도록 하고 탈지면 같은 것은 상처부위에 사용해서는 안 된다. 가느다란 섬유가 남아서 상처의 치유를 방해하기 때문이다. 만약 출혈이 있다면 신속히 지혈을 하고, 보온에 유의하여 덥다고 해서 함부로 옷을 벗기지 않는다. 동통을 오래 끌지 않도록 하고, 최대한 빨리 의사에게 진료를 받을 수 있게 한다.

2) 염좌, 탈구, 그리고 골절의 처치

등산 중에 발목이나 무릎 등의 관절부위에 염좌가 자주 발생하게 되는데, 이때는 우선 염좌인지 탈구나 골절이 아닌지를 감별해야 한다. 염좌와 탈구의 구별은 어렵지 않지만 골절과의 구분은 쉽지 않다. 탈구의 경우 관절부위의 변형이나 종창을 수반하는 경우가 많으므로 심한 부종이 시작되면 탈구나 골절을 의심해야 한다.

등산 중 염좌가 발생하였다면 우선 쉬게 하고 관절부위에 냉찜질을 한다. 주위에 계곡물이 있으면 찬물에 일정시간 관절을 담그는 것도 좋다. 부득이 짧은 거리라도 걸어야만 할 경우에는 우선 붕대라도 감아서 관절의 운동을 제한시킬 필요가 있다. 아무리 경한 염좌라 하더라도 7~10일 정도의 안정, 고정, 냉찜질 등을 하며 의사의 치료를 받는 것이 좋다.

관절의 정상적인 위치를 벗어난 것을 탈구라 하는데 대개 관절 부위의 종창이나 변형 등을 수반하는 경우가 많고 골절로 오인하기 쉽다. 흔히 타박을 당하거나 떨어지거나 넘어졌을 때, 혹은 심한 근육 운동을 할 때 탈구되기 쉽다. 탈구가 되었을 때 함부로 탈구를 바로 잡으려다 주위조직이 손상되거나 합병증을 일으킬 위험이 있으므로 그런 시도는 바람직하지 않다. 관절부위의 고정과 냉찜질 정도는 기본적으로 하고 의사에게 인도하면 된다. 또한 관절의 염좌나 탈구 모두 관절부를 마사지 하는 것은 나쁘다. 고정을 해야 할 관절이 흔들리기 때문이다. 그리고 내출혈 등이 우려되는 염좌에 더운물로 찜질을 한다던가, 목욕을 하는 것은 병증을 악화시킬 수가 있다.

골절은 구급처치의 단계에서 치료와 직접 관련되는 중요한 점을 가지고 있기 때문에 이를 고려하여 처치하여야 한다. 골절환자를 난폭하게 다루다가 불완전골절을 완전골절로 만들 수가 있다. 그리고 상당히 심한 골절이 된 환자는 쇼크상태로 빠지는 수가 있어 이를 염두에 두고 처치해야 한다. 골절 시, 먼저 외상을 처치한 후 골절된 부분을 사이에 두고 두개 이상의 관절을 고정시켜야 한다. 예를 들면 상박의 골절이면 손목의 관절과 팔꿈치 관절을 움직이지 않도록 부목 고정을 하지 않으면 전혀 도움이 되지 못한다. 가늘고 짧은 부목은 고정시켜도 충분한 효과가 없으므로 충분한 폭과 길이가 있는 부목을 대고 고정시켜야 한다. 부목은 붕대나 타월 등으로 감아서 쓰는 것이 좋고, 부목을 댈 때는 무리하게 골절부를 펼 필요는 없다. 응급처리로서는 구부러져 있으면 굽은 채로 고정하는 것이 좋다. 준비된 정식 부목이 없는 경우에는 판지, 상자, 잡지책, 나무 등과 같은 대용물을 사용하도록 한다.

3) 출혈의 처치

혈액은 에너지와 산소의 운반책이다. 출혈량이 많으면 에너지와 산소부족으로 신체 각 조직은 기능부전을 일으키고 뇌빈혈을 비롯해 쇼크 증세, 의식장애가 초래되기도 한다. 출혈을 멈추게 하는 방법을 지혈법이라고 하는데 지혈법에는 직접압박법, 간접 압박법(혈관압박법), 지혈대 사용에 의한 지혈법이 있다.

(1) 직접압박 지혈법

상처부위를 심장보다 높게 올린 후 상체를 거즈나 손

수건 같은 것으로 직접 누르는 방법으로 가장 확실한 지혈법이다[그림 12-2]. 상처가 파였을 경우도 직접 거즈를 밀어 넣고 누르는 직접지혈법을 사용한다.

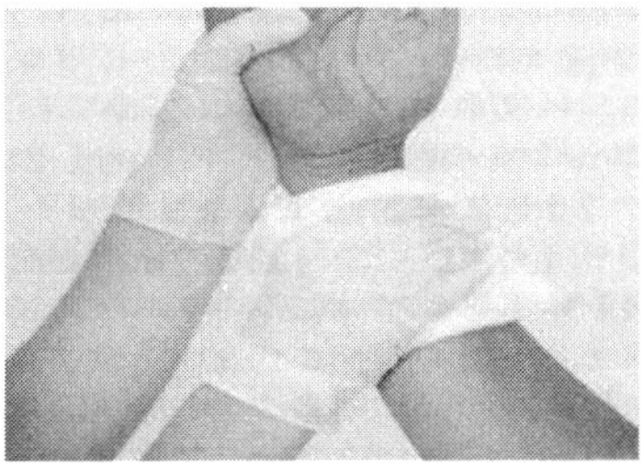

[그림 12-2] 직접압박 지혈법

(2) 간접압박 지혈법

동맥에 손상이 있으면 상처에서 많은 피가 내뿜듯이 나와 직접압박으로는 지혈이 되지 않는 경우가 있다. 이때는 출혈부위로 흘러나오는 도중의 혈관을 압박함으로써 지혈의 효과를 얻는다[그림 12-3]. 체표면 가까이

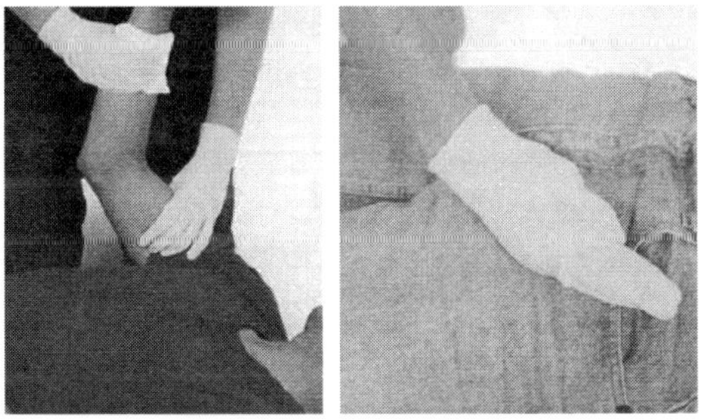

[그림 12-3] 간접압박 지혈법
(좌: 상완동맥압박, 우: 대퇴동맥압박)

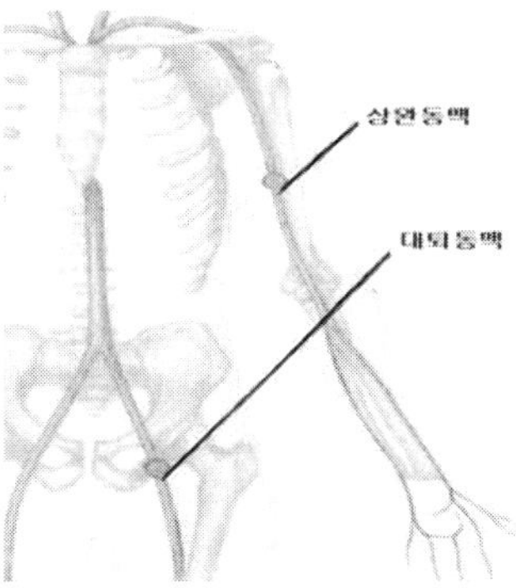

[그림 12-4] 압박점(지압점)

에 분포된 주동맥부로 압박점 또는 지압점이라고 한다. 상지부 지혈 시에는 좌 · 우 상완동맥을, 하지부 지혈 시에는 대퇴동맥을 압박한다[그림 12-4].

(3) 지혈대를 이용한 지혈법

대부분의 지혈은 위의 두 가지 지혈법을 혼합한 병용법으로 지혈효과를 얻을 수 있다. 그러나 직접압박과 지압점 압박으로도 지혈되지 않을 때는 지혈대를 사용한다. 지혈대의 조건으로는 폭이 충분한 것으로 약 5cm 정도 되는 넓은 것이 좋다. 지혈대를 감을 때는 상처의 위쪽 건강한 부분을 3cm 정도 남기고 감는다. 지혈대를 장치하고는 15~30분에 한 번씩 늦추어 주는 것이 상식이다. 이는 지혈된 부분의 괴사를 방지하기 위한 것이다. 지혈대를 맨 시각은 기록하여 지혈대에 붙여주는 것이 좋으며, 지혈대를 한 부위를 옷으로 덮거나 붕대로 감는 것은 바람직하지 않다. 항상 지혈된 부분이 보일 수 있도록 하여야 괴사 등의 상해에 대비할 수가 있기 때문이다.

4) 쇼크에 대한 처치

쇼크란 산소를 함유한 혈액이 인체의 각 부분에 충분히 전달되지 않아 발생하는 순환계의 기능이상으로, 외상이나 골절 등의 큰 부상, 정신적인 타격, 화상, 동상 후에 발생하는 수가 많으므로 응급처치 시 쇼크의 예방에 주력해야 한다. 쇼크가 발생하면 심장과 뇌로 흐르는 혈액의 양이 급격히 감소한다. 만약 머리에 부상이 없다면 혈액순환 향상을 위해 발과 다리를 20~30cm 정도 들어준다. 의식이 없는 환자를 무리하게 움직여서는 안 되며 기도를 개방하고 편안한 자세로 눕힌다. 또한 체온 유지를 위해 담요나 옷 등으로 잘 깔고 덮어준다. 그러나 일사병이나 열사병 등으로 인한 쇼크 환자는 시원하게 해줘야 한다.

5) 추위에 관련된 증상의 처치

심한 추위나 저온에 장시간 노출되어서 발생하는 동상은 손가락이나 발가락과 같은 사지 또는 얼굴과 같은 노출 부위에 일어난다. 동상에 걸린 경우 먼저 따뜻한 곳으로 옮겨 혈액순환에 방해가 되는 의복이나 조이는 것(예: 반지 등)을 제거한 후, 손상부위를 39~40.5℃ 정도의 따뜻한 물에 담근다. 손상부위는 건조한 무균붕대로 감고 최대한 빨리 의사의 치료를 받도록 조치한다.

한기에 장시간 노출되면 신체가 열을 잃는 것만큼 빨리 열을 만들어 내지 못해 체온이 떨어진다. 인체의 중심체온이 35℃ 이하가 되면 저체온증(hypothermia)이라 볼 수 있다. 노숙자나 길을 잃은 등산객에게 자주 나타난다. 저체온증이 시작되면 일단 등반을 멈추고 바람 등을 피할 수 있는 곳으로 장소를 옮기고, 사탕이나 당분 등을 섭취하는 것이 좋다. 이 증상이 시작되면 오한이 오면서, 걸음걸이가 둔화되고, 업무의 적응능력이 감소된다. 판단력이 둔화되고 근육이 경화되며, 언어가 딱딱 끊어지고 피부가 창백해져 심하면 의식불명에 이른다. 일단 증상이 발견되면 가능한 노출차단과 보온조치에 들어간다. 우선 따뜻한 곳으로 옮기고 젖은 옷은 마른 옷으로 갈아입혀 건조하고 따뜻한 담요나 타월, 신문지 같은 절연체로 덮어준다. 환자의 의식이 명료하다면 따뜻한 음료와 음식을 제공하고, 응급의료기관에 도움을 요청한다.

참고문헌

대한적십자사(2006). 응급처치법. 대한적십자사.

엄기매, 이창희, 양윤권(2002). 필수 응급처치. 청구문화사.

황정연, 강경희(2006). 응급처치와 심폐소생술. 한미의학.

단원문제

1. RICE원칙이란?

2. 스포츠상해 예방을 위한 가장 좋은 방법은?

(가) 운동 전, 중, 후에 충분한 수분을 섭취한다.
(나) 만약을 대비해서 친구나 여러 동료들과 함께 운동을 한다.
(다) 준비운동과 정리운동을 꼭 한다.
(라) 근력을 키운다.

3. 다리에 출혈이 심해 직접압박으로 지혈을 했으나 지혈이 되지 않아 간접압박 지혈법을 사용하려고 한다. 어느 부위를 압박해야 하는가?

(가) 상완동맥 (나) 대퇴동맥
(다) 출혈부위 (라) 요골동맥

4. 다음 중 어느 것이 쇼크의 처치에 해당되는가??

(가) 정상체온을 유지한다.
(나) 환사를 편안한 자세로 쉬게 한다.
(다) 기도, 호흡, 순환을 확인한다.
(라) 위 모두 다 해당된다.

5. 저체온증의 증상 및 증세 중 틀린 것은?

(가) 저체온증 초기에는 체온유지를 위해 몸을 떨게 된다.
(나) 근육운동이 저하되지만 눈으로는 운동장애를 확인할 수 없다.
(다) 의식이 없어진다.
(라) 생체징후의 변화로 맥박이 느려지며 호흡이 감소한다..

정답 **1.** 안정(Rest), 얼음찜질(Ice), 압박(Compression), 거양(Elevation)의 원칙 **2.** (다) **3.** (나) **4.** (라) **5.** (나)

제13장 운동과 환경

단원목표

- 열관련 질환과 추위관련 질환의 예방법을 설명할 수 있다.
- 인체의 체온조절기전을 설명할 수 있다.
- 운동 중 적절한 수분섭취 방법을 설명할 수 있다.
- 열 질환의 증상과 응급처치 방법을 설명할 수 있다.
- 열 환경과 추위 환경에서의 운동시간을 설명할 수 있다.
- 추위 질환의 증상과 응급처치 방법을 설명할 수 있다.

2004년 7월 29일 인천의 모중학교 럭비선수가 강화도에서 32℃의 폭염 속에서 훈련하다가 쓰러져 항공기로 이송하였으나 병원도착 후 사망하는 사고가 발생했다. 현장에서의 응급처치는 이루어 지지 않았다고 하며 사망원인은 열사병으로 추정된다고 했다.

신장 195cm, 체중 155kg, 27세인 미네소타 Vikings 팀의 라인맨 Korey Stringer는 2001년 8월 1일 01시 44분 Immanuel St. Joseph's Hospital에서 열사병으로 인해 사망했다. Stringer는 사고 당일인 7월 31일 화요일 오전 훈련 후 무력해지고 호흡빈도가 빨라지는 열사병의 증상이 나타났으며, 훈련하는 동안 몸이 좋지 않은 느낌이 들었다고 말했다. 사고당일의 기온은 38℃까지 올라갔으며 열지수(heat index)는 화씨 111℃로 섭씨 43.8℃였으며 Stringer의 체온은 42.2℃였다. 팀의 트레이너는 현장에서 응급처치를 실시하고 구급차를 이용하여 병원으로 후송했다. 병원에 도착 후 Stringer는 어떠한 반응도 보이지 않았고, 여러 기관들은 이미 기능을 상실한 상태였다. 다음 날 새벽, 그는 사랑하는 아내와 세 살된 아들을 남겨두고 세상을 떠났다.

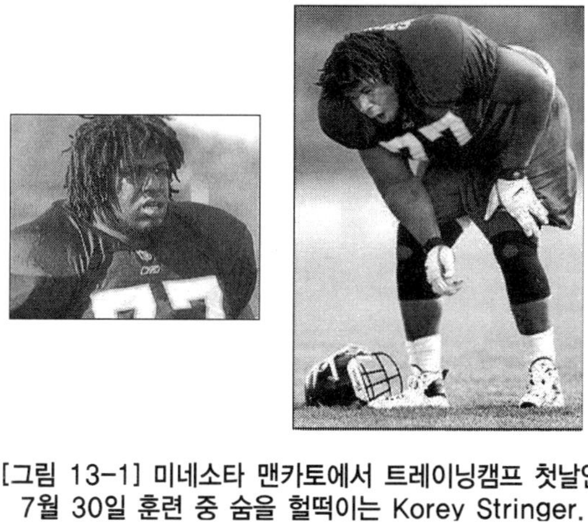

[그림 13-1] 미네소타 맨카토에서 트레이닝캠프 첫날인 7월 30일 훈련 중 숨을 헐떡이는 Korey Stringer.

뜨거운 여름 햇볕, 습한 날의 찌는 무더위, 몸을 얼어붙게 하는 한겨울 추위 속에서의 운동은 체온조절 기전의 손상에 따른 질병과 상해를 발생시킬 수 있다. 번개, 열사병, 저체온증은 생명을 위협하며, 동상은 신체의 절단이나 변형을 초래하기도 한다. 하지만 이러한 상황들은 사전에 예방이 가능한 것들이다. 본 장에서는 이러한 환경과 관련된 질환들을 살펴보고 빠르고 적절한 응급처치 방법을 소개하고자 한다.

1. 체온조절 기전

체온변화에 따른 질환에 대한 응급처치 방법을 소개

하기 전에 우리 몸의 체온조절 기전을 이해하는 것이 중요하다. 인체 세포의 생존과 기능유지를 위한 최적의 체온은 37℃ 내외이다. 인체는 땀을 통한 열손실반응과 몸 떨림 등의 작용을 통한 체온상승작용 등을 하여 일정한 체온을 유지한다. 체온이 35.4℃까지 내려가면 뇌 및 기타 조직의 효소활성도가 현저히 떨어져 세포내 대사활동이 억제되어 호흡 및 심기능이 저하되며, 26℃ 이하이면 심부전으로 사망하게 된다. 체온이 상승하여 43℃ 이상이 되면 인체의 신경세포가 변성을 초래하여 생명을 잃거나 영구적인 손상을 입게 된다.

우리 몸의 체온은 대사, 대류, 전도, 방사, 증발 등을 이용하여 체온의 항상성을 유지하고 있다. [그림 13-2]는 체온조절 방법의 내용을 보여주고 있다.

1) 대사

인체 세포의 활동과 에너지의 사용은 체온을 상승시킨다. 따라서 운동에 의한 대사량의 증가와 함께 체온은 증가한다.

2) 대류

대류는 인체가 외부환경의 온도에 따라 체온이 상승하거나 손실되는 것으로 대기의 온도가 체온보다 높으면 체온은 상승하고 대기의 온도가 체온보다 낮으면 인체의 열은 손실되어 체온이 내려간다. 피부와 이웃한 공기와의 온도 차이가 클수록 열전달력은 더욱 커지며, 공기 중 대류에 의한 열의 손실은 기류속도의 제곱에 비례하기 때문에 바람의 속도가 두 배라면 열손실은 네 배가 된다.

3) 전도

신체가 접촉하고 있는 사물의 온도가 높은 곳에서 낮은 쪽으로 열손실이 일어나는 것으로 온도가 낮은 물질은 열을 획득하게 된다. 차가운 바닥에 앉아 있을 경우에는 열을 빼앗겨 체온이 떨어지고 따뜻한 온돌 바닥에 앉아 있으면 열을 획득하여 체온이 상승한다. 지방조직은 열전도에 있어 절연체로서의 역할을 하기 때문에 뚱뚱한 사람의 경우 추운 환경에서는 열손실이 적어 추위를 덜 타지만, 더운 환경에서는 열방출 작용이 효과적이지 못해 더위를 잘 참지 못한다.

4) 방사

방사는 인체가 태양과 같은 전자파를 쏘임으로서 열을 획득하거나, 주변 환경의 기온이 체온보다 낮을 때 열을 잃는 것을 말한다. 즉, 인체와 다른 물체 사

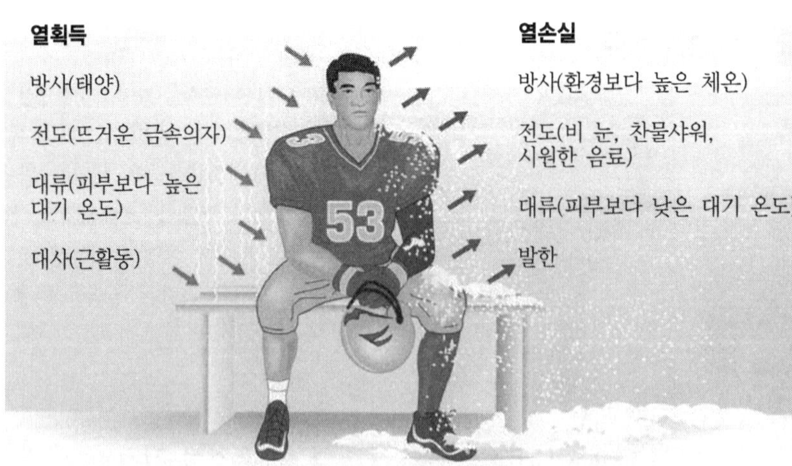
열획득
방사(태양)
전도(뜨거운 금속의자)
대류(피부보다 높은 대기 온도)
대사(근활동)
열손실
방사(환경보다 높은 체온)
전도(비 눈, 찬물샤워, 시원한 음료)
대류(피부보다 낮은 대기 온도)
발한
53

[그림 13-2] 체온을 조절하는 기전들 M. J. Flegel(2004). Sport first aid(3th). Human Kinetics.

이의 공간을 통해서 열파에 의해 열을 교환하는 현상이다.

5) 증발

땀은 대사활동으로 인해 상승된 체온을 정상체온으로 환원시키기 위한 신체의 항상성 기전 중 하나이다. 땀의 배출은 피부로 부터의 증발을 이끌어 내어 체온을 하강시킨다. 그러나 습도가 높은 후덥지근한 습한 기온은 땀의 증발에 장애를 초래하여 열손실을 어렵게 한다. 의복의 종류와 운동 중 착용한 장비들은 땀의 증발을 더욱 어렵게 만든다.

2. 열 관련 질환의 예방

열 질환 예방의 가장 중요한 방법은 체온을 안정 범위 내에서 유지되도록 하는 것이다. 그 방법을 소개하면 다음과 같다.

1) 날씨 상태를 관찰하고 운동 강도와 운동량 등을 결정한다.

예를 들어 미식축구의 경우 열 관련 사망은 상대습도가 40%일 경우 27℃에서도 발생할 수 있다. 만약 기온과 상대습도가 더 높다면 선수는 밝은 색의 운동복을 착용하는 것이 바람직하며, 한 낮의 운동을 삼가고 이른 아침이나 저녁에 운동할 것을 권장한다.

2) 덥고 습한 날씨에서의 운동에 적응기간을 두어야 한다.

만약 더운 지역, 또는 여름에 운동을 한다면 고온과 습도에 적응하기 위해서는 대략 7일에서 10일 정도의 적응기간이 필요하다. 이러한 적응기간 동안 저・중정도의 운동강도에서 짧은 시간 운동을 하고, 15~20분마다 휴식시간과 수분을 공급해야 한다.

3) 밝은 색 계통의 운동복을 착용하고 착용장비를 줄인다.

더운 환경에서 운동 시 흰색의 짧은 셔츠를 입고 헬

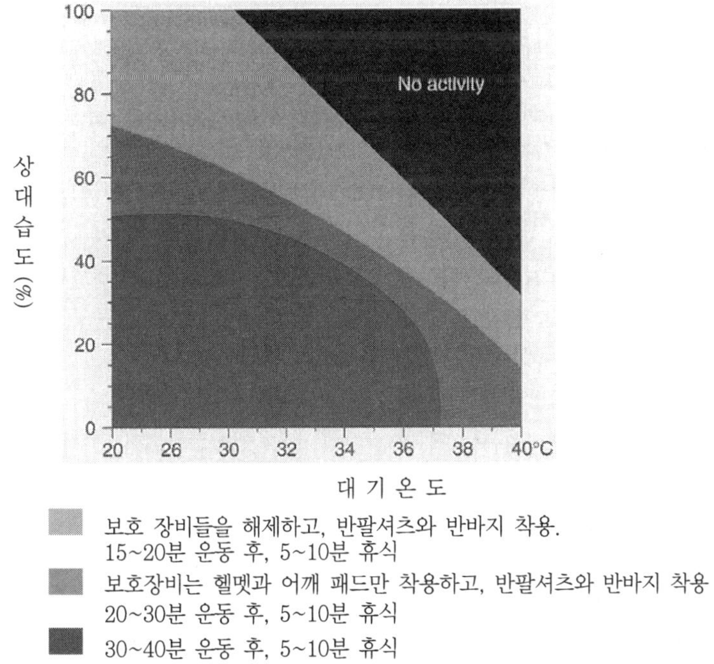

[그림 13-3] 대기온도와 상대습도 따른 복장과 운동 및 휴식시간의 비율

멧이나 패드 등의 장비를 벗는다면 훨씬 시원한 느낌을 받을 것이다. 운동 장비들은 땀의 증발을 억제시키는 작용을 한다.

4) 열 질환을 경험했었던 적이 있다면 더운 환경에서의 운동 중 세심한 주의와 관찰이 필요하다.

이전에 열 질환을 경험한 사람은 열 질환에 더욱 잘 노출될 수 있다. 항히스타민제, 충혈제거제, 일부 천식 치료제, 주의력결핍 과잉행동장애제 등을 복용하는 사람들뿐 아니라, 탈수, 과체중, 과도하게 근육량이 많은 사람, 체력이 약화된 사람도 위험하다. 이러한 사람들은 운동 중 관찰을 특별히 잘 해야 하며 수분 섭취를 충분히 해주어야 한다. 탈수 증세가 있는 사람들은 운동 전 충분한 수분 보충을 해야 한다.

탈수의 증상과 징후는 다음과 같다.

- 갈증
- 붉게 달아오른 피부
- 피로
- 근경련
- 무감각(apathy)
- 입과 입술의 마름
- 진한 색의 소변
- 힘이 빠지는 느낌

5) 충분한 수분섭취를 해야 한다.

선수들은 땀을 통해 수분의 손실이 크게 일어날 수 있다. 만약 수분보충이 이루어지지 않는다면 체온상승을 막기 위한 냉각수로의 역할을 하지 못하게 되고 탈수를 일으킨다. 탈수는 선수들의 열 질환을 증가시키는 주요 인이라기보다는 운동 수행능력을 감소시키는 요인이다. 실제로 선수들의 경우 땀을 통해 체중의 2%에 해당하는 수분 손실을 야기시키면 운동수행력이 현저히 감소했다. 따라서 탈수는 근력과 지구력을 떨어뜨리며, 피로를 증가시키고, 집중력 같은 정신기능을 감소시킨다.

이러한 운동능력의 감소를 걱정하여 과도한 수분을 보충하는 것은 주의해야한다. 대부분의 경우 땀으로 체중의 3% 까지 손실되더라도 갈증을 느끼지 못한다. 이러한 시점에서 운동을 하게 되면 열 질환은 증가하게 된다. 또한 수분 보충은 갈증을 해소할 정도로만 섭취하므로 땀으로 손실된 수분을 보충하기에 충분할 정도로는 이루어 지지 않는 것이 일반적이다.

적절한 수분섭취를 위해 미국선수트레이너협회(National Athletic Trainers' Association; NATA)에서는 다음과 같이 권장하고 있다.

- 경기나 운동에 참여하기 2시간 전에 17~20온스(약 500cc)의 수분을 섭취한다.
- 경기나 운동에 참여하기 10~15분 전에 7~10온스(약 200cc)정도의 스포츠 음료나 물을 섭취한다.
- 경기나 운동 중 10~20분 간격으로 7~10온스의 시원한 물(10~15℃)을 섭취한다.
- 경기나 운동이 종료된 후 소실된 땀을 통해 잃은 수분을 보충하기 위해 24온스(약 680cc)의 물이나 스포츠음료를 섭취한다.

경기나 운동을 통해 소실된 수분의 양을 판단하기 위해서는 운동 전·후의 체중을 측정하면 된다.

6) 땀을 통해 소실된 전해질을 보충한다.

45~50분 이상 지속된 신체활동은 땀을 통해 Na+(Sodium)과 K+(Potassium)같은 전해질을 많이 잃게 된다. 이러한 전해질은 근수축과 체액균형 등의 신체적 기능을 수행하는데 사용된다. 더불어, Na+은 갈증과 관련이 있어 수분 섭취 욕구를 자극한다. 이러한 영양소의 보충은 정상적인 식단을 통한 음식의 섭취와 스포츠음료를 통해 달성할 수 있다. 선수들의 경우 음식을 통한 염분의 섭취가 필요하다고는 하지만 정제염을 통한 보충은 바람직하지 않다. 그 이유로는 다음과 같다. 신체활동은 활동근의 산소소비량을 급격히 증가시키므로 체열생산반응도 10~20배까지 증가하게 된다. 이로 인해 체온발산을 위한 피부혈류와 산소공급을 위한 활동근의 혈류에 대한 요구는 증가하게 된다. 이러한 증가된 혈류의 요구를 해결하기 위해서는 수분의 보충이 무엇보다 중요하다. 이러한 경우 Na+소실을 염려하여 정제염만 복용할 경우 체액이 장내로 역행하게 되는데 이는 피부와 작업근의 혈류공급을 제한하는 결과를 초래하게 되어 탈수 상태를 더욱 진행시켜 열질환의 위험이 높아지게 된다. 이를 좀 더 쉽게

설명하기 위하여 김성수와 정일규(1994)는 다음과 같은 예를 들었다. 망망대해에서 표류하고 있는 경우, 아무리 갈증이 난다 하더라도 바닷물을 마시지 못하게 하는데, 그 이유는 바닷물이 지나치게 염분의 농도가 높은 고장성용액이기 때문이다. 고장성 용액의 섭취는 결국 소장에서 삼투작용에 의해 조직의 수분을 장내로 끌어 들이게 되어 혈류를 감소시키는 원인이 되기도 한다. 땀을 통해 소량의 K+도 소실되는데, 오렌지와 바나나 등이 좋은 급원이다.

7) 빠른 체중감소를 위해 땀복이나 사우나의 사용은 피한다.

사우나에서의 사망사고는 흔치 않게 보고되고 있는데, 사우나는 체온을 상승시키며, 신체는 체온유지를 위해 피부혈관은 이완되고, 많은 땀을 배출하게 한다. 이는 정맥회귀혈의 감소로 이어져 심박수를 증가시켜 심근산소소비량이 증가된다. 또 사우나로 인한 수분손실로 혈액의 점성을 높여 결과적으로 심부담도를 상승시키게 된다. 이러한 결과는 경기력의 저하는 물론 심부전 및 사망을 유발하는 요인으로 작용하게 된다.

3. 열 질환의 판단과 처치

운동 중 열 생산량은 안정시의 10~20배에 달하며, 대략 75%정도는 제거된다. 만약 대기의 온도가 체온보다 낮다면 발생한 열의 65~75%는 방사와 전도, 대류에 의해 제거된다. 그러나 대기의 온도가 체온과 유사하다면 열을 제거시키는 이러한 방법들의 효과는 감소되고, 땀의 배출에 의한 발한 작용에 더 의존하게 된다. 높은 습도는 발한작용을 감소시켜 열 질환의 위험을 높일 수 있다.

열 질환은 다음과 같다.

- 열 경련(Heat cramps)
- 탈진 또는 열피로(Heat exhaustion)
- 열사병(Heatstroke)

상기 열 질환들은 각기 다른 증상과 징후에서 차이를 보이는 것과 같이 응급처치의 방법도 차이가 있다. 열사병은 생명을 위협하지만 열경련과 열피로는 그렇지는 않다. 따라서 각 질환의 증상과 징후, 그리고 응급처치 방법을 배우는 것은 중요하다.

1) 열 경련

갑작스런 근육의 경련으로 일반적으로 대퇴사두근, 슬와근 또는 종아리에서 주로 발생한다.

(1) 원인

- 탈수
- 전해질의 손실
- 근육으로의 감소된 혈류
- 피로

(2) 호소하는 증상

- 통증
- 피로

(3) 점검해야할 증상

- 대퇴와 종아리부위의 심한 근 경련

(4) 열 경련의 응급처치

- 휴식을 취하도록 한다.
- 경련 부위의 근육 스트레칭을 도와준다.
- 염분이 함유된 스포츠 음료를 공급한다.
- 수분의 휴식과 스트레칭으로도 경련이 멈추지 않는다면 다른 원인을 찾아야 한다.
- 경련이 계속되거나 다른 손상이 보이면 부모나 보호자에게 알리고 병원으로 후송한다.

(5) 운동 재실행 여부

- 한번 정도는 경련이 멈춘 후 운동을 계속할 수 있다. 절뚝거린다거나 통증이 없으면 달리기, 점프, 급제동 등의 운동을 수행할 수 있다.
- 증상과 징후가 악화된다거나 탈수의 또 다른 증상이 있는지를 관찰하고 만약 증상이 보이면 병원에

가도록 조치해야한다.

- 만약 병원에 보냈다면 검사를 받고 증상이 사라질 때까지 운동이나 경기에 복귀할 수 없다.

(6) 예방

- 평소 충분한 수분섭취를 해야 한다.
- 탈수의 증상이 보이면 휴식을 취해야 한다.

2) 탈진(Heat Exhaustion)

탈수에 의해 야기된 쇼크와 같은 상태

(1) 원인

- 탈수는 신체의 수분과 전해질이 땀에 의해 고갈 될 때 일어난다.

(2) 호소하는 증상

- 두통
- 매스꺼움
- 현기증
- 오한
- 피로
- 갈증

(3) 점검해야 할 증상

- 창백하고 차갑고 끈끈한 피부
- 빠르고 약한 맥박
- 협응력의 손실
- 동공의 확장
- 과도한 땀

(4) 탈진의 응급처치

① 시원하고 그늘진 곳으로 신속히 이동시킨다.
② 얼음이나 차가운 물, 젖은 수건 등으로 목, 등, 복부 등을 마사지 해 준다.
③ 의식이 있고 음료를 소화할 수 있다면 시원한 물이나 스포츠 음료를 제공한다.
④ 호흡과 맥박을 관찰하고 필요시 구조호흡이나 심폐소생술을 시행한다.
⑤ 탈진이 일어났다면 의료시설로 보내고 쇼크의 관찰과 처치를 해야 한다.
⑥ 회복이 되지 않는다거나 상태가 악화되거나 의식이 소실된다면 의료시설로 후송해야한다.
⑦ 선수가 회복되었다면 부모나 보호자를 호출하여 귀가조치 한다.
⑧ 생명을 위협하는 열질환의 증상과 징후, 구토, 의식의 변화, 방향감 장애(disorientation), 호전적인 성격 이상, 기절이나 비틀거리는 등의 증상이 나타나면 다음과 같이 해야 한다.
  - 신속하게 장비와 옷을 벗기고 시원한 물에 담궈야 한다.
  - 응급의료시설로 보낸다.
  - 호흡과 맥박을 확인하고 필요시 구조호흡이나 심폐소생술을 실시해야한다.

(5) 운동 재실행 여부

- 탈진을 당했으면 당일은 운동에 절대로 복귀해서는 안 된다. 선수가 진찰을 받았다거나 회복이 되지 않았다면 진찰를 받기 전까지, 그리고 의사로부터 회복되었다는 진단을 받을 때 까지는 신체활동에 참여케 해서는 안 된다.
- 땀으로 소실된 체중이 회복되기 전 까지 운동을 해서는 안 된다.

(6) 예방

- 평소 충분한 수분섭취를 해야 한다.
- 탈수의 증상이 보이면 휴식을 취해야 한다.

3) 열사병(heatstroke)

체온이 생명을 위협할 정도로 아주 높게 상승한 상태

(1) 원인

심한 탈수와 발열이나 신체의 체온조절 기전의 장애로 인해 야기된 뇌의 체온조절중추의 기능부전

(2) 호소하는 증상
- 아주 뜨겁다고 느낀다.
- 매스꺼움
- 과민성
- 피로

(3) 점검해야할 증상(Check for signs)
- 뜨겁거나 붉은 피부
- 매우 높은 체온(직장온도가 40℃ 이상)
- 빠른 맥박
- 수축된 동공
- 구토
- 설사
- 정신착란(confusion)
- 발작의 징후
- 의식상실의 징후
- 호흡이나 심정지의 징후

(4) 열사병의 응급처치
① 응급의료시설로 보낸다.
② 신속하게 장비와 옷을 벗기고 시원한 물에 담궈야 한다.
③ 그늘질 곳에서 상체를 반 정도 세운 상태의 안정자세를 취하도록 한다. 의식이 없다면 옆으로 돌려 눕도록 하여 구토 등으로 인한 물질들이 기도를 막지 않도록 해야 한다.
④ 호흡과 맥박을 관찰하면서 필요시 구조호흡과 심폐소생술을 실시한다.
⑤ 쇼크에 대한 처치와 관찰을 계속한다.
⑥ 의식이 있고 음료를 소화할 수 있다면 시원한 물이나 스포츠 음료를 제공한다.

(5) 운동 재실행 여부
- 의사에게 진찰을 받고 이상이 없다고 할 때까지 운동에 참여해서는 안 되며, 점진적으로 활동에 복귀해야한다.

(6) 예방
- 평소 충분한 수분섭취를 해야 한다.
- 탈수의 증상이 보이면 휴식을 취해야 한다.
- 탈진했으면 충분한 수분보충을 할 때까지 운동에 참여해서는 안 된다.

4. 냉 질환

열 관련 질환처럼 추위 관련 질환도 신체의 체온에 영향을 주는 요인들이 균형을 이루지 못 할 때 발생한다. 추운 기온에 노출되거나 차가운 장비들은 체온을 정상적인 범위 이하로 떨어지게 할 수 있다. 체온저하를 막기 위해 신체는 몸을 떨어 대사활동을 증진시키거나, 뇌와 심장, 폐의 혈류감소와 체온 유지를 위해 피부나 팔 다리로 가는 혈류를 감소시킨다. 이러한 상황이 지속되면 동상이나 저체온증을 야기 할 수 있다.

1) 냉 질환의 예방

추운환경에 대한 철저한 준비는 추위관련 사고를 충분히 예방할 수 있다. 다음은 냉 질환을 예방 할 수 있는 지침이다.

(1) 적절한 방한복을 착용한다.
추운환경에서의 극한 활동은 땀의 증발과 추위를 막아 줄 수 있는 Wool, Gore-TexTM, LydraTM 등의 소재로 된 의류를 착용이 바람직하고, 머리와 목을 감싸주어 과도한 열손실을 방지해야 한다. 또한 벙어리장갑은 손가락장갑보다 손을 더 따뜻하게 해준다.

(2) 체온을 유지하기 위해 활동을 지속한다.
점핑과 런닝 같은 신체활동은 대사활동을 증진시켜 열을 발산시킨다.

(3) 풍속냉각지수(그림 13-4)를 고려하여 활동지속시간을 판단한다.
바람과 낮은 기온, 습도는 복합적으로 저체온증에 영향을 줌으로 이를 다각적으로 검토하여 운동시간이나 활동시간 등을 고려해야 한다.

풍속(Km/h) \ 대기온도(℃)	5	0	-5	-10	-15	-20	-25	-30	-35	-40	-45	-50
5	4	-2	-7	-13	-19	-24	-30	-36	-41	-47	-53	-58
10	3	-3	-9	-15	-21	-27	-33	-39	-45	-51	-57	-63
15	2	-4	-11	-17	-23	-29	-35	-41	-48	-54	-60	-66
20	1	-5	-12	-18	-24	-30	-37	-43	-49	-56	-62	-68
25	1	-6	-12	-19	-25	-32	-38	-44	-51	-57	-64	-70
30	0	-6	-13	-20	-26	-33	-39	-46	-52	-59	-65	-72
35	0	-7	-14	-20	-27	-33	-40	-47	-53	-60	-66	-73
40	-1	-7	-14	-21	-27	-34	-41	-48	-54	-61	-68	-74
45	-1	-8	-15	-21	-28	-35	-42	-48	-55	-62	-69	-75
50	-1	-8	-15	-22	-29	-35	-42	-49	-56	-63	-69	-76
55	-2	-8	-15	-22	-29	-36	-43	-50	-57	-63	-70	-77
60	-2	-9	-16	-23	-30	-36	-43	-50	-57	-64	-71	-78
65	-2	-9	-16	-23	-30	-37	-44	-51	-58	-65	-72	-79
70	-2	-9	-16	-23	-30	-37	-44	-51	-58	-65	-72	-80
75	-3	-10	-17	-24	-31	-38	-45	-52	-59	-66	-73	-80
80	-3	-10	-17	-24	-31	-38	-45	-52	-60	-67	-74	-81

동상 유발시간: 30분 이상 / 5~10분 / 2~5분 / 2분 이하

[그림 13-4] 풍속냉각지수와 노출 시 동상유발시간

(4) 마른 사람은 추위에 대한 저항력이 약하다.

마른 사람들은 절연작용과 방한작용을 해 주는 지방의 양이 적기 때문에 냉 질환에 더 잘 노출되어 있다. 탈수 또한 냉 질환의 위험요인이다.

(5) 충분한 수분을 섭취한다.

NATA는 운동선수들의 적절한 수분섭취를 위해 다음과 같이 권장하고 있다.

- 운동이나 경기 2시간 전에 17~20 온스(약 500ml)의 물을 마신다.
- 운동이나 경기 10~15분 전에 7~10(약 250ml)온스의 물이나 스포츠음료를 마신다.
- 운동이나 경기 중 땀을 많이 배출했을 경우, 10~20분 단위로 7~10온스의 물이나 스포츠음료를 마신다.
- 운동이나 경기 종료 후 땀으로 소실된 수분을 보충하기 위해 24온스(680ml)의 물이나 스포츠 음료를 보충한다.

5. 냉 환경의 판단과 처치

동상과 저체온증은 상태의 정도가 다양하다. 따라서 정도에 따라 나타나는 증상과 징후도 다양하므로 정도에 따른 적절한 응급처치가 필요하다.

1) 동상(Frostbite)

조직이 얼고 혈관이 수축된 상태

얕은 동상(superficial frostbite)은 피부와 그 아래

동상을 악화시키지 않으려면...

- 동상부위를 비비거나 마사지하지 마라.
- 동상부위에 얼음을 갖다 대지 마라.
- 동상에 걸린 조직이 얼지 않도록 하라.

부위의 국소적 동결을 의미한다. 특히 코, 귀, 발가락, 손가락 등은 얕은 동상에 잘 걸리는 경향이 있다. 심부 동상은 얕은 동상에서 시작되어 근육이나 건조직으로 진행된다.

(1) 원인

신체가 추위에 노출되거나, 조직의 동결과 혈관의 수축

(2) 호소하는 증상

가려움, 타는 느낌 또는 따끔거리는 부위가 동상이 악화됨에 따라 무감각해 진다. 이러한 증상은 따뜻하게 하면 다시 가렵거나 따끔거리는 느낌이 난다.

(3) 점검해야할 증상(check for signs)

- 1도 동상 : 붉거나 달아오른 피부는 희거나 회색으로 변한다.
- 2도 동상 : 단단하고 희고 창백한 피부, 다시 따뜻하게 해 주면 피부는 연한 자주 빛이 되고 수포가 형성된다.
- 3도 동상 : 수포, 푸른 빛의 피부, 동상부위는 매우 차갑고 딱딱하다.

(4) 동상의 응급처치

① 1도와 2도 화상

- 따뜻한 곳으로 이동한다.
- 젖고 차가운 옷을 벗는다.
- 관찰을 하고 필요시 쇼크의 처치를 하고, 쇼크가 일어나면 응급의료체계에 연락한다.
- 37~40℃의 깨끗하고 따뜻한 물로 몸을 축여 따뜻하게 한다.
- 부모나 보호자를 호출하고 병원에 가도록 한다.

② 3도 화상

- 의료시설로 보낸다.
- 따뜻한 곳으로 후송한다.
- 젖고 차가운 옷을 제거한다.
- 호흡과 맥박을 관찰하고 필요시 구조호흡과 심폐소생술을 한다.
- 필요하다면 쇼크의 처치를 하고 관찰한다.

(5) 운동 재실행 여부

의사가 신체활동에 복귀여부를 결정한다.

2) 저체온증(hypothermia)

체온이 35℃ 이하로 떨어진 상태

(1) 원인

- 젖고 바람 불고 추운 환경에 장시간 노출
- 마라톤 또는 철인 3종경기 같은 시합 후 겪게 되는 극심한 피로
- 탈수

(2) 호소하는 증상

- 체온이 35℃이하로 떨어지면 과민성, 졸음, 혼수상태가 나타난다.

(3) 점검해야할 증상

① 32~35℃의 가벼운 정도와 중정도의 저체온증

- 협응력 손실
- 감각 손실
- 떨림
- 창백하고 단단한 피부
- 무감각
- 과민성
- 가벼운 혼동
- 우울증
- 무기력한 행동
- 느리고 불규칙적인 맥박
- 느려진 호흡
- 느린 움직임
- 보행의 어려움
- 말하기 힘듦

② 30~32℃의 심한 저체온증

- 환각

- 넓어진 동공
- 감소된 심박수
- 감소된 호흡율
- 혼동
- 반의식
- 떨림의 중지
- 근육의 경직
- 푸르고 부풀어 오른 노출된 피부

③ 30℃이하의 극심한 저체온증
- 무의식
- 호흡정지
- 부정맥

(4) 저체온증의 응급처치

① 가벼운 저체온증과 중정도의 저체온증
- 따뜻한 곳으로 이동한다.
- 응급의료시설로 후송한다.
- 차갑고 젖은 옷을 조심스럽게 제거한다.
- 담요로 감싼다.
- 필요하다면 관찰과 쇼크의 처치를 한다.
- 의식이 있는 경우, 따뜻한 차나 사이다 같은 따뜻한 음료를 마시게 한다.

② 심한 저체온증
- 응급의료시설로 후송한다.
- 담요로 덮어준다.
- 과도하게 몸을 움직이는 경우 차가운 혈류가 심장으로 환류되므로 심정지를 일으킬 수 있기 때문에 조심스럽게 다루어야 한다.
- 맥박과 호흡을 관찰하고 필요시 구조호흡이나 심폐소생술을 해야 한다.
- 필요하다면 쇼크의 처치를 해야 한다.

(5) 운동 재실행 여부

의사나 운동처방사의 지시가 있을 때까지 운동을 삼간다.

참고문헌

김성수, 정일규(1994). 운동생리학. 도서출판 대경.

Flegel, M.J.(2004). Sport First Aid. Human Kinetics.

Powers, S.K. & Dodd, S.L.(2003). Total fitness and wellness(3th ed.). Benjamin Cummings. San Francisco.

단원문제

1. 뇌 및 기타 조직의 효소활성도가 현저히 떨어져 세포내 대사활동이 억제되고 호흡 및 심기능이 저하되는 체온은 몇 ℃인가?

2. 체온을 변화시킬 수 있는 물리적 기전 4가지를 쓰시오.

3. 상승된 체온을 땀을 통해 정상 체온으로 환원시키는 물리적 방법은 무엇인가?

4. 열환경 질환을 예방하기 위한 방법을 쓰시오.

5. 탈수, 전해질 손실, 근육의 감소된 혈류, 피로 등의 원인으로 통증과 피로를 호소하는 열질환은 무엇인가?

6. 열사병의 응급처치 방법은 무엇인가?

7. 열관련 질환을 예방하기 위한 방법은 무엇인가?

8. 동상을 악화시키지 않기 위한 방법은 무엇인가?

9. 탈수와 극한 피로, 젖고 바람 부는 추운 날씨에 장시간 노출 등이 원인으로 체온이 35℃이하로 떨어진 상태를 무엇이라 하는가?

정답 **1.** 35.4℃ **2.** 대류, 전도, 방사, 증발 **3.** 증발 **4.** 본문참조 **5.** 열경련 **6.** 본문참조 **7.** 본문참조 **8.** 동상부위에 얼음을 갖다 댄다거나 비비거나 마사지를 하지 않도록 하며, 얼지 않도록 한다 **9.** 저체온증

찾아보기

ㅇ

저자약력

❖ 김성수
- 독일 프라이부르그대학교 의과대학 박사
- 전 고려대학교 사범대학 체육교육과 교수
- 전 대한스포츠의학회 회장
- 現 운동과학회 고문
- 現 한국코칭능력개발원 고문
- 現 송도병원 웰파크 헬스커어센터 스포츠의학클리닉 병원장

❖ 이삼준
- 고려대학교 이학박사, 운동생리학/ 운동처방전공
- 고려대학교 성균관대학교 강사역임
- 주) 농심 운동처방사 역임
- 경희대학교 의과대학 선임연구원
- 한국코칭능력개발원 이사
- 現 동명대학교 스포츠레저학과 재직

❖ 김영표
- 고려대학교 이학박사, 운동생리학/ 운동처방전공
- 경희대학교 시간강사
- 한남대학교 연구교수
- 경희대학교 고창의학연구소 연구원
- 現 제주대학교 교수

❖ 지용석
- 고려대학교 이학박사, 운동생리학/ 운동처방전공
- 서울 아산병원 스포츠 건강의학센터 인턴과정 이수
- 고려대학교 사회체육학과/의용과학대학원 외래교수
- 한국과학기술원(KAIST) 대우교수
- 대한임상건강증진학회/ 대한스포츠의학회 회원
- 한국코칭능력개발원 상임이사
- 한국운동생리학회 평생회원
- 現 한서대학교 레저스포츠학과 스포츠의학전공 전임교수

❖ 이재현
- 고려대학교 이학박사, 운동생리학/ 운동처방전공
- 전 고려대학교 스포츠연구소 선임연구원
- 전 Children's Exercise and nutrition center, McMaster University, Canada 교환연구원
- 現 하늘스포츠의학 크리닉 연구소 연구원

❖ 유재현
- 고려대학교 이학박사, 운동생리학/운동처방전공
- 서울아산병원 스포츠건강의학센터 운동처방사 인턴
- 고려대학교 스포츠과학연구소 선임연구원
- 한림대학교, 삼육대학교, 고려대학교, 대진대학교 시간강사
- 서상대학교 대우교수
- 現 삼육대학교 사회복지학부 보건관리전공 교수

❖ 이철원
- 고려대학교 이학박사, 운동생리학/ 운동처방전공
- 現 용인대학교, 대진대학교, 경민대학 강사

❖ 강선영
- 고려대학교 이학박사, 운동생리학/ 운동처방전공
- 전 고려대학교 강사
- 現 강남대학교 강사

❖ 박준기
- 고려대학교 이학박사, 운동생리학/ 운동처방전공
- 인천전문대학 사회체육과 교수

운동과 건강

지은이 ‖ 김성수/이삼준/김영표/지용석/이재현
유재현/이철원/강선영/박준기

펴낸이 ‖ 이원길
펴낸곳 ‖ 도서출판 21세기교육사

주소 ‖ 100-400 서울 중구 쌍림동 157-1 원진프라자 302호
전화 ‖ 2269-6561(대)
팩스 ‖ 2269-6568
E-mail ‖ 21publish@paran.com
Homopage ‖ www.21publish.inf

등록 / 1991년 2월 12일 제 1-1128호

초판 발행 2007년 8월 28일
초판 인쇄 2007년 8월 20일
3판 인쇄 2011년 8월 30일

가격 13,000원

ISBN 978-89-6131-004-8 93600